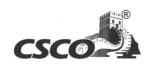

中国临床肿瘤学
年度研究进展 2019

主　　编	赫　捷　李　进　江泽飞
执行主编	王碧芸　张小田　钟文昭　丁培荣　张　俊

U0332565

人民卫生出版社

图书在版编目（CIP）数据

中国临床肿瘤学年度研究进展 . 2019 / 赫捷，李进，江泽飞主编 . —北京：人民卫生出版社，2020

ISBN 978-7-117-30138-1

I. ①中⋯　Ⅱ. ①赫⋯ ②李⋯ ③江⋯　Ⅲ. ①肿瘤学 – 研究进展 – 中国 –2019　Ⅳ. ①R73

中国版本图书馆 CIP 数据核字（2020）第 106099 号

人卫智网	www.ipmph.com	医学教育、学术、考试、健康，购书智慧智能综合服务平台
人卫官网	www.pmph.com	人卫官方资讯发布平台

中国临床肿瘤学年度研究进展 2019

主　　编：赫　捷　李　进　江泽飞
出版发行：人民卫生出版社（中继线 010-59780011）
地　　址：北京市朝阳区潘家园南里 19 号
邮　　编：100021
E - mail：pmph @ pmph.com
购书热线：010-59787592　010-59787584　010-65264830
印　　刷：北京顶佳世纪印刷有限公司
经　　销：新华书店
开　　本：787×1092　1/16　　印张：12
字　　数：292 千字
版　　次：2020 年 7 月第 1 版　2020 年 7 月第 1 版第 1 次印刷
标准书号：ISBN 978-7-117-30138-1
定　　价：95.00 元
打击盗版举报电话：010-59787491　E-mail：WQ @ pmph.com
质量问题联系电话：010-59787234　E-mail：zhiliang @ pmph.com

中国临床肿瘤学年度研究进展 2019

主　　编　赫　捷　李　进　江泽飞

执行主编　王碧芸　张小田　钟文昭　丁培荣　张　俊

编 委 会（以姓氏汉语拼音为序）

蔡修宇　邓艳红　葛　睿　曲秀娟　王　峰　王　锋　杨　帆　杨　田
应志涛　赵晓智

编　　者（以姓氏汉语拼音为序）

包暄文　蔡修宇　曹　君　晁腾飞　陈　誉　陈晓锋　陈永顺　陈雨沛
褚　倩　戴　亮　邓艳红　丁培荣　董　培　董晓荣　范　松　方美玉
方维佳　傅芳萌　葛　睿　龚新雷　顾艳宏　郝春芳　何立儒　赫　捷
胡　洁　贾春实　江泽飞　金科涛　康晓征　李　健　李　进　李惠芳
李永恒　李志铭　梁　磊　林　根　刘翠苓　刘秀峰　刘哲峰　鲁智豪
茅　腾　孟祥瑞　穆鲁文　亓姝楠　邱　红　邱　萌　邱兴烽　曲秀娟
任冠华　申　鹏　盛锡楠　石　燕　石金玉　斯　璐　宋玉琴　孙　婧
谭锋维　唐庆贺　汪进良　王　畅　王　峰　王　锋　王　军　王　嫣
王碧芸　王佳峰　王楠娅　王文娴　王志杰　夏　鹏　徐　宇　徐加杰
许春伟　薛　军　严文韬　杨　帆　杨　弘　杨　田　应志涛　俞晓立
袁　勇　曾　浩　张　俊　张　鹏　张　睿　张　争　张海梁　张少华
张小田　赵　明　赵东陆　赵晓智　郑　怡　郑大勇　钟文昭　周力恒
朱　虹　朱　骥　朱国培　朱正飞

顾　　问（以姓氏汉语拼音为序）

葛明华　郭　军　江泽飞　李　进　刘云鹏　马　军　马　骏　秦叔逵
沈　琳　吴一龙　徐瑞华　于振涛　曾木圣　朱　军

前 言

2020年，注定刻骨铭心。一场新型冠状病毒肺炎疫情肆虐全球，在我国防疫工作取得阶段性胜利的时候，我们迎来了《中国临床肿瘤学年度研究进展2019》，共同回顾、总结2019年中国临床肿瘤学的累累硕果。

2019年，注定意义非凡。新中国成立70周年之际，中国肿瘤专业从业人员始终秉承"中国特色、创新提高"的理念，为肿瘤患者立命，为健康中国奋斗。这一年，中国学者的研究成果不断登上世界舞台，多次发表在国际权威杂志；这一年，国内创新药物研发取得丰硕成果，药物可及性明显提高；这一年，学会指南更加贴近我国实践，推动了肿瘤诊疗的规范化。

目前我国癌症负担仍呈持续上升态势，生存率与发达国家相比还有一定差距，这是我们的压力，也是我们义不容辞奋斗的动力。一直以来，我国肿瘤领域的医务工作者当仁不让，坚持推进肿瘤的预防筛查、早诊早治和科研攻关工作。现阶段取得的初步成果将激励我们继续励志图强、攻坚克难、争取一个又一个的胜利，这是中国临床肿瘤学会全体会员的历史使命。

"一代人有一代人的使命，一代人有一代人的担当"，我们老、中、青三代肿瘤领域工作者将在抗击肿瘤的征程上通过自己"踏石留印、抓铁有痕"的精神完美地诠释各自的使命和担当。

赫捷　李进　江泽飞

2020年5月

目 录

研究筛选流程和年度重要进展

编　者：贾春实[1]　李惠芳[2]　任冠华[2]
编写单位：[1]中国医学论坛报　[2]北京大学第一医院

2020 年,对世界范围内的临床肿瘤学者,都提出了新的挑战,新型冠状病毒肺炎(COVID-19)的大流行,改变了世界医疗卫生服务的格局。为了控制 COVID-19 的流行而采取的保持社交距离以及封城隔离等措施,给肿瘤患者的诊治带来了一定的影响。在过去的几个月中,中国临床肿瘤学家坚守在自己的工作岗位,通过远程医疗等手段,保证了对肿瘤患者的诊治。

与此同时,回顾过去 1 年,我国的临床肿瘤学研究者,在美国临床肿瘤学会(American Society of Clinical Oncology,ASCO)和欧洲肿瘤内科学会(European Society for Medical Oncology,ESMO)等世界级肿瘤学年会上,将优秀临床研究结果与世界范围内的同行进行交流和分享,其中不乏大会的重要研究口头报告;甚至在某些瘤肿的研究上,中国学者已经成为世界的"领跑者",引领国际研究的前沿。在过去 1 年中,由中国研究者自主发起的多项国际与国内多中心临床研究,已有多项研究成果发表于 *New England Journal of Medicine*,*The Journal of American Medical Association*,*Lancet Oncology* 和 *Journal of Clinical Oncology* 等极具影响力的国际肿瘤学期刊。

由此可见,梳理中国临床肿瘤学研究进展,不但可以回顾过去 1 年我国优秀的研究结果,同时还能将中国学者独特的研究视角和宝贵的经验,予以归纳、总结,为我国乃至国际临床肿瘤学者的相互学习与提升,提供权威的资料。

有鉴于此,中国临床肿瘤学会(CSCO)响应广大肿瘤工作者及 CSCO 会员的倡议,从 2015 年开始推出具有中国特色的 CSCO 年度进展报告,梳理来自中国的研究数据与学术成果,按自然年进行整理与总结,形成中国临床肿瘤学的年度发展脉络。

CSCO 年度进展报告在借鉴国外先进肿瘤年度进展报告书写形式的基础上,充分结合本国临床研究的真实情况,平衡肿瘤各学科进展,包括肿瘤内科、肿瘤外科、放疗、病理与放射学科等的研究成果,以期最大程度地反映出中国肿瘤研究的真实水平。期待拿到这本年度进展的临床肿瘤学工作者,能感受到临床肿瘤学进展中日益强大的中国力量,能体会到临床研究中的灵感之乐,能深入理解各大研究和进展给临床实践带来的进步。最终,把新的治疗理念实践在日常临床工作中,造福广大中国肿瘤患者,也使我国临床肿瘤学研究形成"江山代有人才出"的稳定格局,保证研究的持续性和高质量。

2020 年是 CSCO 推出肿瘤年度进展报告的第 5 年,在继承以往闪光点的同时,又有了新的创新点:

第一,在全体编委会议上,进一步规范和统一了作者单位的标注格式以及图表格式,并在充分兼顾第一作者与通讯作者贡献的基础上标注署名。

第二，考虑到研究进展的时效性，将 2019 年度 Online 发表的重要研究一并纳入。

第三，联合科睿唯安（ClarivateAnalytics，原汤森路透知识产权与科技事业部）提供检索报表，并使用了 DDA（Derwent DataAnalyzer）软件协助梳理数据；为了提高检索结果的准确率，在前期工作的基础上，2020 年进行检索上的修改（详见下文）。

第四，纳入重要进展的研究全部必须是经同行评议的文章，取消重大会议论文。

第五，年度进展的主编和各瘤种编委会人员采用每年部分更替的老人带新人轮替制度，既保证经验传承，又有新鲜血液加入。

第六，考虑到发表文献量的排名并不一定能反映出一本期刊的真正学术水平，在今年的报告中不再保留各个期刊发表文献量排名的报表。

本次发表年度进展报告依旧按照中国十大主要癌症类型（头颈部肿瘤、肺癌、乳腺癌、食管癌、结直肠癌、肝胆胰肿瘤、泌尿系统肿瘤、胃癌、淋巴瘤、黑色素瘤）进行分类检索数据与整理学术成果。通过北京大学第一医院图书馆与科睿唯安的联合检索与梳理，十大主要瘤肿共检索出中国学者发表的文献 43 764 篇，进一步，通过全体编委会的核实和确认，最终有 28 398 篇有效文献纳入统计与年度进展报告。进展报告中重点介绍各个瘤种在过去 1 年中取得的主要研究成果，在全体编委会会议上，依据研究结果是否影响国际和中国的临床实践，是否改写或纳入指南，是否改变对肿瘤生物学行为的理解，是否引起新的重要争议。全体编委进行现场评分，汇总统计后，根据得分的高低评选出年度重要进展前 20 项研究。本年度报告力求查全和查准，兼顾普适性和代表性，强调多学科团队协同合作（肿瘤内科、肿瘤外科、放疗和病理），避免单一学科和机构评选导致的偏倚，致力于为广大同行提供一份客观、翔实可读的年度报告。

在本报告筹划阶段，我们得到了中国医学论坛报社、科睿唯安和北京大学第一医院图书馆的大力协助和有力补充，在提供检索数据基础上，积极探索更精准的数据检索方法，以求能更全面、更客观、更科学地反映出中国的年度肿瘤学研究水平。

下面详细介绍年度进展报告的筛选流程和重要进展评价标准。

一、系统性检索中国 2019 年 1 月至 2019 年 12 月发表的文献

北京大学第一医院图书馆负责全部数据的检索、筛选和统计，科睿唯安协助建立和完善方法，并提供建议。全部文献来源于科睿唯安的 SCIE 数据库（Science Citation Index Expanded），数据清理过程使用科睿唯安的 DDA 软件（Derwent Data Analyzer）及 Microsoft EXCEL 软件。本年度的检索工作仍然延续 2019 年的筛检方法。

第一，获得基础检索数据后，合并 abstract（NLP）（phrases）+keywords（author's）+title（NLP）（phrases）等字段，并采用检索词进行二次限定，进行数据清理。

第二，对于多词表达的瘤种（如 lung cancer）所造成的杂质较多现象，采用"near/n"逻辑关系词限定多词之间的位置。另外本次检索包含了 2019 年 online first 文献（在下一年度检索中将不再计数）。

全部 10 个瘤肿的检索时间为 2020 年 3 月 25 日。数据库检索字段选择"topic""address""timespan"。以肺癌为例：topic=lung near/1 cancer* or lung near/1 neoplasm* or lung near/1 tumor* or pulmonary near/1 neoplasm* or pulmonary near/1 tumor* or pulmonary near/1 cancer*；"address=China or Chinese or Taiwan""Timespan= From 2019 to 2019"。

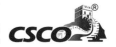

根据检索导出数据中的【reprint address（country）】和【author（lst）：author or affiliations（lst）（full）】字段分别确定责任作者和第一作者的国别，数据筛选流程详见图1。

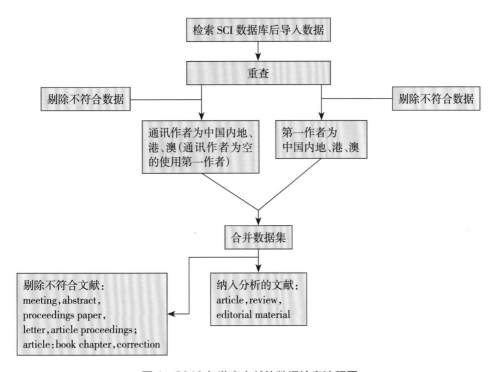

图1　2019年发表文献的数据检索流程图

二、筛选临床和转化性研究并初步分析(未纳入部分高影响力的基础研究)

对上述系统性检索的文献进行初步评估，依据研究内容筛选出临床研究或转化性研究相关的文章。收集各瘤种编委会成员及国内大部分科研工作较强的肿瘤中心意见，根据他们平时对文献的检索、解读和理解，推荐他们认为最重要的文献，进行整合；对于纳入文献的研究，充分征询该研究团队的意见，最大限度降低解读偏差。

2019年1月1日至2019年12月31日由中国学者主要参与发表的、临床研究相关的肿瘤学文章共43 764篇，进一步，通过全体编委会的核实和确认，最终有28 398篇有效文献纳入统计与年度进展报告。图2展示了各大瘤肿发表文章的比例。

三、统计各个瘤种期刊发文量并分析重点期刊发文情况

四、分瘤种进行第一作者和研究机构发表文章数量排名

统计所有的入选文章，进行第一作者、通讯作者、研究机构发文量排名。在全体编委会议上，进一步规范和统一了作者单位的标注格式，并在充分兼顾第一作者与通讯作者贡献的基础上标注署名。具体结果见各章节。

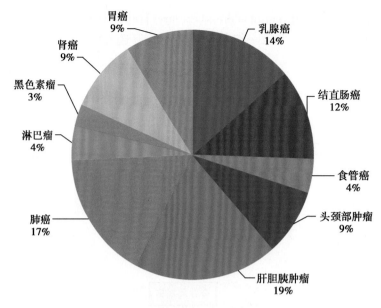

图2 各大瘤肿发表文章的比例

五、分析各研究机构主要的研究方向

依据上述统计结果,分析各研究机构的主要研究瘤种及具体研究方向。总结、比较其中的异同之处,为各研究机构之间相互借鉴学习提供参考依据。

六、参考影响因子、被引频次和文章证据级别挑选进入年度报告的重要研究

对所有入选的文章,综合分析以下三方面的指标来筛选年度报告中重点介绍的研究:

1. 文章所发表期刊的影响因子和单篇文章的被引用频次。

2. 文章是否被学科重要会议列入口头报告(oral presentation)或壁报讨论(poster discussion)。

3. 文章的证据级别

(1)Ⅰ类证据:多中心随机对照研究,有可能改变全球或中国的临床实践。

(2)Ⅱ类证据:单中心随机对照研究或较高影响力的转化医学研究。

(3)Ⅲ类证据:提出值得探索和争议的新问题研究。

七、评选重要进展和值得关注进展

依据文章结果是否影响(或潜在影响)临床实践评选出年度重要进展前20项研究。参与评选的人员包括《中国临床肿瘤学年度研究进展2019》编委会成员及顾问。

本次编委会成员覆盖了10大瘤种的专科医生,各瘤种包含5~6名来自不同学科、不同地区、不同医院的医生,在评审过程采用第一轮组内讨论推荐 + 第二轮集体投票评分的方式,最终根据得分的高低进行排名。

在评选过程中,秉承宁缺毋滥原则,遴选出真正改变或影响临床实践,改变学科指南、推动新的抗肿瘤药物审批上市或者改变对肿瘤生物学本质的理解和认识的重要研究。

中国临床肿瘤学头颈部肿瘤年度研究进展

2019 年 1 月—2019 年 12 月

中国临床肿瘤学会（CSCO）青年专家委员会

编　　者：蔡修宇[1]　陈雨沛[1]　曹　君[2]　方美玉[2]　范　松[3]　王文娴[2]　王佳峰[4]
　　　　　徐加杰[4]　许春伟[5]　张　鹏[2]　朱国培[6]

顾　　问：葛明华[4]　马　骏[1]　曾木圣[1]

编者单位：[1] 中山大学肿瘤防治中心　[2] 浙江省肿瘤医院　[3] 中山大学孙逸仙纪念医院　[4] 浙江省人民医院　[5] 福建省肿瘤医院　[6] 上海交通大学医学院附属第九人民医院

前　言

　　头颈部肿瘤包括原发于鼻腔、鼻窦及鼻咽、口咽、喉咽、颈段食管、甲状腺、涎腺、口腔、喉、耳的肿瘤。目前研究进展较快的是鼻咽癌和甲状腺癌。

　　由中国临床肿瘤学会（Chinese Society of Clinical Oncology，CSCO）青委会头颈部肿瘤组负责，在中国医学论坛报、北大医学图书馆和科睿唯安的协助下，系统梳理了 2019 年我国临床肿瘤学头颈部肿瘤年度进展。一方面有助于发现我国临床研究与国际研究的差距，以便更好地进行相关研究；另一方面也有助于促进国内不同研究机构之间取长补短，为多学科领域融合和交叉借鉴提供重要依据。

研究成果概要

　　汇总和筛选 2019 年 1 月 1 日至 2019 年 12 月 31 日所有中国学者发表的头颈部肿瘤临床研究或基础 / 转化研究相关文献共 2 362 篇，经过进一步数据合并和整理，筛选出用于数据分析的文献总数为 1 835 篇。

　　（一）文章发表数量与期刊影响因子分析

　　分析国内发表头颈部肿瘤文章量前 20 名的期刊及其影响因子，中国研究者文章主要集中发表于影响因子小于 6 分的期刊，其中 *Caner Manag Res*，*Oncol Lett*，*Medicine*，*Eur Rev Med Pharmaco*，*Onco Targets and Therapy* 发文量最高（见节末图 1）。进一步分析头颈部肿瘤领域主流的 20 种期刊及中国研究者发表文章数目，发文量最多的是 *Head Neck-J Sci Spec*，在 *Radiother Oncol*，*Int J Cancer*，*Cancer Res*，*Cancer*，*Eur Radiol*，*Oncologist*，*Ann Oncol*，*Eur J Cancer*，*Brit J Cancer*，*J Natl Cancer*，*Radiology* 也有一定的产出。可喜的是在国际顶尖期刊，如 *N Eng J Med*，*Lancet*，*Lancet Oncol*，*J Clin Oncol*，*Nat Genet* 等，也有相关研究成果发表，可见，中国头颈部肿瘤研究者在研究质量和深度方面也在逐步提升，尤其在鼻咽癌治疗领域，已经

受到国际的认可。

（二）作者及研究机构的文章发表数量排名

统计文章发表量 5 篇及以上的作者有 16 人,发表 4 篇文章的作者有 22 人,现汇总文章发表量 5 篇及以上的前 16 名作者(见节末图 2)。数据的检索由北大图书馆提供,采用盲法进行筛查。

进一步汇总文章发表量最多的 20 个研究机构(见节末图 3),其中位居前 3 位的分别是中山大学、复旦大学、中南大学。这一排名结果与我们平时的认知,及其上面的作者排名是相吻合的。

主要研究进展

CSCO 青委会头颈部肿瘤汇报小组成员对所有入选文章进行系统梳理,将 2019 年中国头颈部肿瘤的临床研究大致分为四类。包括对流行病学和预防的分析,临床前的基础研究和 / 或转化研究的分析,归纳早期的手术以及新辅助和辅助治疗,以及晚期系统性治疗和新型药物的研究。经过筛选以及专家们的集体讨论,我们推选出了 4 篇重点推荐的研究(见节末表 1)和 3 篇值得关注的进展(见节末表 2),并罗列了相关研究者信息、研究概要以及证据级别。下面将从以上四个方面,重点介绍我国 2019 年头颈部肿瘤中鼻咽癌和甲状腺癌临床研究的主要进展,以及简略介绍喉癌、口咽癌以及舌癌的进展。

（一）鼻咽癌

鼻咽癌是我国常见的恶性肿瘤之一,好发于广东、广西、湖南、江西和福建等南方五省。因鼻咽癌的解剖学特点、特殊的生物学行为及其对放射线的敏感性,决定了放射治疗成为其首先及主要的治疗方法。放射治疗用于鼻咽癌的治疗已有 80 年的历史,在我国,鼻咽癌放疗始于 20 世纪 40 年代,经过数十年的发展,诊断和治疗技术的更新,鼻咽癌放疗后 5 年生存率由 15%~25% 提高到如今的 70%~80%。近年来,在多项临床试验数据的推动下,化疗和分子靶向药物治疗也成为重要的综合治疗手段,同时,以 PD-1/PD-L1 免疫检查点抑制剂为主的免疫治疗引领了鼻咽癌治疗领域的重大突破,革新了鼻咽癌的治疗体系。

1. 临床前研究

发现新的治疗靶点、新的肿瘤标志物是鼻咽癌未来个体化治疗的基础。鼻咽癌的发生发展与 EB 病毒感染关系密切,中山大学肿瘤防治中心的曾益新院士与中国科学院动物研究所的翟巍巍教授、新加坡基因研究所的刘建军教授通过进行大规模的 EB 病毒全基因组测序工作[1],发现高发区鼻咽癌的发病与 EB 病毒高危亚型 BALF2_CCT 的存在有关,*BALF2* 相关的变异累积效应占华南地区鼻咽癌发病总体风险的 83%,发病风险与低危亚型 BALF2_ATC 相比增加了约 11 倍,从而有助于鉴别鼻咽癌的高危人群,指导鼻咽癌的预防工作。同时,来自德国癌症研究中心的研究人员也发现不同类型的 EB 病毒可能导致不同的疾病[2],研究者们通过检测从鼻咽癌中分离出来的 EB 病毒株 M81 发现,具有 *EBER2* 突变的 EB 病毒更容易导致 B 细胞的裂解性感染,感染的 B 细胞会分泌含 EBER2 的囊泡,形成一个旁分泌环路。同时还发现,M81 中的 *EBER2* 突变会导致细胞因子 CXCL8 的分泌增加,CXCL8 发挥的促癌作用可能最终导致癌症的发生。

在基于 EB 病毒的鼻咽癌早诊早治方面,中山大学肿瘤防治中心曹素梅教授开展了一项七万多人的大规模前瞻性临床研究[3],通过对血清 EB 病毒抗体两项检测,对于试验组中

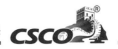

筛查结果呈中高危的人群予定期跟踪复查或后续鼻咽癌相关检查,发现试验组鼻咽癌的早诊率明显高于对照组(79.0% vs. 45.9%)。另外,来自中国香港的研究者发现[4],对于筛查过程中的高危患者,MRI检查发现早期病灶的灵敏度高于内镜(91.2 vs. 76.5%),但两者的特异度及精确度水平较为一致。

血浆EB病毒的DNA主要由坏死的肿瘤细胞释放入血,其拷贝数被视作鼻咽癌风险评估、疗效监测及判断预后的重要分子标志物,已广泛应用于临床实践。中山大学肿瘤防治中心的马骏教授团队利用979例初诊无转移鼻咽癌患者构建的RPA模型,获得了2000 copies这一预后截点,并建立了基于EBV DNA及解剖学信息的新TNM分期模型。在550例患前瞻性抽样验证中发现,新分期系统在风险一致性、区分性、预后预测能力以及样本量均衡性等方面均优于第八版TNM分期,该研究成果报道在 *Cancer*[5]。来自香港大学深圳医院的Lee AW教授团队在 *Int J Cancer* 上的研究也证实在现有分期中加入EBV DNA能优化对预后的预测[6]。然而,对于EBV DNA的拷贝数在治疗过程中不同的动态变化模式及相应的临床意义尚缺乏清晰的认识。基于此,中山大学肿瘤防治中心的孙颖教授团队利用鼻咽癌大数据云平台进行数据挖掘,通过描绘鼻咽癌血浆EBV DNA在整个诱导化疗及同期放化疗过程中的动态变化特征,可以将患者分为4个EBV DNA反应亚型:分别是早反应型、中等反应型、迟反应型及治疗抵抗型。用上述分型可以评估患者对治疗的敏感性,并指导临床医生治疗决策[7]。其中,研究显示对于2程诱导化疗后EBV DNA仍然可测的患者,额外的诱导化疗并不能使这部分患者获益;而对于治疗后EBV DNA仍然可测的患者,额外的辅助化疗可以改善患者的无远处转移生存。

随着免疫治疗在鼻咽癌中的应用,越来越多的研究关注于寻找预测免疫治疗疗效的标志物。中山大学肿瘤防治中心马骏教授团队在 *J ImmunoTher Cancer* 上报道了一项探索免疫标志物的研究[8],其基于深度学习构建鼻咽癌特异性数字化病理分析流程,自动评估两个中心共333例鼻咽癌患者的9个免疫检查点分子在肿瘤细胞和肿瘤相关免疫细胞上的表达,发现5个免疫检查点分子构成的免疫标签能有效预测患者生存。该标签结合临床分期将生存预测准确性从63%提高到73%,有效筛选高危患者,指导精准治疗。同时该研究也为免疫检测点抑制剂在鼻咽癌中的应用提供指导。

2. 鼻咽癌的放化疗治疗

调强放疗技术以及影像学技术的发展(如MRI,PET/CT)均给鼻咽癌患者提高了局控率,甚至还进一步改善总生存,但远处转移的控制提高不明显,成为鼻咽癌治疗的瓶颈,最近的几项Meta分析结果均显示,同期放化疗较单纯放疗可提高局控率,降低远处转移情况,因此同期放化疗如今成为局部晚期鼻咽癌的标准治疗方案。然而,关于Ⅱ期鼻咽癌是否需要在放疗基础上联合同期化疗一直备受争议。2019年中山大学肿瘤防治中心麦海强教授团队在 *Eur J Cancer* 上发表了一项Ⅲ期临床试验的最新10年随访数据:与常规的单纯放疗(二维放疗)相比,同期放化疗可改善Ⅱ期鼻咽癌患者的总生存率,而不增加迟发毒性事件的发生[9]。该研究将Ⅱ期鼻咽癌患者随机分为单纯放疗组(114例)和同期放化疗组(116例),同期放化疗组患者予以顺铂单周方案化疗。结果显示,经过长达125个月中位随访,同期放化疗组相对单纯放疗组在总生存率(83.6% vs. 65.8%,P=0.001)、无进展生存率(76.7% vs. 64.0%,P=0.014)和无远处转移生存率(94.0% vs. 83.3%,P=0.007)上均有显著改善,而在无局部区域复发生存方面,同期放化疗的影响则并不显著,可能是由于目前鼻咽癌的局控率较好。通过亚组分析发现,同期放化疗的生存获益主要见于 T2N1 期患者。虽然同期放化疗有较高的毒副作用发生率(*P*=0.001),但两组迟发毒性和治疗相关死亡事件未见明显差异。该研究结果提示对于二维放疗的 Ⅱ 期鼻咽癌患者,在放疗基础上进行同期化疗可带来生存获益,特别是 T2N1 的患者。

对于局部晚期鼻咽癌患者,如何在同期放化疗的基础上进一步提高疗效是目前的研究焦点。而诱导化疗或许是解决这一问题的答案,其主要具有以下优点:①可提前杀灭潜在的亚临床转移灶;②顺应性好,患者更好耐受;③减轻放疗前的肿瘤负荷。2019 年两项在局部晚期鼻咽癌患者中采用诱导化疗序贯同体放化疗的大型 Ⅲ 期临床研究都发布了长期随访结果。马骏教授进行的一项采用多西他赛 + 顺铂 + 氟尿嘧啶诱导化疗的 Ⅲ 期临床研究,经过中位随访 71.5 个月,结果表明对比同期放化疗组,诱导组 5 年无治疗失败生存率(77.4% vs. 66.4%,*P*=0.019)、总生存率(85.6% vs. 77.7%,*P*=0.042)、无远处转移生存率(88% vs. 79.8%,*P*=0.030)以及无局部区域失败生存率(90.7% vs. 83.8%,*P*=0.044)都有显著提高。无治疗失败生存获益主要见于 N1 患者、Ⅳa 期患者、治疗前 LDH≥170U/L 或 EBV DNA 载量≥6 000 拷贝/ml 患者。3/4 级晚期毒性在两组未见显著差异[10]。另一项 Ⅲ 期临床试验则采用了顺铂 + 氟尿嘧啶的诱导化疗方案[11],经过中位随访 82.6 个月,5 年无病生存率在诱导组和单纯同期放化疗组分别为 73.4% 和 63.1%(*P*=0.007),5 年无转移生存率分别为 82.8% 和 73.1%(*P*=0.014),5 年总生存率在诱导组得到显著提高(80.8% vs. 76.8%,*P*=0.04)。在不良反应的发生上,同期放化疗组眼睛损伤率显著高于诱导组(16.4% vs. 9.7%,*P*=0.029)。这些结果都推荐局部晚期鼻咽癌采用诱导化疗序贯同期放化疗治疗模式。

在明确了诱导化疗的模式有效后,下一个研究重点是如何找到高效低毒的诱导化疗方案。马骏教授牵头了一项大型多中心 Ⅲ 期临床试验[12],研究发现在同期放化疗基础上联合吉西他滨 + 顺铂诱导化疗,相较同期放化疗,能有效提高局部晚期鼻咽癌患者 3 年无进展生存率(85.3% vs. 76.5%,*P*=0.001)及总生存率(94.6% vs. 90.3%),且该方案相对安全,96.7% 的病人可以顺利完成 3 个疗程诱导化疗。在毒性上,试验组和对照组最常见的 3 级不良事件分别是黏膜炎(28.9% vs. 32.1%),中性粒细胞减少(28.0% vs. 10.5%)和白细胞减少(26.4% vs. 20.3%),吉西他滨 + 顺铂方案与其他诱导化疗方案相比,严重不良反应发生率相对更低。该研究成果在国际权威临床医学期刊《新英格兰医学杂志》上发表,吉西他滨 + 顺铂方案有望成为局部晚期鼻咽癌新的治疗标准。

3. 靶向/免疫治疗与特殊患者的治疗

鼻咽癌的靶向治疗发展较为缓慢,可能与缺少有效的驱动突变靶点有关。在复发转移鼻咽癌患者中,一项采用尼妥珠单抗治疗的 Ⅱ 期临床试验入组了 35 例患者[13],入组患者均采用尼妥珠单抗单周(200mg)靶向治疗联合顺铂 + 氟尿嘧啶每三周方案化疗,结果显示客观缓解率和疾病控制率分别为 71.4% 和 85.7%,中位无进展生存期和总生存期为 7.0 个月和 16.3 个月。尼妥珠单抗剂量累积超过 2 400mg 以及顺铂 + 氟尿嘧啶化疗超过 4 疗程患者的客观缓解率、无进展生存和总生存显著提高。该研究表明尼妥珠单抗联合铂类化疗在复发转移性鼻咽癌中有一定应用前景。

既往纳入青少年的鼻咽癌临床试验非常少见,临床实践中对青少年的治疗多参考成人方案。ARAR0331 是一项在针对 <19 岁鼻咽癌患者的临床研究[14],由美国 St Jude 医院的研究人员开展,研究总共入组 111 例患者,其中 75 例为男性,中位年龄 15 岁,46.8% 为非洲

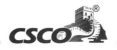

裔。患者确诊Ⅱb~Ⅳ期鼻咽癌,计划接受3个疗程顺铂+氟尿嘧啶诱导化疗序贯同期放化疗。诱导化疗后完全缓解或部分缓解的患者鼻咽及颈部接受61.2Gy放疗,诱导化疗后肿瘤稳定的患者接受71.2Gy放疗,同期皆予2~3个疗程的顺铂化疗。5年无病生存率和总生存率为84.3%和89.2%。Ⅱb期、Ⅲ期、Ⅳ期患者的5年无病生存率为100%、82.8%、82.7%。接受3个疗程同期顺铂化疗的患者5年无病生存率稍高于2个疗程化疗的患者(90.7% vs. 81.2%,P=0.14)。该研究显示根据诱导化疗结果降低局部放疗剂量是可行的,同期顺铂化疗次数可能影响患者预后。

近几年来,免疫治疗引领了鼻咽癌治疗领域的重大突破,2018年有多项鼻咽癌免疫治疗的Ⅰ~Ⅱ期研究发表[15,16],给鼻咽癌患者带来了长期生存的希望。2019年美国肿瘤免疫治疗学会(SITC)官方期刊 *J ImmunoTher Cancer* 发表了一项对晚期鼻咽癌免疫治疗与化疗方案的比较分析,该研究比较了不同PD-1抑制剂在晚期鼻咽癌患者中单药使用或联合化疗时的疗效与毒性差异,发现PD-1抑制剂联合吉西他滨+顺铂方案化疗可在一线治疗中取得最佳的客观缓解率(90.9%),疾病控制率甚至高达100%,且毒副作用可耐受,安全性较好,有望成为未来晚期鼻咽癌的一线治疗标准方案。同年,马骏教授完成了中国内地首篇 *The Lancet* 专题研讨[17],专题研讨是 *The Lancet* 针对某疾病的最高规格的指南性综述,在临床实践与科学研究中均具有重大影响力,该研究为鼻咽癌领域未来的研究方向奠定了基础,进一步推动了鼻咽癌领域的科研进展。在该专题研讨中,马骏教授详细阐述了目前鼻咽癌免疫治疗的现状,中山大学肿瘤防治中心牵头并注册了四项研究PD-1单抗在晚期或局部晚期鼻咽癌的重要试验(NCT03581786,NCT03707509,NCT03427827 和 NCT03700476),其结果可为免疫治疗在鼻咽癌中的应用提供更多证据。

(二)甲状腺癌

甲状腺癌是头颈部和内分泌系统中最常见的恶性肿瘤,近年来增幅较大,已成为十大恶性肿瘤之一,并在女性恶性肿瘤发病谱中位居第4位,需要引起政府、社会和医疗界的高度关注。以下聚焦2019年度中国学者在甲状腺癌方面的研究进展。

1. 流行病学研究

甲状腺结节和甲状腺癌的患病率逐年增加,引发多方关注。以往研究显示童年期电离辐射、遗传因素和肥胖等与甲状腺肿瘤的发生相关,学者们一直致力于寻找其他潜在的风险因素。

一项来自中国台湾的大型回顾性研究评估了台湾女性罹患甲状腺癌的风险是否与不孕和使用生育药物有关[18]。共有13 356名年龄在20至49岁之间被诊断患有不孕症的妇女纳入不孕组,53 424名没有不孕史的妇女匹配为对照组。与对照组相比,不孕组甲状腺癌的发病率高1.9倍,调整后不孕组的相对发病指数(*IRR*)为1.80。经过7年的随访,不孕组的癌症发病率较高,调整后的 *IRR* 为4.39。在不孕妇女中,服用生育药物氯米芬的妇女与未使用该药物的妇女相比,甲状腺癌的发病率降低,调整后的 *IRR* 为0.86。然而,接受氯米芬治疗的不孕妇女的癌症发病率是服用该药物的可育妇女的近6倍。该研究的结果提示不孕妇女患甲状腺癌的风险增加。

双酚A(BPA)是一种内分泌干扰物,揭示BPA暴露与甲状腺结节(TNs)之间关联的流行病学研究有限,结果尚不一致。来自上海交通大学医学院附属第九人民医院的Lu L等一项病例对照研究分析了1 416名成年女性尿液中双酚A(BPA)浓度与甲状腺结节(TNs)风险之间的关系,并根据甲状腺球蛋白抗体(TGAb)和甲状腺过氧化物酶抗体(TPOAb)水平,分为甲状腺自身抗体阳性组(至少一个阳性)和阴性组(均为阴性)。结果显示,在调整年龄、BMI、教育程度、HDL-C、LDL-C、甘油三酯、总胆固醇、尿碘、TGAb 和 TPOAb 后,与第一个四分位数的女性相比,第二个四分位数 TNs 几率高出 72%,第三个四分位数高出 54%,第四个四分位数高出 108.2%。在甲状腺自身抗体阳性组中,尿 BPA 和 TNs 风险之间的关联接近线性。上述结果表明,在中国女性中,尿液中较高的 BPA 浓度只与甲状腺自身抗体阳性的患者 TNs 的风险增加有关。此外,这种关联接近线性,表明 BPA 暴露的任何风险升高都与 TNs 风险升高有关[19]。

2. 临床前研究

代谢组学是一种无创性识别代谢标志物的方法,用来明确疾病的发病机制和诊断。哈尔滨医科大学附属第一医院 Feng J 等[20]设计了一项单中心、横断面的研究,调查了肠道微生物群、代谢产物与甲状腺癌(TC)之间的关系。利用 16SrRNA 基因测序,对 30 例 TC 患者和 35 名健康对照组(HCs)的粪便样品进行肠道微生物群落特征分析。与 HCs 相比,TC 患者中 19 种菌属的富集显著增加,8 种表达减少,并且某些菌属与脂蛋白 A 和载脂蛋白 B 等各种临床参数相关。此外,TC 患者中的 6 种不同菌属与 HCs 组不同。PICRUSt 分析显示了 12 种明显不同的代谢途径。研究者系统地分析了同一 TC 患者(n=15)和 HCs(n=15)中的肠道微生物群和代谢物。肠道微生物群落的特征与上述结果(30 例 TC 患者和 35 名 HCs)基本一致。共观察到 21 个不同菌属和 72 个显著变化的代谢物,且相互关联。8 种代谢物联合 5 种菌属可更有效地区分 TC 患者和 HCs。此研究对 TC 患者肠道微生物群和代谢物进行了全面研究,为探讨肠道微生物群改变与 TC 发病的相互作用机制提供了一个研究方向。

来自中国药科大学 Huang F 等[21]的一项研究旨在通过血清 - 血浆配型代谢组学,显示良性甲状腺结节(BTN)和甲状腺乳头状癌(PTC)的循环代谢特征。从 6 个独立中心的健康人、BTN 患者和 PTC 患者中收集了 1 540 份血浆配型样本和 114 份组织样本。应用血清 - 血浆配型与样本配对,对 1 570 种代谢特征进行了大范围的检测。结果发现,健康人与甲状腺良恶性结节患者的代谢组学特征上均存在着显著性差异,但 BTN 和 PTC 相比则无显著性差异,在血清 - 血浆配型代谢特征方面存在很多重叠。该研究发现一个包含 6 个代谢特征的 panel 可以有效区分健康人和甲状腺结节患者。值得注意的是该研究发现 BTN 患者和 PTC 患者相比,则没有显著性差异,表明 BTN 或 PTC 在形态学甚至生物化学上的差异,不一定反映在整体代谢状态上也存在差异,部分地解释了 PTC 患者低死亡率的根本原因,为甲状腺结节的治疗提供了指南,将最大限度地减少过度治疗的潜在风险。

程序性死亡配体 1(PD-L1)在甲状腺髓样癌(MTC)中的表达很少见报道。一项来自复旦大学附属肿瘤医院 Shi X 等[22]的研究评估了 PD-L1 在 MTC 中的阳性表达,并分析了其与临床病理特征、结构复发(SR)和生化复发 / 持续性疾病(BcR/BcPD)的相关性。此外,还评估了 PD-L1 在发生远处或不可切除的局部复发患者中的表达情况。研究选取初次手术的 MTC 患者 201 例,其中 29 例(14.4%)患 PD-L1 染色阳性,结果发现这些患者更可能有较大的肿瘤(P=0.002)、淋巴结转移(P=0.036)和较晚 TNM 分期(P=0.019)。PD-L1 阴性组和 PD-L1 阳性组的 5 年结构无复发生存率(SRFS)分别为 85.4% 和 57.9%(P=0.001)。Cox 分析显示 PD-L1 阳性与 SR 独立相关(HR=2.19,95%CI=1.01~4.77,P=0.047)。多因素 logistic 分析显示 PD-L1 阳性率与 BcR/BcPD 显著相关(OR=3.16,95%CI=1.16~8.66,P=0.025)。在研究

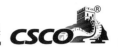

期间,20 例患者出现远处或不可切除的局部复发,其中 PD-L1 阳性 8 例(40%),远远高于整个 MTC 人群。研究认为 PD-L1 阳性与侵袭性临床病理特征相关,并可独立预测 SR 和 BcR/BcPD。此外,在无法治愈的复发患者中,PD-L1 的表达率更高。因此,针对 PD-1/PD-L1 通路的免疫检查点抑制剂可能是治疗晚期 MTC 的一种潜在的治疗策略。

甲状腺髓样癌(MTC)主要由通常位于外显子 5、8、10、11 和 13~16 的 RET 突变引起。一项来自浙江省肿瘤医院 Zhao JQ 等[23] 的研究报告了 RET 原癌基因第外显子 6 中带有种系 S409Y 变体的 MTC 患者的谱系。研究采用靶向测序技术诊断出 4 例带有散发种系 RET S409Y(c.1226 C>A)的 MTC 索引病例。随后,这些个体的 27 名亲属接受了临床和基因评估和 / 或甲状腺手术。进而采用计算机分析和体外测定预测或验证 S409Y 变体的潜在致癌活性。研究显示在 31 位参与者中,有 15 位被发现携带 RETS409Y 变体。其中 6 例表现为孤立的 MTC,其中 3 例伴颈部淋巴结转移,2 例远处肝或肺转移。在其余的 9 名携带者中,有 3 名刺激性血清降钙素(sCtn)升高或同时血清降钙素(Ctn)水平略有升高,而其他 6 名携带者表现出典型的 Ctn/sCtn 水平($P<0.05$)。这 4 个家族的 15 个携带者中没有一个出现嗜铬细胞瘤,甲状旁腺功能亢进或 Hirschsprung 病的临床证据。在计算机分析中发现,S409Y 是"可能破坏"的突变,可能影响 RET 蛋白的域间界面。体外测定显示,RET S409Y 突变体中 RET 酪氨酸 905 的磷酸化水平高于野生型(WT)RET。此外,与 WT RET 相比,用 S409Y 转染 HEK 293 细胞可增强 AKT、ERK 途径的磷酸化活性,并增加细胞增殖,但程度不及 RET C618Y 和 C634Y 突变。这项研究表明,新的种系 RET S409Y 变体可能具有致病性,并且与 C618Y 和 C634Y 突变相比,但其 MTC 的外显率较低。具有 S409Y 的个人应个体化管理,此外,应评估"有风险"家庭成员。需要更多的研究来阐明 S409Y 突变与多发性内分泌肿瘤 2 型特异性肿瘤之间的相关性。

甲状腺未分化癌是最具侵袭性的恶性肿瘤之一,缺乏有效治疗方法,一直是研究的热点。天津医科大学 Cao X 等[24] 研究调查了 ATC 进程中超级增强子(SE)驱动的致癌转录成瘾的机制和功能,并确定 ATC 治疗的新药物靶标。通过高通量化学筛选,THZ1 是细胞周期蛋白依赖性激酶 7(CDK7)的共价抑制剂,被认为是有效的抗 ATC 化合物。ATC 细胞对 CDK7 抑制异常敏感。对基因表达谱和 SE 特征的综合分析表明,SE 介导的致癌转录扩增介导了 ATC 细胞对 THZ1 治疗的脆弱性。将此综合分析与功能分析相结合,导致发现了许多 ATC 的新型癌症基因,包括 PPP1R15A,SMG9 和 KLF2。Guanabenz 或 Sephin1 抑制 PPP1R15A,大大抑制了 ATC 的生长。值得注意的是,*PPP1R15A* 的表达水平与 ATC 组织样品中的 CDK7 表达相关。PPP1R15A 和 CDK7 的高表达均与 ATC 患者的临床预后不良有关。重要的是,CDK7 或 PPP1R15A 抑制作用使 ATC 细胞对常规化疗敏感。研究认为这些发现证明了 ATC 病理生物学中的转录成瘾,并且将 CDK7 和 PPP1R15A 鉴定为 ATC 的潜在生物标志物和治疗靶标。

3. 甲状腺癌的诊断

超声检查是诊断甲状腺肿瘤最为简便快捷的无创检查,但诊断的准确性与医生经验密切相关。甲状腺癌人工智能诊断研究是目前全球研究热点。本年度非常值得关注的是来自天津市肿瘤医院学者发表在 *Lancet Oncology* 上的回顾性多队列诊断研究[25],该研究通过分析来自临床超声的超声成像数据,使用深度卷积神经网络(DCNN)模型来提高甲状腺癌的诊断准确性。研究使用来自中国三家医院的超声图像集进行了一项回顾性、多队列、诊断研究,包括来自天津肿瘤医院甲状腺影像数据库的 17 627 名甲状腺癌患者的 131 731 张超声图像和 25 325 名对照组的 180 668 张图像。由天津市肿瘤医院的 16 位放射科医师对该训练集进行了临床诊断。该模型的诊断性能通过天津肿瘤医院的内部验证集(1 118 例患者的 8 606 张图像)和中国的两个外部数据集(吉林省中西医结合医院 154 例患者的 74 张图像和山东省威海市医院 1 420 例患者的 11 039 张图像)进行验证。验证组疑似甲状腺癌患者经临床检查后均行病理检查。研究还将 DCNN 模型的特异性和灵敏度与 6 位熟练的甲状腺超声放射科医师在三个验证集上的表现进行了比较。与一组熟练的放射科医生相比,应用深层卷积神经网络(DCCN)模型诊断甲状腺癌的敏感性相似、特异性更高,因此改良 DCNN 模型具有较好的推广应用价值,其技术性能值得作为随机化临床试验的一部分进一步研究。

4. 甲状腺癌的治疗

放射性碘(^{131}I)残甲消融(RRA)已成为分化型甲状腺癌(DTC)术后治疗的关键步骤。在目前国内外指南中,^{131}I 清甲仍使用 1.1~3.7GBq 宽泛的固定剂量,这在一定程度上可能造成 ^{131}I 剂量的不足或过量,因此,亟须探索量化指标以指导及促进 ^{131}I 这一最早靶向治疗的个体化和精准化。然而,以传统固定剂量法常出现 ^{131}I 不足或过量的问题。来自上海交通大学附属第六人民医院的一项前瞻性、开放标签、随机对照研究试图建立基于摄碘率 - 甲状腺球蛋白(RAIU-Tg)的分层剂量法并探讨其可行性[26]。共 277 例患者按 4∶1 随机分为分层剂量组和固定剂量组(3.7GBq)。研究显示,分层剂量组(n=207)和固定剂量组(n=58)在基线特征上无统计学差异。分层剂量组中 ^{131}I 平均用量(3.26GBq ± 1.54GBq)显著低于固定剂量组($P<0.000\ 1$),而残甲消融成功率显著高于固定剂量组(94.2% vs.70.7%,$P<0.000\ 1$)。分层剂量组的四个剂量亚组的消融成功率相似($P=0.543$)。尽管两组的总体及短期不良反应发生率没有显著统计学差异,但是分层剂量组中以口干症为代表的中期不良反应发生率降低。该研究采用基于 RAIU-Tg 的剂量分层法,首次在国际上采用价格相对低廉的 Tg 及 RAIU 等临床普及率极高的评估手段,探索残甲的量化评估在指导个体化清甲中的价值。这种基于 RAIU-Tg 的分层剂量法清甲策略为个体化 ^{131}I 清甲提供了来自中国的前瞻性研究证据,具有临床转化价值。

对于中危甲状腺乳头状癌(PTC),指南一般推荐行甲状腺全切除术,但其相对于腺叶切除术的生存优势尚未得到证实。一项来自于中国医学科学院肿瘤医院 Liu J 等的配对研究[27],纳入 1 087 例中危患者,共 341 对患者按性别、年龄、原发大小、临床淋巴结(cN)、腺外侵犯(ETE)、病理侧颈淋巴结转移(pN1b)、淋巴结转移比率(LNR)完成配对。对于这些配对病例,平均随访 125 个月(46~192 个月),腺叶切除术组和全甲切除组两年期无复发生存率(77.4% vs. 80.2%,$log\ rank$=0.244,P=0.622)和肿瘤特异生存率(97.2% vs. 98.4%,$log\ rank$=0.351,P=0.554),无明显差异。当排除 62 对接受放射碘消融(RAI)后,两组生存结果也类似。研究认为:对于中危 PTC,与腺叶切除相比,全甲状腺切除在无复发生存率和肿瘤特异生存率方面没有优势。

随着外科设备及手术技术的改进,低危分化型甲状腺癌微创美容手术应用逐渐增多。来自陆军军医大学第一附属医院(西南医院)的学者报道了机器人辅助下经单侧腋 - 双侧乳晕(UABA)入路达芬奇机器人甲状腺切除术的疗效和安全性[28]。研究回顾性分析 2014 年 7 月至 2018 年 4 月经 UABA 入路行机器人甲状腺切除术的 500 例患者的临床资料。所有 500 例患者均由同一外科医生进行手术,按时间顺序分为两组。比较两组疗效及并发症。

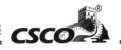

机器人通过 UABA 甲状腺切除术方法执行成功 500 例,包括 196 例良性甲状腺疾病病变直径为 3.1cm ± 1.3cm(0.4~8.2cm),304 例甲状腺癌的肿瘤直径 1.2cm ± 0.7cm(0.4~4.4cm)。外科手术包括单侧腺叶切除和甲状腺全切除,包括或不包括中央淋巴结清扫。500 例患者中,9 例(1.8%)为暂时性喉返神经损伤,1 例(0.2%)为永久性单侧喉返神经损伤,12 例(2.4%)皮下出血,6 例(1.2%)为术后皮下感染。239 例甲状腺癌患者行甲状腺全切除术,45 例(18.8%)暂时性甲状旁腺功能减退,5 例(2.1%)为永久性甲状旁腺功能减退。随访中位 17 个月,所有患者术后颈部外观满意,无结构性复发或转移。两组疗效差异无统计学意义(P>0.05),而随着术者对 UABA 入路的熟练程度提高,2 组并发症发生率明显低于 1 组(P<0.05)。研究认为 UABA 机器人甲状腺切除术操作简单、安全、微创,适用于大型良性肿瘤、早期甲状腺癌的根治性切除及中央淋巴结清扫。

(三) 喉癌

喉癌(laryngeal cancer,LC)是起源于喉部黏膜上皮组织的恶性肿瘤,96%~98% 以上为鳞状细胞癌(squamous cell carcinoma,SCC),根据肿瘤发生部位与声门的位置关系喉癌分为声门上型、声门型和声门下型 3 种临床类型,是头颈部最常见的恶性肿瘤之一。手术仍是喉癌治疗的主要手段,放疗、化疗及靶向 / 免疫治疗的地位正逐步上升,彻底清除癌肿又尽量保留功能、控制复发和改善生存质量,成为头颈各学科医生追求的目标。现将 2019 年度国内学者在喉癌方面的研究进展总结如下。

1. 基础及转化研究

MicroRNA(miRNA)是一组内源性非编码小分子 RNA,通过转录后水平调控靶基因的表达。近年来发现许多肿瘤的发生发展与 miRNA 水平异常有关。Tang 等[29]通过检测癌症基因组图谱(The Cancer Genome Atlas,TCGA)和基因表达总览数据库(GSE27020 和 GSE25727)差异表达的 miRNAs(differentially expressed miRNAs,DE-miRs)、lncRNAs(differentially expressed lncRNA,DE-lncRs)和 mRNAs(differentially expressed mRNA,Degs)来建立竞争性的内源性 RNA 网络,从而探讨与喉癌复发相关的 miRNA 或 lncRNA 特征,并探索与喉癌复发相关的调控机制。Tang 等通过研究不同数据库中这些 RNA 之间的关联性,构建了 miRNA-mRNA 和 lncRNA-miRNA 网络,随后这些相互作用被整合到一个竞争的内源 RNA(competing endogenous RNA,CERNA)调控网络中。该研究总共选择了 21 个 DE-LncR,507 个 DEG 和 55 个 DE-MIR。通过建立支持向量机分类器(support vector machine,SVM)发现 TCGA 数据集中的样本分类预测正确率为 94.05%(79/84),在两个验证数据集中的正确率分别为 92.66% 和 91.07%。CERNA 调控网络由 203 个节点组成,对应于 mRNAs、miRNAs 和 lncRNAs,346 条线路对应于 RNA 之间的相互作用。其中,得分最高的相互作用是 HLA 复合物组 4(HCG4)-miR-33b、HOX 转录反义 RNA(HOTAIR)-miR-1-MAGE 家族成员 A2(MAGEA2)、EMX2 反链 / 反义 RNA(EMX2OS)-miR-124- 降钙素相关多肽 α(CALCA)和 EMX2OS-miR-124-γ- 氨基丁酸 A 型受体 γ2 亚单位(GABRG2)。该研究表明 miR-1、miR-33b、miR-124、HOTAIR、HCG4 和 EMX2OS 可能是喉癌复发的新生物标志物,HCG4-miR-33b、HOTAIR-miR-1-MAGEA2 和 EMX2OS-miR-124-CalCa/GABRG2 可能与调控喉癌复发的分子机制有关。广州中山大学附属第三医院的 Li 等[30]回顾性分析 44 例喉癌患者肿瘤组织及瘤旁组织 miR-1205 的表达情况,发现 miR-1205 在喉癌组织中的表达显著下调,并且与 T 分期、淋巴结转移、临床分期及预后显著相关。进一步分别构建 miR-1205 不同表达水平的喉鳞癌细胞系,发现 E2F1 与 miR-1205 启动子结合,从而在转录水平上抑制 miR-1205 的表达。E2F1 的过表达可逆转 miR-1205 对 LSCC 细胞的抑制作用。该研究表明 E2F1 是 miR-1205 的靶点,提示 miR-1205/E2F1 在喉癌的发生发展中发挥重要作用。其他国内关于喉癌相关 miRNA 研究包括:miRNA-182 靶向 CRR9 调控喉鳞状细胞癌细胞增殖和凋亡;miRNA-4497 通过负性调节 GBX2 在喉鳞状细胞癌中具有抑癌作用;miRNA-181a 和 miRNA-203 通过与 ATF2 相互作用抑制喉癌细胞的迁移和侵袭等[31-33]。

多种长链非编码 RNA(long non-coding RNA,lncRNA)参与了生物学过程且发挥了重要的调控功能,如细胞周期调控、干细胞多能性分化等,其异常调节可导致各类疾病包括肿瘤的发生发展,对于多种恶性肿瘤的治疗和预后判断有非常重要的价值。近来研究发现多种 lncRNA 在喉癌中异常表达,可作为喉癌评估预后的标志物。Cui 等[34]利用癌症基因组图谱(TCGA)中喉癌 RNA 序列(RNA-seq)数据集和匹配的临床病理信息,采用 Cox 回归和最小绝对收缩和选择算子(least absolute shrinkage and selection operator,LASSO)分析出与预后显著相关的 13 个 lncRNA(AC007907.1,AC025419.1,AC078993.1,AC090241.2,AL158166.1,AL355974.2,AL596330.1,HOXB-AS4,KLHL6-AS1,LHX1-DT,LINC00528,LINC01436,TTTY14)。在多变量 Cox 回归分析的基础上,建立了基因组与临床病理预测因子的列线图。并通过 C-index 和 ROC 分析与 TNM 分期系统进行了比较。结果表明,这 13 个 lncRNA 可以有效地将喉癌患者分为高危和低危两个亚组,曲线下面积(AUC)分别为 0.89(3 年 OS)和 0.885(5 年 OS)。结合临床病理学变量,组合成列线图。该列线图的 C 指数为 0.938.82(0.77~0.87),预测总生存期的曲线下面积为 0.938,均显著高于 TNM 分期。Liu 等[35]则通过研究从肿瘤基因组图谱(TCGA)获得的 lncRNAs、mRNAs 和 miRNAs 的综合表达谱数据构建了一个由 lncRNA 介导的 CERNA(competitive endogenous RNA,ceRNA)网络,该 CERNA 网络包括 61 个 lncRNAs、7 个 miRNAs 和 7 个靶 mRNAs。在这些 RNA 中,lncRNAs(TSPEAR-AS、CASK-AS1、MIR137HG、Part1、LSAMP-AS1)、miRNA(HAS-mir-210)和 mRNAs(HOXC13、STC2、DIO1、FOXD4L1)对喉癌的预后有显著影响。Wang 等[36]为探索并阐明 lncRNA SNHG3(SNHG3)对喉癌发生发展的作用及其可能机制,采用实时定量 PCR(RT-PCR)检测 SNHG3 在喉癌组织和细胞系 TU212、TU686 和 Hep-2 中的表达并评估细胞活性、迁移和侵袭能力。结果表明,在喉癌组织和细胞系中 SNHG3 表达增加。SNHG3 功能丧失降低了 TU212 和 TU686 细胞的存活率、迁移和侵袭能力。Western blot 分析显示 SNHG3 沉默后 MMP2 和 MMP9 的蛋白水平降低。此外,生物信息学软件预测 SNHG3 可以与 miR-384 在 3'-UTR 出结合,并通过双荧光素酶报告实验证实。随后,敲除 SNHG3 基因可上调 miR-384 的表达,而 miR-384 过表达降低了 SNHG3 的表达。此外,抑制 miR-384 可显著增加 WEE1 的表达。SNGH3 缺失后,WEE1mRNA 和蛋白水平均下调。该研究表明 lncRNA SNHG3 可通过 miR-384/WEE1 调控喉癌细胞的迁移和侵袭。其他国内关于喉癌相关 lncRNA 研究包括:lncRNA UCA1 通过激活 Wnt 信号通路促进喉鳞状细胞癌细胞增殖、侵袭和迁移;lncRNA DLX6-AS1 通过调节 miR-376c 促进喉鳞状细胞癌生长和侵袭;lncRNA ZEB2-AS1 通过 miR-6840-3p/PLXNB1 轴促进喉鳞状细胞癌生长和侵袭等[37-39]。

Wu 等[40]发现 LAMP3 在癌组织中的表达明显高于邻近的正常手术切缘组织,基于此探讨 LAMP3 在喉鳞状细胞癌放疗疗效中的作用及相关分子机制。该研究将含有 LAMP3 基因的慢病毒载体转染 Hep-2 细胞,用 4Gy 或 8Gy 照射,评价 LAMP3 在放射治疗中的作用。体

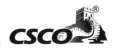

外细胞分析表明,siRNA-LAMP3 基因敲除可显著抑制细胞的迁移和侵袭,而 LAMP3 互补后细胞的迁移和侵袭能力明显增强。PDX(patient-derived xenograft,PDX)模型表明 LAMP3 特异性的基因敲除抑制了肿瘤的生长,并且联合放射治疗进一步抑制了肿瘤的生长。根据转录组分析,细胞外基质 - 受体相互作用途径受 LAMP3 调控,进一步分析发现层粘连蛋白亚单位 γ-2(LAMC2)和腱蛋白 -C(TNC)存在显著差异,并采用 qPCR 和 Western blot 分析验证。该研究明确了 LAMP3 调控的信号通路。LAMP3 表达降低增强了喉鳞癌放射治疗的疗效。未来可能通过利用 LAMP3 作为标记物对喉癌患者进行个体化治疗。Xin 等[41]则探讨了 IFNα 在喉癌细胞系中的抗肿瘤作用,研究表明 IFNα-1a 介导的细胞凋亡与内源性和内质网(endoplasmic reticulum,ER)应激相关的凋亡直接相关,但与外源性凋亡无关。Zhou 等[42]探讨了肿瘤相关免疫细胞(tumor-associated immune cells,TAICs)在喉鳞状细胞癌中的表达特点及其与临床病理变量的关系,发现不同分期喉癌患者的 TAICs 浸润密度及部位不同,瘤周 CD163+ 细胞密度与预后显著相关,联合分析 TAIC 的密度及部位可能有助于预测喉癌患者的生存和对免疫治疗的反应。

发现新的治疗靶点、新型药物是个体化治疗喉癌的基础。Ji 等[43]探讨聚腺苷二磷酸核糖聚合酶(poly ADP-ribose polymerase,PARP)抑制剂在喉癌细胞系的抗肿瘤作用。该研究发现 PARP-1/2 抑制剂 Niraparib 可以同时诱导 LSCC TU212 和 TU686 细胞的生长抑制和自噬。Niraparib 通过阻滞 G1 期,阻止细胞进入 S 期,使喉癌细胞周期减慢。Niraparib 处理后可观察到 γH2AX 的累积和 pRb 表达的下调。通过观察自噬小体、LC3 阳性的自噬样空泡以及 LC3-Ⅰ 向 LC3-Ⅱ 的明显转化证明自噬的产生。并且,阻断自噬可增强 Niraparib 诱导的生长抑制和 DNA 损伤。自噬抑制可能通过提高蛋白酶体活性来阻止检查点激酶 1(Chk1)的激活,进而削弱同源重组(homologous recombination,HR)的能力,从而提高 Niraparib 在喉癌细胞系的抗肿瘤效果。该研究提示同时靶向 Niraparib 和自噬可能是临床上治疗喉癌的一种有效的治疗方案。Wang 等[44]探讨溶瘤病毒 ZD55-TRAIL 联合化疗药物阿霉素(doxorubicin,DOX)对人喉鳞状细胞癌(LSCC)的治疗作用。该研究表明 ZD55-TRAIL 与 DOX 联合应用对喉癌细胞生长的抑制作用增强,对正常细胞无明显毒副作用。化疗药物可增强溶瘤病毒介导的肿瘤细胞凋亡诱导作用。并且通过体内实验证实,联合用药对小鼠 Hep2 喉癌移植瘤生长有明显的抑制作用。来自山西医科大学的 Fan 则关注于光声成像引导下功能化黑色素纳米粒治疗喉鳞状细胞癌[45],该研究开发了一种基于聚 l- 赖氨酸功能化黑色素纳米粒(poly-l-lysine functionalized melanin nanoparticles,MNP-PLL)的光声成像(photoacoustic imaging,PAI)导向进行热消融,用于治疗喉鳞状细胞癌。首都医科大学附属北京同仁医院的 Shen[46]通过 CCK-8 比色法、IC50 分析及克隆形成实验表明 TPF 方案(紫杉醇、顺铂和 5-氟尿嘧啶)联合华蟾素可协同抑制 UMSCC5 和 FADU 细胞的活力,该研究表明 TPF 方案联合华蟾素可协同抑制下咽鳞癌和喉鳞癌细胞增殖,促进细胞凋亡。Wang 等[47]发现连翘苷(Phillyrin,PHN)可以增强喉癌细胞系 Hep-2 细胞的自噬水平。PHN 与自噬阻断剂 3- 甲基腺嘌呤(3-methyladenine,3-MA)和氯喹(chloroquine,CQ)联合使用可明显抑制 Hep-2 细胞的增殖,并呈剂量和时间依赖性。并通过进一步研究发现 PHN 诱导自噬的潜在分子机制可能是通过 AMPK/mTOR/p70S6K 信号通路。

2019 年有两项研究关注于喉癌易感基因方面。来自复旦大学附属耳鼻喉医院的 Yang[48]采用焦磷酸测序法探讨细胞角蛋白(CK)-1 单核苷酸多态性(SNP)及其蛋白水平与声带白斑、喉鳞状细胞癌（LSCC）发病风险的关系，该研究对155例声带白斑患者、323例喉鳞状细胞癌患者和266例健康对照者进行CK-1（SNP RS14024）基因分型。结果发现在CK-1RS14024多态性中，与正常对照相比，AG杂合子和GG纯合基因型患喉鳞状细胞癌的危险性显著增加。喉鳞状细胞癌患者CK-1蛋白表达水平明显高于声带白斑和息肉（P均<0.001），且声带白斑患者CK-1蛋白表达水平由轻-中度异型增生到中-重度异型增生呈显著上升趋势（P=0.006）。结论表明中国汉族人群中CK-1 SNP和高CK-1表达与声带白斑和喉鳞状细胞癌密切相关，并促进了声带白斑向喉鳞状细胞癌的转化。Zhao等[49]则发现ACYP2基因多态性与男性喉鳞状细胞癌易感性显著相关。

2. 临床应用研究

近年来，越来越多的研究者开始关注恶性肿瘤患者的生活质量。一项来自中南大学湘雅二医院的前瞻性研究探讨了喉癌患者接受不同喉部分切除术对阻塞性睡眠呼吸暂停（obstructive sleep apnea，OSA）的影响。Ouyang等[50]的研究共入组40例接受喉部分切除术的患者，其中24例患者接受环状软骨上喉部分切除术（supracricoid partial laryngectomy，SCPL），16例患者接受垂直喉部分切除术（vertical partial laryngectomy，VPL），分别于术前、拔管当天和术后3个月进行呼吸暂停低通气指数（AHI）、多导睡眠图（PSG）、Epworth嗜睡量表（ESS）评分和体重指数（BMI）测定。结果表明，术后呼吸紊乱指数SCPL组明显高于VPL组（P=0.010），而$minSpO_2$则明显低于VPL组（P=0.022）。喉镜检查显示，喉部分切除的患者术后腭后间隙和舌后间隙变窄。Muller's试验显示腭后间隙和舌后间隙塌陷，CT扫描显示SCPL组舌根位置较低。动态睡眠MRI显示，与呼气期腭后间隙和舌后间隙相比，吸气期间隙明显缩小。该研究表明，喉部分切除术通过改变喉和咽的解剖结构导致OSA的发生。而接受SCPL的患者OSA比接受VPL的患者更严重。喉部分切除术对OSA的影响可能与手术方法有关。而一项来自西安交通大学第二附属医院的前瞻性研究探讨了喉癌患者接受喉部分切除术后的吞咽功能及吞咽相关生活质量[51]。该研究纳入的68例患者接受吞咽水试验和吞咽生活质量问卷（swallowing quality of life questionnaire，SWAL-QOL）调查，结果表明术前1天发生吞咽功能障碍1例（1.5%），术后2、4、12、24、48周分别发生吞咽功能障碍49例（72.1%）、44例（64.7%）、33例（49.3%）、19例（28.4%）和8例（11.9%）。术前吞咽相关平均生活质量总分为4 266.3±232.0。术后2、4、12、24、48周SWAL-QOL总分分别为1 992.9±1 062.4，2 473.9±962.9，3 169.2±753.6，3 696.7±718.3和3 910.8±1 510.4。术后SWAL-QOL总分逐渐升高，差异有统计学意义（P<0.05）。该研究表明喉部分切除术会显著影响喉癌患者吞咽功能和吞咽相关生活质量。吞咽功能和吞咽相关的生活质量随着时间的推移而逐渐增加。因此，在术后护理中应注意改善吞咽功能。另一项纳入52项研究、8 605名喉癌患者的系统评价探讨了全喉切除术后咽瘘（pharyngocutaneous fistula，PCF）的危险因素[52]，Meta分析结果显示，年龄（OR=1.29，95%CI=1.06~1.58，P=0.01）、吸烟（OR=1.62，95%CI=1.27~2.07，P<0.01）、慢性阻塞性肺疾病（OR=1.62，95%CI=1.19~2.22，P<0.01）、冠心病（OR=1.82，95%CI=1.36~2.45，P<0.01）、T分期（OR=0.81，95%CI=0.67~0.98，P=0.03）、既往放疗史（OR=2.41，95%CI=2.00~2.90，P<0.01）、术前白蛋白（OR=2.95，95%CI=1.47~5.91，P<0.01）、术前血红蛋白（OR=1.97，95%CI=1.28~3.03，P<0.01）、肿瘤部位（OR=0.28，95%CI=0.22~0.36，P<0.01）、治疗方法（OR=1.85，95%CI=1.44~2.38，P<0.01）是全喉切除术后发生咽瘘的危险因素。Gong等[53]回顾性分析2006—2010年164例接受环状舌骨上喉部分切除术伴环状舌骨

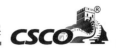

会厌固定术(supracricoid partial laryngectomy with cricohyoidoepiglottopexy)的声门型喉癌患者，该群体的10年总生存率(OS)为77.6%，疾病特异性生存率(DSS)为78.8%，无瘤生存率(DFS)为74.1%。术后气切套管拔管率95.1%，鼻胃饲管拔管率100%。

一项荟萃 Meta 研究分析了人乳头瘤病毒(human papilloma virus, HPV)与喉鳞状细胞预后的关系[54]，该研究筛选6 539篇文章后纳入11篇文献进行分析，共涉及1 442例喉癌患者，其中8项研究报告了的喉癌3年OS，HPV阳性组的三年OS率显著高于HPV阳性组($HR=0.29, 95\%CI=0.25\sim0.33$)。而5年和10年的OS在统计学上没有显著差异。而在HPV阳性与阴性组之间，3年、5年和10年的DFS在统计学上没有显著差异。该研究表明HPV阳性组的近期生存率明显好于HPV阴性组，但HPV对喉癌患者的长期预后影响仍需进一步研究。一项网络荟萃分析汇总了不同治疗方案在下咽癌及喉癌的临床疗效[55]，该研究共纳入28个试验，9 109名患者。治疗方案包括经单纯手术，单纯放疗，经口腔激光显微手术(transoral laser microsurgery, TLM)、放疗联合手术(RT+S)、诱导放化疗联合手术和同期放化疗。研究的5个终点包括3/5年总生存率(3/5-OS)、3/5年无病生存率(3/5-DFS)和5年总生存率(5-OS)。结果表明，在所有不同TNM分期患者汇总分析中，放疗加手术(RT+S)是所有患者的最佳治疗方案。而单纯放疗对Ⅲ~Ⅳ期喉癌和Ⅱ~Ⅳ下咽癌患者的疗效相对较差。手术与经口腔激光显微手术(TLM)无明显差异。

2019年数项国内研究报道了影像组学研究在喉癌的应用。局部晚期喉癌的手术决策在很大程度上取决于术前T分期(T3 vs.T4)，Wang等[56]通过提取喉癌患者增强CT的影像学数据建立T分期预测放射组学(T category prediction radiomics, TCPR)模型从而提高术前个体化T分期的准确性，该研究将211例接受全喉切除术的局部晚期喉癌患者随机分为训练队列($n=150$)和验证队列($n=61$)，从CT图像中提取了1 390个放射组学特征，通过类间相关系数和最小绝对收缩和选择算子(least absolute shrinkage and selection operator, LASSO)分析来选择与病理证实的T分期相关的特征，结果表明术前CT数据中有8个放射学特征与pT分期相关，进而利用支持向量机算法结合放射组学数据建议一个包含有经验放射科医生报告的放射组学特征和T分期的列线图，该列线图具有很大的潜力应用于术前准确的个体化T分期。TCPR模型可能有利于全喉切除或保喉治疗的决策。Xiong等[57]采集了13 721张喉镜下喉癌(laryngeal cancer, LCA)、喉癌前病变(precancerous laryngeal lesions, PRELCA)、喉良性肿瘤(benign laryngeal tumors, BLT)和正常组织(normal tissues, Norm)图像，包括206例LCA患者的2 293张、203例PRELCA患者的1 807张、774例BLT患者的6 448张和633例正常组织的3 191张，基于上述数据构建了基于深卷积神经网络(deep convolutional neural network, DCNN)的自动检测喉镜图像中喉癌的诊断系统。结果表明，DCCN在所有病变和正常组织中检测LCA和PRELCA的灵敏度为0.731，特异度为0.922，AUC值为0.922，总准确度为0.867。与独立测试集上的人类专家相比，DCCN在检测LCA和PRELCA上的灵敏度为0.720，特异度为0.948，AUC值为0.953，总体准确率为0.897，与具有10~20年工作经验、经验丰富的人类专家相当。该研究表明DCNN在喉镜图像中自动检测LCA和PRELCA具有较高的敏感性和特异性。这一新颖而有效的方法有助于早期LCA的早期诊断，从而提高临床预后，减轻内镜医生的负担。

拉曼光谱(Raman spectroscopy, RS)作为一种光学光谱技术，在体内各种器官的恶性肿瘤诊断中显示出很好的应用前景。Lai等[58]采用表面增强RS(surface-enhanced RS, SERS)

扫描患者的恶性肿瘤组织和邻近组织,以及正常组织。该研究采集了 35 例正常组织和 39 例喉癌组织的拉曼散射信号。不同喉部组织类型分类的诊断算法通过基于主成分分析的线性判别分析(linear discriminant analysis,LDA)生成。从而发现喉癌组织的表面增强 RS(SERS)峰有多种变异。用主成分 -LDA(PC-LDA)算法从正常组织中识别恶性肿瘤组织的灵敏度和特异度分别为 99.2% 和 98.4%。结果表明,癌组织与正常组织之间存在明显的光谱差异(峰值强度不同)。PC-LDA 诊断算法具有较高的分类精度,显示了 SERS 分析结合 PC-LDA 诊断算法在喉癌筛查中的巨大潜力。而另一项研究则探讨了受激拉曼散射成像(stimulated Raman scattering,SRS)在未经处理的手术标本上进行喉鳞癌诊断的准确性[59],结果表明基于深度学习的 SRS 对 33 个独立的手术标本进行正确分类,准确率为 100%,并且基于深度学习的受激拉曼散射成像可以在模拟的切除边缘识别肉眼看起来大体正常的组织肿瘤。该研究显示了 SRS 组织学结合深度学习算法在提供快速术中诊断的潜力。

(四)口咽癌

口咽癌(oropharyngeal cancer,OPC)是指发生于软腭悬雍垂、腭扁桃体、舌根及口咽侧壁和后壁等部位的恶性肿瘤,其病理类型 90% 以上为鳞状细胞癌。口咽癌位于常见癌症的第 10 位,患者约占恶性肿瘤患者的 5%。烟草、乙醇和人乳头状瘤病毒(human papillomavirus,HPV)感染是口咽癌的主要危险因素。近年来,随着禁烟活动的广泛开展,吸烟人数下降,欧美国家的喉癌和下咽癌发病率呈现下降趋势,但口咽鳞癌的发病率反而呈现逐步上升的趋势。口咽癌的发病率上升主要发生在欧洲、北美和部分东亚的发达地区,且集中在 60 岁以下男性人群,这被认为与 HPV 的感染有关[60]。

在美国,口咽癌年发病率在 1975 年至 1999 年间没有变化,但之后在 1999 年至 2006 年之间从 1.53/10 万增加到了 1.8/10 万,增加了 22%,这很大程度归因于 HPV 相关的口咽癌发病率 225% 的增长[61]。在我国,口咽癌的发病率较低,不属于常见头颈部肿瘤。据统计,2005~2013 年我国口腔癌和口咽癌新发病例数为 285 857 例,死亡 132 698 例,口腔癌和口咽癌的年发病率在 1.69/10 万 ~1.89/10 万,死亡率呈上升趋势为每年 0.77/10 万 ~0.84/10 万[62]。由于口咽在发声、吞咽、味觉形成等方面的功能,口咽癌的治疗需要在提高局部控制率的同时,最大程度保留发声和吞咽的功能。对于早期口咽癌,可采用单一治疗模式——手术或放疗。局部晚期口咽癌,则多采用同期放化疗、手术联合辅助放(化)疗。

2019 年欧美国家在口咽癌治疗方面有众多的认识和进展,尤其是 HPV 相关口咽癌的治疗,既往的一系列研究发现 HPV 阳性口咽癌对放化疗敏感,预后良好,因此推测 HPV 阳性口咽癌可以降低治疗强度。但 2019 年发表的两项临床实验均显示放疗联合抗 EGFR 单抗(治疗强度降低组)较传统的放疗联合顺铂同期放化疗未显示出任何临床获益[63,64],因此对于 HPV 阳性口咽癌治疗方案仍有待进一步探索。我们来聚焦 2019 年度中国学者在口咽癌方面的研究进展。

1. 流行病学研究

我国 135 个肿瘤登记处的数据汇总分析显示,中国 2008—2012 年口咽癌新发病 20 618 例,其中男性 13 582 例,女性 7 036 例。口咽癌的年发病率约为 3.28/10 万(男性 4.26/10 万,女性 2.26/10 万),占所有癌症新发病例的 1.16%,在所有癌症中位列第 20 位[65]。

深圳市慢性病预防控制中心的 Lin 等[66]从中国中央癌症登记处(NCCRC)数据库中检索来自中国 501 个地方癌症登记处 2015 年上报的口咽癌发病及死亡病例,按年龄、性别和

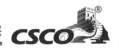

地区进行了分层,并运用2000年中国人口普查和Segi世界人口计算年龄标准化率。结果显示,口咽癌的粗发病率为3.77/10万,中国人口年龄标准化发病率(ASIRC)和世界人口年龄标准化发病率(ASIRW)分别为2.55/10万和2.49/10万;粗死亡率为1.73/10万,中国人口年龄标准化死亡率(ASMRC)和世界人口年龄标准化死亡率(ASMRW)分别为1.09/10万和1.08/10万。口咽癌的发病率在城市地区高于农村地区,其中东部地区的人口发病率最高,其次为西部和中部地区。无论地理位置如何,男性口咽癌的发病率均高于女性,且男性的死亡率是女性的2.47倍。口咽癌的发病率和死亡率在30岁之前相对较低,然后开始缓慢增加,在40岁之后大幅增加,80岁时到达顶峰,85岁后略降低。流行病学分析显示,烟草及乙醇的使用可在一定程度上解释了城市比农村口咽癌发病率高的原因。除此之外,对于HPV感染等造成的口咽癌发病率变化仍需进行更大样本量的研究。研究者建议应采取适当的针对性预防、早期发现和治疗方案参与减少烟草和酒精等消费的政治措施相结合,以控制口咽癌的疾病负担。

2. 临床前研究

山东大学齐鲁医院的Zhang等[67]通过免疫组化方法评估了接受PF方案(顺铂+5-氟尿嘧啶)和TPF方案(紫杉醇+顺铂+5-氟尿嘧啶)治疗HNSCC患者的Notch1基因表达。Notch1的高表达被证实与紫杉醇耐药性显著相关($P<0.01$),其抑制剂增加了紫杉醇和顺铂的体外敏感性($P<0.05$)。与Notch1高表达的患者相比,Notch1低表达的患者更有可能对PF或TPF等新辅助化疗产生反应($P<0.01$),且具有更好的OS($P<0.05$)和FPS($P<0.05$)。该研究表明,Notch1表达在体外和体内均与HNSCC对紫杉醇和顺铂的敏感性相关,通过对其抑制可改善HNSCC患者在新辅助化疗中的受益。

中国医科大学附属第一医院的Lyu等[68]通过构建人口咽鳞状细胞癌细胞系FaDu和Detroit562及临床病理分析,探究了内质网应激信号通路IRE1-XBP1介导的白细胞介素-6(Interleukin-6,IL-6)对HPV阴性口咽癌放射抗性的影响。结果显示,X线可以通过时间依赖和剂量依赖方式诱导口咽癌细胞中的IRE1α活化并激活IRE1-XBP1信号通路。IRE1-XBP1途径可通过上调IL-6表达来诱导HPV阴性肿瘤的放射抵抗,以提高辐射调节口咽癌细胞的存活率。临床数据分析显示,具有更高抗辐射能力的HPV阴性患者比辐射敏感的HPV阴性患者IRE1-XBP1途径出现显著高表达($P=0.001$)。此外,针对性沉默IRE1-XBP1途径可抑制肿瘤细胞DNA双链断裂的修复与自体吞噬,增加辐射诱导的凋亡。研究者认为通过抑制放疗抵抗口咽癌的IRE1-XBP1信号通路,可以进一步增加放疗与分子靶向治疗的协同效应。

华中科技大学同济医学院附属协和医院的Wang等[69]回顾性分析了程序性死亡蛋白1(programmed cell death-1,PD-1)和程序性死亡蛋白配体1(programmed cell death-ligand 1,PD-L1)抑制剂在头颈癌患者治疗中的获益和风险。结果显示,PD-1/PD-L1抑制剂组的死亡风险比标准治疗组低40%($P=0.001$),疾病进展风险低31%($P=0.05$),患者总体ORR为14.2%(95%CI=11.2%~17.2%)。Lyu等[70]从癌症基因组图谱(TCGA)数据库中的头颈部鳞状细胞癌(head and neck squamous cell carcinoma,HNSCC)队列中选取517例患者,并将其分为放射耐受(RR)组和放射敏感性(RS)组进行分析。与RR组相比,RS组PD-L1表达($P=0.000\ 5$)和PD-1表达($P<0.000\ 1$)显著增加。在接受放射治疗的患者中,PD-1的高表达与更好的无复发生存期相关($P=0.023$)。此外,PD-L1的高表达在所有患者中均与OS的降低相关

(P<0.05)。总体而言,PD-1/PD-L1 的高表达往往 HNSCC 的放射敏感性密切相关,放疗耐受的患者可以受益于放射治疗和 PD-1/PD-L1 抑制剂的联合疗法。

武汉大学口腔医学院的 Yang 等[71]将 CD317 抗体用于消除具有免疫能力的转基因 HNSCC 小鼠模型中的浆细胞样树突状细胞(plasmacytoid dendritic cell,pDC),监测肿瘤体积,并通过流式细胞仪分析以研究 pDC 耗尽后的免疫特性变化。同时进一步探究了 pDC 与人类 HNSCC 免疫状态和进程的关系。该研究表明,CD317 诱导的 pDC 消耗在 HNSCC 小鼠模型中阻止了肿瘤的进展。当 pDC 耗尽后,HNSCC 小鼠模型的肿瘤微环境和大环境中的免疫抑制状态也得到改善。此外,pDC 高浸润与人类原发性 HNSCC 患者的不良预后相关。这些数据表明靶向 pDC 的免疫疗法是一种具有潜在研究价值的 HNSCC 治疗方案。

3. 转化研究

过去的 20 年来,随着肿瘤分子生物学研究的进展,越来越多的研究者开始从分子层面关注恶性肿瘤的预后指标。目前,肿瘤分子标志物的检测已在诊疗过程中起到了一定的辅助作用,有望成为口咽癌诊断及预后预测的重要补充。

MDM4 基因是肿瘤抑制蛋白 p53 最重要的负性调控因子之一。目前研究显示,MDM4 rs4245739 的变异基因型可能会改变其表达水平或功能效率,从而影响 HPV 相关的口咽癌的肿瘤状态和生存。首都医科大学附属北京同仁医院的 Zhang 等[72]选取了 564 例口咽癌患者进行 MDM4 rs4245739 和 HPV 表达检测,并对患者生存进行随访。患者被确诊时的中位年龄为 55 岁,范围为 28 至 82 岁,其中 482 例(82%)检测为 HPV 阳性,中位随访时间为 34.5 个月。结果显示,与 HPV 阴性患者相比,HPV 阳性患者更有可能具有 MDM4 rs4245739 的变异基因型(P<0.05),且 MDM4 rs4245739 的 AC/CC 变异基因型与患者 OS 相关性显著高于相应的普通纯合 AA 基因型(P<0.01)。多因素 Cox 回归分析进一步显示,MDM4 rs4245739 的 AC/CC 变异基因型显著降低了 HPV 阳性口咽癌患者的整体死亡风险(HR=0.3,95%CI=0.1~0.6)和复发的风险(HR=0.3,95%CI=0.1~0.6)。从当前研究中得到的结果可以表明,MDM4 rs4245739 可以作为 HPV 阳性口咽癌的生物标志物,其变异基因型是总生存率和无复发生存率的独立预测指标。

广东省人民医院的 Luo 等[73]对 564 例即将接受放射治疗或同期放化疗的口咽癌患者进行了淋巴细胞端粒长度(lymphocyte telomere length,LTL)和 HPV 检测,通过单变量和多变量 Cox 回归分析以估计 LTL 与预后之间的关系。结果显示,LTL 较短的患者比 LTL 较长的患者具有更好的总体生存和无疾病生存(P<0.001),且总体死亡风险显著降低(HR=0.2,95%CI=0.1~0.4)。这些发现表明,LTL 在口咽癌患者生存中起重要作用,是一种潜在的独立预后生物标志物,需要更大样本量的前瞻性研究来证实这些发现。

4. 临床应用研究

(1) 外科治疗:外科治疗主要用于早期口咽癌患者,手术径路有经口入路、下颌骨截骨术、部分下颌骨切除术或咽切开术等。术后最常见的并发症为伤口感染、部分皮瓣坏死和肺部感染。目前随着科技的进步,经口机器人手术(transoral robotic surgery,TORS)因其创伤小,术后患者生活质量较根治性放疗效果更好,这一治疗方案越来越受到大家的重视。2005 年 TORS 首次应用于头颈部肿瘤,采用镜头和两条机械手臂的组合进行手术操作。其优点包括充分的视野和光照以及机械手臂在三维空间上可执行精细的手术操作。缺点是由于机器手臂的局限性,无法切除远端喉及下咽肿瘤。

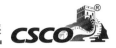

华中科技大学同济医学院附属同济医院的 Xu 等[74]在最新研究中评估了 TORS 对口咽癌的适应证、安全性和有效性。12 例口咽癌患者的所有肿瘤均通过 TORS 整块切除,手术切缘达到病理学阴性。手术时间平均 34.2 分钟,失血量平均 20.8ml,吞咽功能的恢复时间平均 8.4 天。此外,术后无患者出现气道阻塞、出血或神经损伤症状,随访 4 至 22 个月,中位数 12 个月。Chan 等[75]在一项前瞻性Ⅱ期临床试验中,评估了一种新型单端口柔性机器人 TORS 的临床安全性和可行性,试验选取了 21 例患有局部复发性 T1/2 鼻咽癌、T1/2 口咽癌或舌后部 T1/2 口腔癌的患者。结果显示,新型经口机器人可成功到达鼻咽、口咽、喉及下咽骨地区治疗良性和恶性病变,没有发生严重的不良事件或与使用机器人手术有关的不良事件。综上所述,TORS 在口咽癌中的应用是一种相对安全,有效且微创的治疗方法,值得更多的临床应用。

尽管随着外科技术的进步,经口入路手术已实现肿瘤完全切除。但由于普及性、适用性等原因,经下颌骨裂开入路等开放性手术仍是部分晚期病变范围较大的口咽癌患者最佳的治疗方案,术后口腔修复重建对于患者预后及功能具有重要意义。中山大学中山纪念医院的 Chen 等[76]在一项回顾性研究中评估了使用面动脉-颏下动脉岛状皮瓣(facial-submental artery island flap,FSAIF)修复恶性肿瘤切除术后口腔颌面部缺损患者的生存和功能。结果显示,在 275 例口腔鳞状细胞癌或 HPV 阴性口咽鳞状细胞癌患者中手术成功率为 96.4%。患者随访合计 5 年,截止最后一次随访,214 例(77.8%)患者无疾病进展,33 例(12.0%)患者有疾病进展,28 例(10.2%)患者死于局部复发或远处转移。该研究证实了 FSAIF 是一种可靠的、多功能的重建皮瓣。与远端皮瓣相比,其供体部位的低发病率和相对容易的解剖和应用具有明显的优势,在口咽癌术后缺损修复重建中具有重要临床意义。

Lin 等[77]回顾性报道了并发食管鳞状细胞癌和 HNSCC 患者接受一期同步手术切除和重建治疗的结果。结果显示,在接受手术的 17 例患者中,2 年总生存率、2 年局部无复发生存率和 2 年远处无转移生存率分别为 86.7%、85.6% 和 78.7%。尽管并发食管鳞状细胞癌和 HNSCC 具有高度的侵袭性和复杂性,但一期同步手术切除和重建仍有希望改善患者生存。

(2)放射治疗:局部晚期口咽癌治疗失败主要为局部复发和远处转移,为提高局控和生存率,放射治疗在局部晚期口咽癌的综合治疗中扮演着重要角色,普遍认为同期放化疗是最佳综合治疗手段。

Kuo 等[78]回顾性分析了 2011 年至 2015 年期间 200 例接受同步放化疗的局部晚期口咽癌病例,对同步推量调强放疗(simultaneous integrated boost intensity-modulated radiation therapy,SIB-IMRT)和序贯推量调强放疗(sequential intensity-modulated radiotherapy,SEQ-IMRT)的疗效进行了比较。该研究将患者分为两组:接受 SIB-IMRT 的患者(n=100)和接受 SEQ-IMRT 的患者(n=100),其中 SIB-IMRT 组最低放疗剂量范围为 56~63Gy,而 SEQ-IMRT 组最低放疗剂量范围为 44~50Gy。结果显示,SIB-IMRT 组 5 年 OS 率是 47%,而 SEQ-IMRT 组是 54%,SIB-IMRT 组与 SEQ-IMRT 组的死亡危险比(hazard ratio,HR)为 1.23(95%CI=0.84~1.80,P=0.29)。虽然,研究显示 SIB-IMRT 与 SEQ-IMRT 对口咽癌患者的疗效无统计学差异,但对于 IMRT 的最佳剂量方案仍有必要进行前瞻性研究以进行进一步评估。

四川大学华西医院的 Li 等[79]研究了 2008—2014 年期间接受手术和 IMRT 治疗的 82 例 HNSCC 患者,这些患者在完成 IMRT 后的 6 个月内进行了 PET/CT 检查。中位随访时间为 3.88 年。对于所有患者,3 年 OS 率和无复发生存率分别为 71.8% 和 61.3%。PET/CT 检查阳性的患者较 PET/CT 检查阴性的患者的 OS 更差（$P<0.001$）。PET/CT 阳性的患者的 3 年 OS 率为 11.2%，阴性患者的 3 年 OS 率为 89.9%。该研究证实了治疗后 PET/CT 可有效预测患者预后，及早发现复发性疾病，是 HNSCC 治疗的一种重要辅助手段。

（五）舌癌

舌鳞状细胞癌（TSCC）是最常见的头颈部鳞状细胞癌（HNSCC）类型之一，近几十年来 TSCC 存活率并未显著提高。TSCC 由于可通过血管和淋巴管的早期转移而预后较差。因此，微血管密度（MVD）和淋巴管密度（LVD）在 TSCC 患者中可能具有一定的预后意义。Rabeia Almahmoudi 等[80]系统评估认为 CD31，CD34，CD105，因子Ⅷ，淋巴管内皮透明质酸受体 -1 和 D2-40 等可能与 TSCC 预后相关，但仍需进一步临床研究证实。TSCC 的外科治疗在外科术语、外科手术方式的选择以及功能保留等方面取得一些进展。Ansarin 等[81]提出一种比当前 TSCC 外科实践中更精确的分类，从而使 TSCC 外科术语更加清晰一致，可促进外科医生之间的共享交流，改善外科实践和患者护理。无临床放疗证据的颈部淋巴结转移（cN0）早期（cT1-T2）TSCC 患者的治疗，在过去的 30 年中一直受到广泛争议。尽管如此，在原发性肿瘤的治疗之前，必须评估确定高风险的低分期肿瘤患者是否患有隐匿性颈部转移。Limongelli 等[82]提出半导体激光肿瘤微创手术与 SACC 组织学预后参数分层结合可以适当地处理临床Ⅰ期和Ⅱ期早期舌癌。由于舌根在说话和吞咽中起着重要作用，一般应尽量避免手术切除舌根。Kadota Hideki 等[83]在保留喉部的舌根癌广泛切除后立即进行皮瓣重建显示处较好的临床效果，18 名广泛舌根缺损的患者均予以拔除气切套管，所有患者均实现完全经口进食，发音清晰，同时保留了喉功能。无局部复发，5 年总生存率为 88.9%。

TSCC 内科治疗集中在放疗定位新技术的应用上。Samołyk-Kogaczewska 等[84]对 10 例 TSCC 患者进行 CT 和 PET/MRI 检查比较，结果显示 PET/MRI 应用可为舌鳞状细胞癌放疗计划中肿瘤靶区的勾画提供比其他标准影像学检查更多的信息。局部晚期 TSCC 常规术后要进行辅助放疗，但是 TSCC 的放疗可导致严重的放射性口腔炎，表现为疼痛和进食困难，也是影响患者是否能顺利完成放疗的重要因素。因此有效控制放射性口腔炎导致的疼痛对于此部分患者尤为重要，此类疼痛一般认为是属于神经病理性疼痛，而普瑞巴林是治疗神经病理性疼痛较为有效的药物。Jiang 等[85]通过普瑞巴林与安慰剂对比的随机对照研究发现，头颈部肿瘤患者放疗的同时联合普瑞巴林治疗后，疼痛强度从第 1 周就开始逐渐降低，38 名患者（59.4%）的疼痛缓解率至少为 30%，而安慰剂组为 21 名（32.8%）（$P=0.006$）；普瑞巴林组 19 例（29.7%）和安慰剂组 5 例（7.8%）疼痛缓解率达到 50% 或更高（$P=0.003$）。普瑞巴林组与安慰剂组的任何不良事件发生率无显著性差异（$P=0.29$）。普瑞巴林组和安慰剂组的疼痛强度分别降低了 2.44 和 1.58，调整后的平均差异为 0.87（$P=0.003$）。与安慰剂组相比，接受普瑞巴林治疗的患者在第 16 周时 POMS-SF 评分、疼痛严重程度、BPI-SF 评分以及 WHO QoL-BREF 评分均显著降低。因此认为普瑞巴林对于放疗引起的神经病理性疼痛具有较好疗效，可以带来疼痛减轻、情绪改善、生活质量提高，且耐受性好。

TSCC 基础研究主要集中在肿瘤预后因子和潜在治疗靶标的发现上。Li Huang 等[86]根据 TCGA-HNSC 数据发现 FZD2 在癌组织和正常组织之间表现出最高程度的差异表达，FZD2 较高表达的患者 OS 明显缩短，进一步基础研究显示 FZD2 可能在舌鳞癌中作为癌基因，有可能成为 TSCC 的诊断，预后和基因治疗的靶标。Dan Jiao 等[87]的研究显示在 TSCC 组织和细胞系中 miR-493 表达降低与肿瘤分化，浸润深度和 TNM 分期显著相关，具有低表

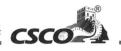

达 miR-493 的 TSCC 患者显示出较低的总生存率,进一步的研究显示 miR-493 可通过直接靶向 HMGA2 抑制 TSCC 细胞的致癌性。Shan 等[88]通过塞来昔布治疗 TSCC 大鼠,发现其局部应用可有效抑制 DMBA 诱导的大鼠舌癌,其机制可能与调节 FAK 和 Cx43 蛋白表达从而抑制口腔表皮增生有关。Han 等[89]通过对 TSCC 及癌旁组织的检测认为 Malat-1 高表达可能在 TSCC 的发生和 / 或转移中起一定作用,并通过基础研究证实 Malat-1 可影响 SCC4 的生长和迁移。Ein Liliana 等[90]发现施万细胞(SCs)可能在 TSCC 神经侵袭(PNI)中起重要作用,而 TrkB 抑制可能是治疗干预的潜在途径。

总　　结

1. 鼻咽癌

鼻咽癌目前的主要研究热点依然集中在探索发病机制及优化综合治疗模式,改善预后上。由于鼻咽癌具有地域分布不均衡的特点,在世界范围内属于少见瘤种,因此国外高级别的试验证据并不多。鼻咽癌作为我国华南地区的高发瘤种,华南流行地区的学术机构进行了大量的工作,近几年在相关基础和转化研究以及临床治疗方面都产生了众多重大突破,一次次改写鼻咽癌诊疗指南,成为全球鼻咽癌治疗的风向标,为推进我国鼻咽癌诊疗事业的发展作出了巨大贡献。

2019 年在探索和建立鼻咽癌流行病学因素,筛查诊断以及预测预后的分子模型上有了更多的进展,揭示了鼻咽癌的生物学特性,有助于鉴别鼻咽癌的高危人群,并根据不同的分子分型指导鼻咽癌的预防工作和早诊早治,为临床医生的治疗决策提供重要依据。同时在传统同期放化疗基础上,在诱导化疗方案的改良上也有了大样本高级别的循证证据。而随着免疫治疗时代的到来,未来由中国专家引领的鼻咽癌不同方向的免疫治疗研究成果必将备受瞩目,期望为患者带来长期生存获益。

2. 甲状腺癌

甲状腺结节和甲状腺癌的发病率逐年上升,2019 年中国学者也一直在致力于寻找除电离辐射、遗传、肥胖等其他方面的致病风险因素。同时在探索疾病的发病机制、代谢组学和生物学特征上的临床前和转化性研究,以及通过人工智能提升诊断的敏感性和特异性,改良外科手术技术领域也有不少研究成果。整体而言,我国学者在甲状腺癌的研究中,基础和转化性研究所占比例偏多,原创性高级别的临床研究相对较少,期待未来我们能在新药的治疗领域取得更多的科研成果。

3. 其他部分

头颈部鳞癌,尤以口咽癌、舌癌和喉癌最为常见,虽然治疗手段不断进步和多样化,但手术、放化疗、靶向和免疫治疗的疗效仍然需要不断提升。相较其他瘤种,我国学者在这一领域取得的重大研究成果相对较少,主要以基础和转化性研究为多,缺少高质量的大型 RCT 研究。希望未来我们能够探索更为有效的联合治疗模式,改善头颈鳞癌患者的长期生存。

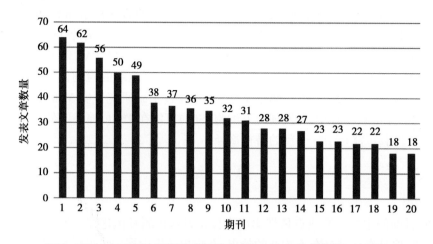

图1 2019 年中国头颈部肿瘤领域重点期刊文章发表量前 20 的期刊

1. CANCER MANAGEMENT AND RESEARCH（IF：2.243）；2. ONCOLOGY LETTERS（IF：1.871）；3. MEDICINE（IF：1.870）；4. EUROPEAN REVIEW FOR MEDICAL AND PHARMACOLOGICAL SCIENCES（IF：2.721）；5. ONCOTARGETS AND THERAPY（IF：3.046）；6. JOURNAL OF CANCER（IF：3.182）；7. FRONTIERS IN ONCOLOGY（IF：4.137）；8. JOURNAL OF CELLULAR BIOCHEMISTRY（IF：3.448）；9. CANCER MEDICINE（IF：3.357）；10. JOURNAL OF CELLULAR PHYSIOLOGY（IF：4.522）；11. INTERNATIONAL JOURNAL OF CLINICAL AND EXPERIMENTAL MEDICINE（IF：0.181）；12. MEDICAL SCIENCE MONITOR（IF：1.980）；13. ORAL ONCOLOGY（IF：3.730）；14. BMC CANCER（IF：2.933）；15. BIOMEDICINE & PHARMACOTHERAPY（IF：3.743）；16. INTERNATIONAL JOURNAL OF CLINICAL AND EXPERIMENTAL PATHOLOGY（IF：0.205）；17. BIOSCIENCE REPORTS（IF：2.535）；18. HEAD AND NECK-JOURNAL FOR THE SCIENCES AND SPECIALTIES OF THE HEA（IF：2.442）；19. AMERICAN JOURNAL OF TRANSLATIONAL RESEARCH（IF：3.266）；20. BIOCHEMICAL AND BIOPHYSICAL RESEARCH COMMUNICATIONS（IF：2.705）

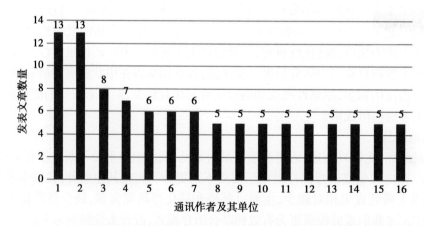

图2 2019 年中国头颈部肿瘤领域文章发表量前 16 名的作者及其单位

1. 马骏，中山大学；2. 麦海强，中山大学；3. 孙颖，中山大学；4. 朱小东，广西医科大学；5. 陈晓钟，浙江省肿瘤医院；6. 嵇庆海，复旦大学；7. 陶泽璋，武汉大学；8. 陈明远，中山大学；9. 高明，天津医科大学肿瘤研究所；10. 何侠，南京医科大学；11. 李新营，中南大学；12. 李智，中南大学；13. 刘斌，四川大学；14. 卢建红，中南大学；15. 王宝山，河北医科大学；16. 周梁，复旦大学

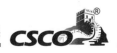

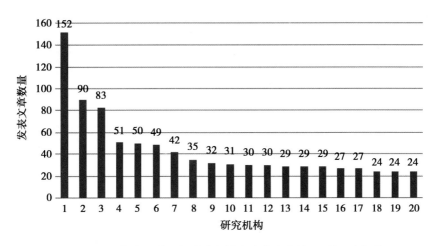

图3 2019年中国头颈部肿瘤领域文章发表量前20的研究机构

1. 中山大学;2. 复旦大学;3. 中南大学;4. 吉林大学;5. 上海交通大学;6. 四川大学;7. 郑州大学;8. 广西医科大学;9. 中国医科大学;10. 中国医学科学院;11. 南方医科大学;12. 温州医科大学;13. 哈尔滨医科大学;14. 南京医科大学;15. 武汉大学;16. 华中科技大学;17. 西安交通大学;18. 福建医科大学;19. 山东大学;20. 浙江大学

表1   2019年中国头颈部肿瘤领域重点推荐的研究

通讯作者	第一作者	研究机构	研究概要	出版刊物	影响因子	对临床实践的意义	证据级别
马骏[12]	张媛	中山大学肿瘤防治中心	在同期放化疗基础上联合吉西他滨＋顺铂诱导化疗,相较单纯同期放化疗治疗,能有效提高局部晚期鼻咽癌患者3年无进展生存率(85.3% vs. 76.5%,P=0.001)和总生存率(94.6% vs. 90.3%),且安全性良好,严重远期毒性反应发生率更低	N Eng J Med	70.670	这是中国内地学者主导的肿瘤临床研究第一次登顶NEJM,吉西他滨＋顺铂诱导方案有望成为局部晚期鼻咽癌新的治疗新标准	Ⅰ级,高级别多中心前瞻性RCT研究,可能改变临床实践的重大进展
马骏[17]	陈雨沛	中山大学肿瘤防治中心	对鼻咽癌的流行病学、肿瘤生物学、人群筛查、诊断与分期、影像学、随访与预后、放化疗治疗、免疫治疗等多个维度的研究热点与争议问题进行了全面深入的分析,并拟出了下一个10年鼻咽癌领域将重点探索的研究方向	Lancet	59.102	这是Lancet创刊以来首次由中国内地学者牵头完成的专题研讨报告,代表了该疾病领域的最高规格的指南性综述,为全球的鼻咽癌治疗现状和未来的研究方向奠定了基础	Ⅰ级,指导临床实践的重要进展
曾益新[1]	徐淼	中山大学肿瘤防治中心	对270个EBV分离株进行全基因组测序,发现BALF2与鼻咽癌高风险相关,相关的变异累积效应占华南地区鼻咽癌发病总体风险的83%。BALF2_CCT的发病风险与低危亚型BALF2_ATC相比增加了约11倍。其中两种高危单倍型(C-C-T和C-C-C)在鼻咽癌流行区的频率很高(93.27%),在非流行区(55%)则要低多,而来自非洲和西方国家的非亚裔个体中极为罕见	Nat Genet	25.455	该研究表明EBV高风险变异起源于亚洲,未来通过基因分型技术在人群中检测是否携带EB病毒高危亚型,有助于鉴别鼻咽癌的高危人群,指导鼻咽癌的预防工作和早诊早治	Ⅰ级,高级别转化研究,值得关注进展

续表

通讯作者	第一作者	研究机构	研究概要	出版刊物	影响因子	对临床实践的意义	证据级别
孙颖[7]	吕佳蔚	中山大学肿瘤防治中心	通过鼻咽癌患者血浆 EBV DNA 在治疗期间的动态变化,将患者分为 4 个反应亚型:早反应型、中等反应型、迟反应型及治疗抵抗型。2 程诱导化疗后 EBV DNA 仍然可测者,额外的诱导化疗并不能使之获益;治疗后 EBV DNA 仍然可测者,额外的辅助化疗可以改善无远处转移生存;迟反应型或治疗抵抗型者,应考虑联合其他全身性治疗而不是增加诱导化疗周期	*Nat commun*	11.877 8	利用血浆 EBV DNA 的动态变化规律,揭示了肿瘤的生物学特性,根据不同的分型,用以实时评估患者对治疗的敏感性,为临床医生的治疗决策提供了重要依据	I 级,高级别转化研究,值得关注进展

表 2　2019 年中国头颈部肿瘤领域值得关注的研究

通讯作者	第一作者	研究机构	研究概要	出版刊物	影响因子	对临床实践的意义	证据级别
陈可欣[25]	李祥春	天津医科大学	在 Deep Convolutional Neural Network(DCNN)模型上,收集 131 731 张甲状腺癌患者超声图像和 180 668 张对照者图像,获得四个研究队列的超声图像。与熟练的放射科医生的诊断相比,天津组的敏感性为 93.4% vs.96.9%(P=0.003),特异性为 86.1% vs.59.4%(P<0.000 1);吉林组的敏感性为 84.3% vs.92.9%(P=0.048),特异性为 86.9% vs.57.1%(P<0.000 1);威海组的敏感性为 84.7% vs. 89%(P=0.250),特异性为 87.8% vs.68.6%(P<0.000 1)	*Lancet Oncol*	35.386	与熟练的放射科医生相比,DCNN 模型在鉴别甲状腺癌患者方面显示出相似的敏感性和更高的特异性。人工智能系统有望帮助放射科医生加快超声图像解读过程,同时减少与甲状腺癌相关的过度诊断和过度治疗,以及改善基层医疗机构甲状腺超声诊疗水平,为各级医疗机构提供一种快速、准确和便利的甲状腺癌超声诊断工具	II 级,高级别转化研究,值得关注进展
赵坚强[23]	戚晓平	浙江省肿瘤医院	对 4 例带有散发 RET S409Y 变异的遗传性甲状腺髓样癌(MTC)患者的 27 名亲属进行临床和基因评估和 / 或甲状腺手术。结果显示,15 例携带 RET S409Y 突变,其中 6 例表现为单纯 MTC,3 例血清钙刺激性降钙素(sCtn)或血清降钙素(Ctn)升高,6 例表现出典型的 Ctn/sCtn 水平(P<0.05)。体外分析显示,S409Y 突变体中 RET 酪氨酸 905 的磷酸化水平高于野生型,同时 S409Y 可增强 AKT、ERK 途径的磷酸化活性并增加细胞增殖	*Thyroid*	7.786	新型 RET S409Y 突变可能具有潜在的致病作用,并且与 C618Y 和 C634Y 突变相比,其 MTC 的外显率较低,发病年龄相对较晚。携带 S409Y 突变患者应采用个性化方法进行管理,并评估"高危"家族成员	II 级,高级别转化研究,值得关注进展

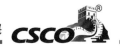
续表

通讯作者	第一作者	研究机构	研究概要	出版刊物	影响因子	对临床实践的意义	证据级别
唐亚梅[85]	姜静茹	中山大学孙逸仙纪念医院	128名符合要求的患者随机接受普瑞巴林组或安慰剂组治疗16周。结果试验组的疼痛强度从第1周开始逐渐降低,38名患者(59.4%)的疼痛缓解率至少为30%,安慰剂组为21名(32.8%)(P=0.006),试验组疼痛缓解率达到50%或更高(P=0.003)。试验组与安慰剂组的任何不良事件发生率无显著性差异(P=0.29)	J Clin Oncol	28.245	普瑞巴林治疗放射治疗相关的神经病理性疼痛的头颈肿瘤患者,与安慰剂组相比,疼痛减轻、情绪改善、生活质量提高,耐受性好	Ⅱ级,前瞻性随机对照研究,值得关注进展

参 考 文 献

[1] XU M,YAO Y,CHEN H,et al. Genome sequencing analysis identifies epstein-barr virus subtypes associated with high risk of nasopharyngeal carcinoma [J]. Nat Genet,2019,51(7):1131-1136.

[2] LI Z,TSAI M H,SHUMILOV A,et al. Epstein-barr virus ncrna from a nasopharyngeal carcinoma induces an inflammatory response that promotes virus production [J]. Nat microbiol,2019,4(12):2475-2486.

[3] JI M F,SHENG W,CHENG W M,et al. Incidence and mortality of nasopharyngeal carcinoma:Interim analysis of a cluster randomized controlled screening trial(pro-npc-001)in southern china[J]. Ann Oncol,2019,30(10):1630-1637.

[4] KING A D,WOO J K S,AI Q Y,et al. Complementary roles of mri and endoscopic examination in the early detection of nasopharyngeal carcinoma [J]. Ann Oncol,2019,30(6):977-982.

[5] GUO R,TANG L L,MAO Y P,et al. Proposed modifications and incorporation of plasma epstein-barr virus DNA improve the tnm staging system for epstein-barr virus-related nasopharyngeal carcinoma [J]. Cancer,2019,125(1):79-89.

[6] LEE V H,KWONG D L,LEUNG T W,et al. The addition of pretreatment plasma epstein-barr virus DNA into the eighth edition of nasopharyngeal cancer tnm stage classification [J]. Int J Cancer,2019,144(7):1713-1722.

[7] LV J,CHEN Y,ZHOU G,et al. Liquid biopsy tracking during sequential chemo-radiotherapy identifies distinct prognostic phenotypes in nasopharyngeal carcinoma [J]. Nat commun,2019,10(1):3941.

[8] WANG Y Q,ZHANG Y,JIANG W,et al. Development and validation of an immune checkpoint-based signature to predict prognosis in nasopharyngeal carcinoma using computational pathology analysis [J]. J Immunother Cancer,2019,7(1):298.

[9] LI X Y,CHEN Q Y,SUN X S,et al. Ten-year outcomes of survival and toxicity for a phase iii randomised trial of concurrent chemoradiotherapy versus radiotherapy alone in stage ii nasopharyngeal carcinoma [J]. Eur J Cancer,2019,110:24-31.

[10] LI W F,CHEN N Y,ZHANG N,et al. Concurrent chemoradiotherapy with/without induction chemotherapy in locoregionally advanced nasopharyngeal carcinoma:Long-term results of phase 3 randomized controlled trial [J]. Int J Cancer,2019,145(1):295-305.

[11] YANG Q,CAO S M,GUO L,et al. Induction chemotherapy followed by concurrent chemoradiotherapy versus concurrent chemoradiotherapy alone in locoregionally advanced nasopharyngeal carcinoma:Long-term results of a phase iii multicentre randomised controlled trial [J]. Eur J Cancer,2019,119:87-96.

［12］ZHANG Y,CHEN L,HU G Q,et al. Gemcitabine and cisplatin induction chemotherapy in nasopharyngeal carcinoma［J］. N Eng J Med,2019,381(12):1124-1135.

［13］ZHAO C,MIAO J,SHEN G,et al. Anti-epidermal growth factor receptor (egfr) monoclonal antibody combined with cisplatin and 5-fluorouracil in patients with metastatic nasopharyngeal carcinoma after radical radiotherapy:A multicentre,open-label,phase ii clinical trial［J］. Ann Oncol,2019,30(4):637-643.

［14］RODRIGUEZ-GALINDO C,KRAILO M D,KRASIN M J,et al. Treatment of childhood nasopharyngeal carcinoma with induction chemotherapy and concurrent chemoradiotherapy:Results of the children's oncology group arar0331 study［J］. J Clin Oncol,2019,37(35):3369-3376.

［15］MA B B Y,LIM W T,GOH B C,et al. Antitumor activity of nivolumab in recurrent and metastatic nasopharyngeal carcinoma:An international,multicenter study of the mayo clinic phase 2 consortium (nci-9742)［J］. J Clin Oncol,2018,36(14):1412-1418.

［16］FANG W,YANG Y,MA Y,et al. Camrelizumab (shr-1210) alone or in combination with gemcitabine plus cisplatin for nasopharyngeal carcinoma:Results from two single-arm,phase 1 trials［J］. Lancet Oncol,2018,19(10):1338-1350.

［17］CHEN Y P,CHAN A T C,LE Q T,et al. Nasopharyngeal carcinoma［J］. Lancet,2019,394(10192):64-80.

［18］DING D C,CHEN W,WANG J H,et al. Thyroid cancer risk in women with infertility and association with fertility medications in Taiwan［J］. Cancer,2019,125(10):1701-1708.

［19］LI L,YING Y,ZHANG C,et al. Bisphenol A exposure and risk of thyroid nodules in Chinese women:A case-control study［J］. Environ Int,2019,05(126):321-328.

［20］FENG J,ZHAO F,SUN J,et al. Alterations in the gut microbiota and metabolite profiles of thyroid carcinoma patients［J］. Int J Cancer,2019,144(11):2728-2745.

［21］HUANG F Q,LI J,JIANG L,et al. Serum-plasma matched metabolomics for comprehensive characterization of benign thyroid nodule and papillary thyroid carcinoma［J］. Int J Cancer,2019,144(4):868-876.

［22］SHI X,YU P C,LEI B W,et al. Association Between Programmed Death-Ligand 1 Expression and Clinicopathological Characteristics,Structural Recurrence,and Biochemical Recurrence/Persistent Disease in Medullary Thyroid Carcinoma［J］. Thyroid,2019,29(9):1269-1278.

［23］QI X P,JIN B Y,LI P F,et al. RET S409Y Germline Mutation and Associated Medullary Thyroid Carcinoma［J］. Thyroid,2019,29(10):1447-1456.

［24］CAO X,DANG L,ZHENG X,et al. Targeting Super-Enhancer-Driven Oncogenic Transcription by CDK7 Inhibition in Anaplastic Thyroid Carcinoma［J］. Thyroid,2019,29(6):809-823.

［25］LI X,ZHANG S,ZHANG Q,et al. Diagnosis of thyroid cancer using deep convolutional neural network models applied to sonographic images:a retrospective,multicohort,diagnostic study［J］. Lancet Oncol,2019,20(2):193-201.

［26］JIN Y,RUAN M,CHENG L,et al. Radioiodine Uptake and Thyroglobulin-Guided Radioiodine Remnant Ablation in Patients with Differentiated Thyroid Cancer:A Prospective,Randomized,Open-Label,Controlled Trial［J］. Thyroid,2019,29(1):101-110.

［27］LIU J,ZHANG Z,HUANG H,et al. Total thyroidectomy versus lobectomy for intermediate-risk papillary thyroid carcinoma:A single-institution matched-pair analysis［J］. Oral Oncol,2019,90:17-22.

［28］LIU P,ZHANG Y,QI X,et al. Unilateral Axilla-Bilateral Areola Approach for Thyroidectomy by da Vinci Robot:500 Cases Treated by the Same Surgeon［J］. J Cancer,2019,10(16):3851-3859.

［29］TANG Z,WEI G,ZHANG L,et al. Signature microRNAs and Long Noncoding RNAs in Laryngeal Cancer Recurrence Identified Using a Competing Endogenous RNA Network［J］. Mol Med Rep,2019,19(6):4806-4818.

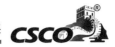

［30］ LI P,LIN X J,YANG Y,et al. Reciprocal Regulation of miR-1205 and E2F1 Modulates Progression of Laryngeal Squamous Cell Carcinoma ［J］. Cell Death Dis,2019,10(12):916.

［31］ LV Y,YE D,QIU S,et al. MiR-182 Regulates Cell Proliferation and Apoptosis in Laryngeal Squamous Cell Carcinoma by Targeting the CRR9 ［J］. Biosci Rep,2019,39(10):BSR20191348.

［32］ CHEN X,ZHANG L,TANG S. MicroRNA-4497 Functions as a Tumor Suppressor in Laryngeal Squamous Cell Carcinoma via Negatively Modulation the GBX2 ［J］. Auris Nasus Larynx,2019,46(1):106-113.

［33］ DAI Y,ZANG Y,LI J,et al. miR-181a and miR-203 Inhibit Migration and Invasion of Laryngeal Carcinoma Cells by Interacting With ATF2 ［J］. Int J Clin Exp Pathol,2019,12(1):133-141

［34］ CUI J,WEN Q,TAN X,et al. A Genomic-Clinicopathologic Nomogram Predicts Survival for Patients With Laryngeal Squamous Cell Carcinoma ［J］. Dis Markers,2019,2019:5980567.

［35］ LIU Y,YE F. Construction and Integrated Analysis of Crosstalking ceRNAs Networks in Laryngeal Squamous Cell Carcinoma ［J］. Peer J,2019,7:e7380.

［36］ WANG L,SU K,WU H,et al. LncRNA SNHG3 Regulates Laryngeal Carcinoma Proliferation and Migration by Modulating the miR-384/WEE1 Axis ［J］. Life Sci,2019,232:116597.

［37］ SUN S,GONG C,YUAN K. LncRNA UCA1 Promotes Cell Proliferation,Invasion and Migration of Laryngeal Squamous Cell Carcinoma Cells by Activating Wnt/β-catenin Signaling Pathway ［J］. Exp Ther Med,2019,17(2):1182-1189.

［38］ YANG Q,SUN J,MA Y,et al. LncRNA DLX6-AS1 Promotes Laryngeal Squamous Cell Carcinoma Growth and Invasion Through Regulating miR-376c ［J］. Am J Transl Res,2019,11(11):7009-7017.

［39］ XU Q,LIU H,YU B,et al. Long Noncoding RNA ZEB2-AS1 Facilitates Laryngeal Squamous Cell Carcinoma Progression by miR-6840-3p/PLXNB1 Axis ［J］. Onco Targets Ther,2019,12:7337-7345.

［40］ WU H,LI J,CHEN J,et al. Efficacy of Radiation Exposure in Laryngeal Squamous Cell Carcinoma Is Mediated by the LAMP3/LAMC2/tenascin-C Pathway ［J］. Exp Biol Med(Maywood),2019,244(13):1070-1080.

［41］ XIN X L,ZHANG R,YUAN X M,et al. Mechanisms of IFNalpha-1a-Induced Apoptosis in a Laryngeal Cancer Cell Line ［J］. Med Sci Monit,2019,25:7100-7114.

［42］ ZHOU L,LI Y,GAO W,et al. Assessment of Tumor-Associated Immune Cells in Laryngeal Squamous Cell Carcinoma ［J］. J Cancer Res Clin Oncol,2019,145(7):1761-1772.

［43］ JI Y,WANG Q,ZHAO Q,et al. Autophagy Suppression Enhances DNA Damage and Cell Death Upon Treatment With PARP Inhibitor Niraparib in Laryngeal Squamous Cell Carcinoma ［J］. Appl Microbiol Biotechnol,2019,103(23-24):9557-9568.

［44］ WANG Y,WANG B,LIANG J,et al. Oncolytic Viro-Chemotherapy Exhibits Antitumor Effect in Laryngeal Squamous Cell Carcinoma Cells and Mouse Xenografts ［J］. Cancer Manag Res,2019,11:3285-3294.

［45］ FAN B,YANG X,LI X,et al. Photoacoustic-imaging-guided Therapy of Functionalized Melanin Nanoparticles:Combination of Photothermal Ablation and Gene Therapy Against Laryngeal Squamous Cell Carcinoma ［J］. Nanoscale,2019,11(13):6285-6296.

［46］ SHEN X,TAO Y,YANG Y,et al. Combination of TPF Regimen and Cinobufotalin Inhibits Proliferation and Induces Apoptosis in Human Hypopharyngeal and Laryngeal Squamous Cell Carcinoma Cells ［J］. Onco Targets Ther,2019,12:341-348.

［47］ WANG D H,HE X,HE Q. Combining Use of Phillyrin and Autophagy Blocker Alleviates Laryngeal Squamous Cell Carcinoma via AMPK/mTOR/p70S6K Signaling ［J］. Biosci Rep,2019,39(6):BSR20190459.

［48］ YANG Y,ZHOU J,WU H. Significance of Cytokeratin-1 Single-Nucleotide Polymorphism and Protein Level in Susceptibility to Vocal Leukoplakia and Laryngeal Squamous Cell Carcinoma ［J］. ORL J Otorhinolaryngol Relat Spec,2019,81(2-3):121-129.

［49］ZHAO W,NIU F,XIE Z,et al. Assessment of the Association Between ACYP2 and Laryngeal Squamous Cell Carcinoma Risk in Chinese Males［J］. Mol Genet Genomic Med,2019,7(7):e00731.

［50］OUYANG L,YI L,WANG L,et al. Obstructive Sleep Apnea in Patients With Laryngeal Cancer After Supracricoid or Vertical Partial Laryngectomy［J］. J Otolaryngol Head Neck Surg,2019,48(1):26.

［51］YANG H,HAN D,REN X,et al. Investigation of Swallowing Function and Swallowing-Related Quality of Life After Partial Laryngectomy in Chinese Patients With Laryngeal Carcinoma［J］. Health Qual Life Outcomes, 2019,17(1):132.

［52］WANG M,XUN Y,WANG K,et al. Risk Factors of Pharyngocutaneous Fistula After Total Laryngectomy:A Systematic Review and Meta-Analysis［J］. Eur Arch Otorhinolaryngol,2020,277(2):585-599.

［53］GONG H,ZHOU L,WU H,et al. Long-term Clinical Outcomes of Supracricoid Partial Laryngectomy With Cricohyoidoepiglottopexy for Glottic Carcinoma［J］. Acta Otolaryngol,2019,139(9):803-809.

［54］WANG H,WEI J,WANG B,et al. Role of Human Papillomavirus in Laryngeal Squamous Cell Carcinoma:A Meta-Analysis of Cohort Study［J］. Cancer Med,2020,9(1):204-214.

［55］CHE J,WANG Y,ZHANG X,et al. Comparative Efficacy of Six Therapies for Hypopharyngeal and Laryngeal Neoplasms:A Network Meta-Analysis［J］. BMC Cancer,2019,19(1):282.

［56］WANG F,ZHANG B,WU X,et al. Radiomic Nomogram Improves Preoperative T Category Accuracy in Locally Advanced Laryngeal Carcinoma［J］. Front Oncol,2019,9:1064.

［57］XIONG H,LIN P,YU J G,et al. Computer-aided Diagnosis of Laryngeal Cancer via Deep Learning Based on Laryngoscopic Images［J］. EBioMedicine,2019,48:92-99.

［58］LAI H C,LI C,LIN S C,et al. Surface-enhanced Raman spectroscopy for classification of laryngeal cancer and adjacent tissues［J］. Laser Phys,2019,29.

［59］ZHANG L,WU Y,ZHENG B,et al. Rapid Histology of Laryngeal Squamous Cell Carcinoma With Deep-Learning Based Stimulated Raman Scattering Microscopy［J］. Theranostics,2019,9(9):2541-2554.

［60］刘良发,袁硕卿. 口咽癌诊断治疗进展[J].临床耳鼻咽喉头颈外科杂志,2019,33(11):1009-1013.

［61］MEHANNA H,EVANS M,BEASLEY M,et al. Oropharyngeal cancer:United Kingdom National Multidisciplinary Guidelines［J］. Laryngol Otol,2016,130(S2):S90-S96.

［62］ZHANG L W,LI J,CONG X,et al. Incidence and mortality trends in oral and oropharyngeal cancers in China 2005-2013［J］. Cancer Epidemiol,2018,57:120-126.

［63］MEHANNA H,ROBINSON M,HARTLEY A,et al. Radiotherapy plus cisplatin or cetuximab in low-risk human papillomavirus-positive oropharyngeal cancer (De-ESCALaTE HPV):an open-label randomised controlled phase 3 trial［J］. Lancet,2019,393(10166):51-60.

［64］GILLISON M L,TROTTI A M,HARRIS J,et al. Radiotherapy plus cetuximab or cisplatin in human papillomavirus-positive oropharyngeal cancer (NRG Oncology RTOG 1016):a randomised,multicentre,non-inferiority trial［J］. Lancet,2019,393(10166):40-50.

［65］LIU J,YANG X,ZHANG S,等. 中国口咽癌的发病率、死亡率和时间格局:一项基于人群的研究[J]. 癌症,2019,38(6):272-281.

［66］LEI L,ZHENG R,PENG K,et al. Incidence and mortality of oral and oropharyngeal cancer in China,2015[J]. Chin J Cancer Res,2020,32(1):1-9.

［67］ZHANG Z,ZHOU Z,ZHANG M,et al. High Notch1 expression affects chemosensitivity of head and neck squamous cell carcinoma to paclitaxel and cisplatin treatment［J］. Biomed Pharmacother,2019,118: 109306.

［68］LYU X,ZHANG M,LI G,et al. Interleukin-6 production mediated by the IRE1-XBP1 pathway confers radioresistance in human papillomavirus-negative oropharyngeal carcinoma［J］. Cancer Sci,2019,110(8):

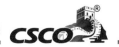
2471-2484.

［69］WANG B C,CAO R B,LI P D,et al. The effects and safety of PD-1/PD-L1 inhibitors on head and neck cancer: A systematic review and meta-analysis［J］. Cancer Med,2019,8(13):5969-5978.

［70］LYU X,ZHANG M,LI G,et al. PD-1 and PD-L1 Expression Predicts Radiosensitivity and Clinical Outcomes in Head and Neck Cancer and is Associated with HPV Infection［J］. J Cancer,2019,10(4):937-948.

［71］YANG L L,MAO L,WU H,et al. pDC depletion induced by CD317 blockade drives the antitumor immune response in head and neck squamous cell carcinoma［J］. Oral Oncol,2019,96:131-139.

［72］ZHANG Y,STURGIS E M,WEI P,et al. A genetic variant within MDM4 3' UTR miRNA binding site is associated with HPV16-positive tumors and survival of oropharyngeal cancer［J］. Mol Carcinog,2019,58(12):2276-2285.

［73］LUO X,STURGIS E M,YANG Z,et al. Lymphocyte telomere length predicts clinical outcomes of HPV-positive oropharyngeal cancer patients after definitive radiotherapy［J］. Carcinogenesis,2019,40(6):735-741.

［74］XU K,CAI L J,CHEN H,et al. Safety and effectiveness of transoral robotic surgery for oropharyngeal cancer: a pilot study［J］. Zhonghua Er Bi Yan Hou Tou Jing Wai Ke Za Zhi,2020,55(2):109-115.

［75］CHAN J,TSANG R K,HOLSINGER F C,et al. Prospective clinical trial to evaluate safety and feasibility of using a single port flexible robotic system for transoral head and neck surgery［J］. Oral Oncol,2019,94:101-105.

［76］CHEN W L,WANG Y Y,ZHOU B,et al. Survival and functional outcomes of patients who underwent facial-submental artery island flap reconstruction after oral cavity or HPV-negative oropharyngeal squamous cell carcinoma ablation［J］. J Stomatol Oral Maxillofac Surg,2019,S2468-7855(19)30286-1.

［77］LIN Y H,OU C Y,LEE W T,et al. Treatment outcomes for one-stage concurrent surgical resection and reconstruction of synchronous esophageal and head and neck squamous cell carcinoma［J］. Eur Arch Otorhinolaryngol,2019,276(10):2929-2940.

［78］KUO Y H,LIANG J A,WANG T C,et al. Comparative effectiveness of simultaneous integrated boost vs sequential intensity-modulated radiotherapy for oropharyngeal or hypopharyngeal cancer patients: A population-based propensity score-matched analysis［J］. Medicine(Baltimore),2019,98(51):e18474.

［79］LI Y,AWAN M J,CHANG T,et al. Post-radiotherapy PET/CT for predicting treatment outcomes in head and neck cancer after postoperative radiotherapy［J］. Eur J Nucl Med Mol Imaging,2019,46(4):794-800.

［80］ALMAHMOUDI R,KASANEN M,SIEVILÄINEN M,et al. Prognostic Value of Blood and Lymphatic Vessel Markers in Tongue Cancer: A Systematic Review［J］. Cancer Science,2019,110(11):3424-3433.

［81］ANSARIN M,BRUSCHINI R,NAVACH V,et al. Classification of GLOSSECTOMIES: proposal for tongue cancer resections［J］. Head & Neck,2019,41(3):821-827

［82］LIMONGELLI L,CAPODIFERRO S,TEMPESTA A,et al. Early tongue carcinomas(clinical stage I and II): echo-guided three-dimensional diode laser mini-invasive surgery with evaluation of histological prognostic parameters. A study of 85 cases with prolonged follow-up. Lasers Med Sci,2020,35(3):751-758.

［83］KADOTA H,FUKUSHIMA J,YOSHIDA S,et al. Larynx-preserving reconstruction after extended base of the tongue resection［J］. J Plast Reconstr Aesthet Surg,2020,73(4):740-748.

［84］SAMOŁYK-KOGACZEWSKA N,SIERKO E,ZUZDA K,et al. PET/MRI-guided GTV delineation during radiotherapy planning in patients with squamous cell carcinoma of the tongue［J］. Strahlenther Onkol,2019,195(9):780-791.

［85］JIANG J,LI Y,SHEN Q,et al. Effect of Pregabalin on Radiotherapy-Related Neuropathic Pain in Patients With Head and Neck Cancer: A Randomized Controlled Trial［J］. J Clin Oncol,2019,37(2):135-143.

［86］HUANG L,LUO EL,XIE J,et al. FZD2 regulates cell proliferation and invasion in tongue squamous cell carcinoma［J］. Int J Biol Sci,2019,15(11):2330-2339.

［87］JIAO D,LIU Y,TIAN Z. microRNA-493 inhibits tongue squamous cell carcinoma oncogenicity via directly targeting HMGA2［J］. OncoTargets Ther,2019,12:6947-6959.

［88］SHAN BZ,GUO B,LI YS,et al. Effect of celecoxib on protein expression of FAK and Cx43 in DMBA induced rat tongue carcinoma cells［J］. Eur Rev Med Pharmacol Sci,2019,23(21):9454-9463.

［89］HAN X,XU Z,TIAN G,et al. Suppression of the long non-coding RNA MALAT-1 impairs the growth and migration of human tongue squamous cell carcinoma SCC4 cells［J］. Arch Med Sci,2019,15(4):992-1000.

［90］EIN L,BRACHO O,MEI C,et al. Inhibition of tropomyosine receptor kinase B on the migration of human Schwann cell and dispersion of oral tongue squamous cell carcinoma in vitro［J］. Head & Neck,2019,(12):4069-4075.

中国临床肿瘤学肺癌年度研究进展

2019 年 1 月—2019 年 12 月

中国临床肿瘤学会（CSCO）青年专家委员会

编　者：褚　倩[1]　董晓荣[2]　胡　洁[3]　林　根[4]　刘哲峰[5]　申　鹏[6]　王志杰[7]

　　　　杨　帆[8]　钟文昭[9]　朱正飞[10]

顾　问：吴一龙[9]

编者单位：[1]华中科技大学同济医学院附属同济医院　[2]华中科技大学附属协和医院　[3]复旦大学附属中山医院　[4]福建医科大学附属福建省肿瘤医院　[5]中国人民解放军总医院　[6]南方医科大学南方医院　[7]中国医学科学院肿瘤医院　[8]北京大学人民医院　[9]广东省人民医院　[10]复旦大学附属肿瘤医院

前　言

　　肺癌仍然是我国的"头号肿瘤杀手"，其防治工作任重而道远。过去 1 年中，由中国学者牵头完成的 KEYNOTE-042 研究，进一步确立了帕博利珠单抗用于 PD-L1 高表达晚期肺癌患者的一线治疗地位，改写了国际指南。历时 9 年的 EMERGING（CTONG 1103）研究，首次证实 EGFR-TKIs 新辅助靶向治疗可延长ⅢA-N2 期 EGFR 敏感突变肺癌患者的无进展生存期，为未来新辅助靶向治疗指明了方向。此外，中国的肺癌研究者们在基础临床转化性研究、自主研发药物的基础临床研究、晚期肺癌综合治疗模式、寡转移性肺癌的局部放疗等方面持续深耕细作，取得了可喜的成绩。

　　中国临床肿瘤学会（CSCO）青年专家委员会肺癌组在中国医学论坛报、科睿唯安和北京大学第一医院图书馆的协助下，负责梳理了我国临床肿瘤学 2019 年 1 月 1 日到 2019 年 12 月 31 日的肺癌年度进展。这项系统的总结回顾，一方面有助于发现我国临床研究与其他国家研究的差距，另一方面也有助于促进国内不同研究之间取长补短，为多学科领域融合和交叉借鉴提供重要依据。

研究成果概要

（一）文章发表数量与期刊影响因子分析

　　在肺癌领域的重点期刊中，对中国研究者发表肺癌文献量前 20 名的期刊及其影响因子进行分析，其中 *Oncology Letters*、*Oncotargets and Therapy*、*Thoracic Cancer* 这 3 个期刊发文量最高。2019 年我国肺癌研究团队在 *Lancet*、*Nature*、*BMJ*、*Lancet Oncology*、*JAMA Oncology* 等影响因子超过 20 分的期刊中共发表 10 篇文章，显示出国内的肺癌研究在全人类抗击肺癌战场上日益强大的战斗力,为国内外肺癌治疗进展提供了高级别证据(见节末图1)。

(二)作者及研究机构的文章发表数量排名

对北京大学第一医院图书馆提供的数据进行盲法筛查及检索分析,发表文章数量最多的前16名作者如节末图2所示。进一步汇总发表文章数量最多的20个研究机构(见节末图3),其中位居前三的分别是上海交通大学、复旦大学、中国医学科学院。

主要研究进展

通过综合分析以下3个方面的指标来筛选所有入选文章,进而评选年度重要研究进展:①发表文章期刊的影响因子和单篇文章的被引用频次;②文章是否被学科重要会议列入oral presentation 或 poster discussion;③文章的证据级别(Ⅰ类证据:多中心随机对照研究,有可能改变全球或中国的临床实践;Ⅱ类证据:单中心随机对照研究或较高影响力的转化医学研究;Ⅲ类证据:提出值得探索和争议的新问题研究)。经过筛选以及专家们的集体讨论,我们推选出了2篇重点推荐的研究(见节末表1)和8篇值得关注的进展(见节末表2),并罗列了相关研究者信息、研究概要以及证据级别。同时,系统梳理所有入选文章,可将本年度中国肺癌的临床研究进行大致分类,分为外科、内科和放疗3个领域,下面将从以上3个方面详细介绍我国肺癌研究的主要进展。

(一)外科领域

非小细胞肺癌围术期治疗领域曾是TKI临床试验的滑铁卢,BR19、Radiant等研究均折载于此,但这些研究的目标人群并非EGFR敏感突变阳性患者。ADJUVANT研究、EVAN研究锁定EGFR敏感突变患者,相继证实TKI治疗可前移至肺癌术后辅助治疗阶段,而EMERGING(CTONG 1103)研究则再进一步,旨在将TKI治疗前移至潜在可切除肺癌的新辅助治疗阶段。该研究由广东省人民医院的吴一龙、钟文昭教授牵头,是一项前瞻性、开放、随机多中心Ⅱ期临床研究,采取厄洛替尼对比吉西他滨联合顺铂(GC)化疗方案用于中国ⅢA期EGFR突变阳性患者的新辅助治疗。厄洛替尼组患者接受厄洛替尼新辅助治疗6周,术后继续辅助治疗1年;化疗组患者术前接受2周期化疗,术后至多继续接受2周期化疗。研究主要终点是客观缓解率(ORR),次要终点是病理完全缓解率(pCR),PFS,OS,安全性和耐受性。研究结果发表于《临床肿瘤杂志》[1]。研究共随机入组72例患者,71例可行安全性分析。新辅助治疗后,厄洛替尼组和GC化疗组新辅助治疗的ORR分别为54.1% vs. 34.3%(OR=2.26,95%CI=0.87~5.84,P=0.092)。二组中均未观察到pCR,主要病理缓解率分别为9.7%(3/31)和0%(0/23)。厄洛替尼组对比GC化疗组的中位PFS分别为21.5 vs. 11.4个月(HR=0.39;95%CI=0.23~0.67,P<0.001)。厄洛替尼组的安全性和耐受性优于GC化疗组。EMERGING研究未达到主要终点,但达到次要终点,首次证实TKI新辅助治疗可延长ⅢA-N2期EGFR敏感突变患者的PFS,且耐受性优于化疗,为未来开展肺癌新辅助靶向治疗Ⅲ期研究提供了重要的临床试验依据。值得注意的是,EMERGING研究厄洛替尼给药42天后观察到的ORR为54.1%。相比之下,既往Optimal研究和Ensure研究在EGRF敏感突变阳性的晚期NSCLC患者的一线治疗中观察到的ORR分别为83%和68.2%,高于EMERGING研究。这提示6周给药可能尚未实现最大疗效,靶向新辅助治疗的用药时长和手术干预时机还需要进一步的研究探索。

肺癌的肿瘤免疫微环境是指由肺癌细胞与肿瘤局部浸润的各种免疫细胞亚群组成的环

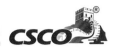

境,其形成和肿瘤基因表型有着密切关系。深入理解肿瘤浸润免疫细胞与基因组突变的相互关系及作用,对于研究肿瘤的形成与进化机制,以及开发新的诊断、治疗手段至关重要,但既往针对我国肺癌人群的肿瘤免疫微环境大样本研究很少。广东省人民医院吴一龙教授团队等开展的 CHOICE 研究,是一项针对中国非小细胞肺癌人群的基因组和免疫组特点的回顾性研究[2]。研究总共纳入了 245 例患者,包括 131 例腺癌和 114 例鳞癌,搜集了肿瘤、癌旁及配套的外周血标本,通过全外显子分析、RNA 测序以及免疫组化,全面深入地分析了包括单核苷酸变异(SNV),拷贝数变异(CNV),肿瘤浸润淋巴细胞(TILs)以及 PD-L1 表达状态等基因组和免疫微环境的特点,并与以西方人数据为主的 TCGA 数据进行了比较。研究发现腺癌(72.5%)相比于鳞癌(54.4%)有更高水平的肿瘤浸润淋巴细胞;对基因变异与免疫标签的相关性比较显示,低免疫浸润与腺癌中 EGFR 突变和鳞癌中 PI3K 和 / 或 WNT 通路激活有关。此外,在腺癌的样本中 KRAS 突变意味着更高的 T 细胞浸润,在鳞癌中高抗原呈递机制和细胞毒性 T 细胞标签的患者有更好的远期生存。CHOICE 研究是目前最大样本的中国非小细胞肺癌人群的基因组和免疫组特点的研究,全面描述了中国 NSCLC 人群中这些潜在的生物标志物的特点,有望为免疫治疗的标志物提供更多潜在的选择。

另一方面,肺癌术后的微小病灶残余(MRD)与肿瘤复发密切相关,如何更早更准地筛选出术后复发高危患者,是提高早期肺癌术后生存的关键。既往的基于影像学的随访方式已达瓶颈,随着基因测序技术的发展,基于液体活检的循环肿瘤 DNA(ctDNA)检测具有广泛的潜在应用价值,但既往大部分相关研究集中于晚期肿瘤。北京大学人民医院陈克终等开展了一项关于围术期 ctDNA 动态变化的 DYNAMIC 研究[3]。研究设计为前瞻性队列入组(NCT02965391),对围术期预先设定的多个精准时间点进行采血(包括术前,肿瘤离体 5 分钟,30 分钟,2 小时,1 天,3 天及术后长期的动态随访)。通过对检测到的变异等位基因的频率进行计算,发现肿瘤 R0 切除术后血浆 ctDNA 浓度呈快速下降趋势,根据指数模型计算 ctDNA 中位半衰期仅为 35 分钟。术后 1 天 ctDNA 阳性对比 ctDNA 阴性患者的 RFS 分别为 528 天和 543 天($P=0.657$),而在术后 3 天则分别为 278 天和 637 天($P=0.002$),术后 1 个月与术后 3 天结果接近。此外,ctDNA 监测较影像学提前 165 天发现肿瘤复发,且在 17 例术后辅助治疗患者中 ctDNA 检出与辅助治疗疗效相关。研究证实了循环肿瘤 DNA 在体内半衰期很短,可以动态、实时地监测肿瘤患者治疗疗效,术后 3 天是合理的进行术后 MRD 监测的时间点。DYNAMIC 研究是国际第一项精准评估 ctDNA 围术期动态变化的前瞻性研究,探索了 ctDNA 的半衰期和术后监测的最佳时间点。同时也是亚洲第一项应用 ctDNA 监测肺癌术后 MRD 的研究。被 *Nature Reviews Clinical Oncology* 期刊评为亮点研究,并撰文评价认为该研究给肺癌的术后监测提供了崭新的观点,并可能给临床决策提供帮助。

由于西方学者对于极早期肺癌的处理策略趋向保守,故肺癌浸润前病变的分子机制研究尚不透彻,而 2019 年我国学者在此领域建树颇丰。包括北京大学人民医院王俊院士团队,广东省人民医院钟文昭教授团队和复旦大学肿瘤医院陈海泉教授团队等均开展了针对浸润前病变和早期肺癌的分子特征 / 免疫微环境的研究,为这一领域提供了更多的数据[4-6]。比较一致的结论包括:EGFR、RBM10 等基因突变在浸润前病变即可出现,并可能是主要驱动早期肿瘤进化的分子事件;突变印迹分析显示 C-T 碱基替换起主导作用,而吸烟相关的 C-A 的碱基替换亦存在于这类人群中;拷贝数扩增变异、突变负荷及人白细胞抗原(HLA)杂合子的缺失等,随肿瘤浸润程度的增加而增加;PD-L1/CD8 等免疫标志物表达水平不同的患者,其分子特征也不同,分子特点与免疫微环境之间存在一定联系。各研究结论也存在一些不相一致之处,如从非浸润到浸润的过程中亚克隆突变的比例及演变、多灶磨玻璃型肺癌不同病灶间的进化机制等。

鉴于我国学者在处理极早期肺癌的丰富经验,更深入的相关研究值得期待。未来结合单细胞测序等技术,有望进一步揭示极早期肺癌的进化特点,提供更全面的分子水平数据,最终改进目前尚欠统一的、早期磨玻璃肺癌病灶的临床诊治策略。

(二)内科领域

1. 免疫治疗

免疫检查点抑制剂(ICIs)治疗已成为Ⅲ期不可切除~Ⅳ期非小细胞肺癌(NSCLC)和广泛期小细胞肺癌(SCLC)治疗的中流砥柱,为患者带来长期生存获益。众多研究探索了ICIs单药亦或联合治疗的获益人群和免疫治疗生物标志物的应用价值。

由莫树锦教授、吴一龙教授领衔的KEYNOTE-042研究是一项评估一线帕博利珠单抗对比卡铂联合紫杉醇或培美曲塞用于PD-L1 TPS≥1%、EGFR野生型和ALK阴性的晚期NSCLC患者的疗效和安全性的国际多中心、开放标签的Ⅲ期随机对照临床研究。研究主要终点为PD-L1 TPS≥50%、≥20%和≥1%人群OS,次要终点为上述人群的PFS和ORR、TPS≥1%人群安全性。研究结果显示在TPS≥50%的患者中,帕博利珠单抗组和化疗组的生存期具有显著差异,mOS分别为20.0个月和12.2个月($HR=0.69$);在TPS≥1%的患者中,两组差异仍具有统计学意义,mOS分别为16.7个月vs.12.1个月($HR=0.81$),但在既定的探索性亚组分析中,TPS 1%~49%人群,两组的生存期相似,帕博利珠单抗组和化疗组的mOS分别为13.4个月和12.1个月($HR=0.92$)。安全性分析显示,帕博利珠单抗组和化疗组任意级别的治疗相关不良事件发生率分别为63%和90%,3级或以上的治疗相关不良事件发生率分别为18%和41%。在2019年9月世界肺癌大会(WCLC)上报道了KEYNOTE-042研究中国人群队列的数据与总体人群的结果相近。KEYNOTE-042研究证实了帕博利珠单抗单药一线治疗PD-L1阳性驱动基因阴性晚期NSCLC的疗效,且东西方人群均有效,继KEYNOTE-024研究之后进一步确立了帕博利珠单抗用于PD-L1高表达患者的一线治疗地位,并为PD-L1相对低表达患者提供了一个合理的治疗选择,使"chemo-free"在部分晚期NSCLC患者中成为现实。该研究2019年4月发表于《柳叶刀》[7]。

KEYNOTE-042研究提示肿瘤细胞PD-L1表达状态是目前一线免疫检查点抑制剂治疗选择的生物标志物,而肿瘤突变负荷(tumor mutational burden,TMB)则是另一个有前景的疗效预测指标之一。但由于晚期肺癌患者活检小标本往往不足以进行NGS测序,限制了基于组织TMB的临床应用,中国医学科学院肿瘤医院王洁教授团队首次在中国肺癌患者中证实血液TMB(bTMB)可有效预测免疫治疗疗效,该研究将无创检测理念引入免疫治疗预测体系,与西方人群的类似结果几乎同时发表,推动了无创血液检测在免疫治疗精细化管理中的应用,为无创免疫分型奠定了基础。研究结果发表于《美国医学会会刊·肿瘤》(*JAMA Oncology*)[8],被《自然·临床肿瘤综述》(*Nature Reviews Clinical Oncology*)专题评论。

2. 靶向治疗

(1)ALK:2019年晚期NSCLC靶向治疗在ALK阳性晚期非小细胞肺癌的研究领域精彩纷呈。继2018年二代ALK-TKI阿来替尼、色瑞替尼相继在国内上市之后,阿来替尼在东亚人群的ALESIA研究结果及国内自主研发的二代ALK-TKI恩莎替尼的EXALT研究结果分

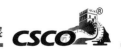

别于 2019 年 4 月 8 日和 10 月 15 日在《柳叶刀·呼吸医学》在线发表,为中国 ALK 阳性晚期肺癌患者带来强有力的循证医学证据和治疗新选择。

ALESIA 研究由同济大学附属上海市肺科医院周彩存教授牵头,对来自中国、韩国和泰国 3 个国家的 187 例 ALK 阳性晚期 NSCLC 初治患者开展了Ⅲ期随机对照试验,将阿来替尼和克唑替尼进行头对头比较[9]。继 ALEX 研究之后,结果再次展示了阿来替尼在各个研究终点上优于克唑替尼。在研究达到的主要终点(研究者评估的 PFS)方面,克唑替尼组和阿来替尼组的 mPFS 分别为 11.1 个月和尚未达到($HR=0.22$;95%$CI=0.13 \sim 0.38$,$P<0.000\ 1$),且 IRC 评估的 PFS 结果与研究者评估的一致。PFS 在亚组分析观察到与总体人群一致的结果,其中基线合并 CNS 转移的患者,从阿来替尼组治疗中获益更显著($HR=0.11$,95%$CI=0.05 \sim 0.28$)。该研究目前 OS 数据尚未成熟,达到死亡终点的事件率,克唑替尼组和阿来替尼组分别为 21% 和 6.4%。两组的 mOS 均尚未达到($HR=0.28$;95%$CI=0.12 \sim 0.68$,$P=0.002\ 7$)。两组 SAE 的发生率分别为 25.8% 和 15.2%;3~5 度 AE 的发生率分别为 48.8% 和 28.8%。ALESIA 研究与全球 ALEX 研究结果一致,进一步确立了阿来替尼作为 ALK+ 晚期 NSCLC 患者一线治疗的地位。

恩沙替尼是我国自主研发的二代 ALK 抑制剂,可有效抑制野生型 ALK 和最常见的克唑替尼耐药突变,包括 F1174、C1156Y、G1269A、L1196M、S1206R 和 T1151。EXALT 研究为单臂、开放标签的Ⅱ期研究,是由广州中山大学附属肿瘤医院张力教授牵头,国内共 27 家医院参与[10]。患者接受恩沙替尼(每日 1 次,225mg/ 次)治疗。主要研究终点为客观反应率(ORR),次要研究终点为疾病控制率(DCR)、无进展生存期(PFS)。147 名接受过至少一次基线后肿瘤评估的患者中可评估患者的 ORR 为 52%,中位 PFS 为 9.6 个月,中位 OS 尚未达到。脑转移患者颅内 ORR 为 70%,中位颅内反应持续时间为 8.6 个月。此外,恩沙替尼对二次突变的总体 ORR 为 44%(20/45),其中对二代共有耐药突变位点 G1202R 的 ORR 为 33%,I1171T/S 的 ORR 为 50%,F1174L/V 的 ORR 为 71%。恩沙替尼最常见的不良反应有:皮疹(56%)、谷丙转氨酶增加(46%)、谷草转氨酶增加(41%)等,总体安全性良好。EXALT 研究明确了恩沙替尼良好的疗效及安全性,且对几种继发性 ALK 突变具有独特的活性,为 ALK 阳性肺癌患者提供新的治疗选择。

2019 年 2 月,《胸部肿瘤杂志》(*Journal of Thoracic Oncology*)发表了广东省人民医院吴一龙教授团队关于脑膜转移 ALK 阳性非小细胞肺癌患者脑脊液 cfDNA 和外周血 cfDNA 的基因突变谱差异的研究成果[11]。291 例 ALK 阳性患者中经 MRI 等方式确认为脑膜转移的 30 位患者入组,最终纳入 NGS 检测分析的为 11 例(脑脊液和外周血配对)样本 +1 例(单独的脑脊液)样本。ALK 重排检出率脑脊液和外周血分别为 81.8% vs. 45.5%,脑脊液样本的最大突变丰度(maxAF)明显高于外周血样本。脑脊液样本中 ALK 的检出率与肿瘤组织样本高度一致(敏感度 100%、特异度 83.3%),提示脑脊液可以作为脑膜转移 ALK 阳性患者潜在的 NGS 检测样本类型,比外周血 cfDNA 更能够反映脑膜转移病灶的分子特征,对于查找用药靶点、可能的耐药机制和疾病监测具有潜在的临床价值。

(2) EGFR:目前对于 EGFR 敏感突变阳性 NSCLC,一线可选的治疗方案包括单药一 / 二 / 三代 EGFR-TKI,EGFR-TKI+ 化疗、EGFR-TKI+ 抗血管生成治疗等。另外,不同 EGFR 突变亚型对 EGFR-TKI 的疗效不一。因此,需要探索不同分子亚型下的最佳治疗策略,但尚缺乏充足的头对头随机对照研究。广州医科大学附属第一医院何建行教授和梁文华教授通过网状荟萃分析的方法发现奥希替尼与吉非替尼联合以培美曲塞为基础的化疗分别为 EGFR 19 Del 和 21 L858R 亚组人群的最佳一线治疗方案。该研究结果为晚期 EGFR 突变 NSCLC 患者的方案选择提供高级别的循证医学证据,也为未来进一步的临床试验设计提供了参考。研究发表于《英国医学杂志》(*The British Medical Journal*)[12]。

(3) 罕见突变:除 EGFR 和 ALK 外,人类表皮生长因子受体 2(HER2,ERBB2)突变也被证明是 NSCLC 的驱动基因,对于 EGFR/ALK/ROS1 均阴性的 NSCLC,HER2 突变率可达 6.7%。目前 HER2 突变晚期 NSCLC 患者的中位总生存期不到 2 年,化疗仍然是这部分患者的主要治疗策略。因而迫切需要有效的 HER2 靶向药物来改善该亚组患者的生存情况。

吡咯替尼(pyrotinib)是我国自主研发的一种口服、不可逆的泛 HER 受体酪氨酸激酶抑制剂,具有抗 EGFR/HER1、HER2、HER4 的活性。因该药在临床前及 I ~ Ⅱ 期临床研究中表现优异,已获批用于乳腺癌的治疗。针对 NSCLC,同济大学附属上海市肺科医院周彩存教授及任胜祥教授,与中国科学院生物化学与细胞生物学研究所季红斌教授团队合作,利用患者的肿瘤活检标本成功建立了 HER2-20 外显子 A775_G776YVMA 插入突变肺腺癌模型,验证了吡咯替尼的抗肿瘤活性。其研究结果发表于欧洲肿瘤内科学会(ESMO)官方期刊《肿瘤学年鉴》[13]。文章同时介绍了临床研究的结果,首次报道了吡咯替尼治疗 HER2 突变非小细胞肺癌的疗效及安全性数据。该临床研究是一项开放标签的多中心、单臂 Ⅱ 期临床研究,入组了 15 名 HER2 外显子 20 突变且既往接受过至少一种含铂方案化疗的 ⅢB 和 Ⅳ 期 NSCLC 患者,客观缓解率(ORR)为 53.3%,中位无进展生存期(PFS)为 6.4 个月,4 位患者的 PFS 时间超过 1 年,1 位患者的 PFS 时间超过 2 年。其中,67%(10/15)的患者突变为 A775_G776YVMA 插入突变,其他 HER2 突变类型 G776C,G776>VC,L755P,P780_Y781insGSP 也对吡咯替尼有效。该研究表明在既往接受过充分治疗的 HER2 突变 NSCLC 患者中,吡咯替尼作为单药治疗表现出良好的抗肿瘤活性,安全性良好,期待未来 Ⅲ 期随机对照临床研究的结果。

3. 抗血管生成治疗

VEGF 信号通路不仅可促进肿瘤新生血管,也能够通过影响淋巴细胞浸润、诱导免疫抑制微环境形成等机制影响肿瘤免疫循环,因此抗血管生成联合免疫检查点抑制剂作为新的联合治疗模式备受关注。

同济大学附属上海市肺科医院周彩存教授团队基于临床前细胞模型、小鼠移植瘤模型发现低剂量阿帕替尼(60mg/kg)可减轻肿瘤组织缺氧,增加 $CD8^+T$ 淋巴细胞浸润,减少肿瘤相关巨噬细胞募集,降低肿瘤组织内和血清内的 TGF-β。联合使用低剂量阿帕替尼和抗 PD-1 抗体,可显著地阻止小鼠移植瘤生长、转移,延长小鼠生存。I b 临床研究中 9 例晚期 NSCLC 患者接受了卡瑞利珠单抗(200mg/ 次,每 2 周 1 次)联合阿帕替尼(250mg/d)的后线治疗,ORR 55.6%,DCR 88.9%[14]。这项研究为 PD-1/PD-L1 抑制剂联合低剂量 VEGFR2-TKI 治疗提供了理论依据。

(三) 放疗领域

放疗是肺癌综合治疗的重要手段,近年来随着放疗技术的不断进步以及各种全新的系统性治疗手段的不断涌现,放疗在肺癌治疗中的地位和价值不断发生变化。放疗与免疫治疗、抗血管生成药物、靶向治疗联合,放疗用于寡复发、寡转移、寡残留、寡进展,放射性损伤的免疫机制研究,是近年来肺癌放疗领域研究的焦点和热点。中国医学科学院肿瘤医院、

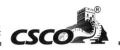

浙江省肿瘤医院、山东省肿瘤医院、军事医学科学院附属医院等多家单位的放疗中心,在这些方面做了相关工作,所得成果在2019年得以全文发表。下面重点总结入围的两篇代表性研究。

近几年,局部晚期非小细胞肺癌(locally advanced non-small cell lung cancer,LA-NSCLC)的诊治,发生了翻天覆地的变化。在PACIFIC研究结果出炉之前,其标准治疗模式是同步放化疗;在PACIFIC研究结果公布以后,其标准治疗方法已经被改写为同步放化疗联合PD-L1抗体巩固治疗[15,16]。在PACIFIC研究结果公布之前,我国多家放疗中心启动了多项前瞻性临床试验,尝试通过个体化放疗剂量安排、联合抗血管生成药物等方式,提高同步放化疗的疗效。这些临床试验于2019年正式公布研究成果,对于进一步优化免疫治疗时代LA-NSCLC的治疗疗效,依然有重要的参考价值。中国医学科学院肿瘤医院的王绿化教授和浙江省肿瘤医院的陈明教授,主持开展了一项探索恩度联合同步放化疗用于LA-NSCLC多中心前瞻性Ⅱ期临床试验(HELPER研究),研究结果于2019年2月正式发表于国际放疗领域权威期刊——*Radiotherapy and oncology*[17]。该研究入组了73名受试者,67人接受了治疗(3人不符合入组条件、3人用药前撤出了知情同意),治疗方案为:恩度7.5mg/(m²·24h),120小时持续静脉泵入,2周一次联合标准方案的同步放化疗,其中化疗方案选用的是EP方案。治疗结果显示:客观有效率为76.1%,中位无疾病进展生存期(PFS)和总生存期(OS)分别为13.3个月和34.7个月,2年的PFS、OS、局部控制率和无远处转移率分别为34.8%,59.9%,54.7%和68.5%。这一系列疗效数据,相比于单纯同步放化疗的历史数据,从数字上看有一定优势。在单纯的同步放化疗时代,LA-NSCLC的中位OS一般都短于30个月,HELPER研究给出34.7个月的中位OS,值得进一步探索[18,19]。HELPER研究3级及以上不良反应发生率为58.2%,其中3级及以上放射性食管炎的发生率为13.4%,3级及以上放射性肺炎的发生率为3.0%,表明相比于历史数据,恩度的加入并未明显增加不良反应[18,19]。

此外,山东省肿瘤医院的李宝生教授主持开展了一项前瞻性对照试验,对比了根据患者正常器官最大耐受剂量个体化调整放疗剂量的同步放化疗新方案与传统同步放化疗,用于LA-NSCLC的疗效和安全性,研究成果于2019年12月发表于*Radiotherapy and oncology*[20]。该论文汇总了两项前瞻性干预性研究的结果:在第一项放疗剂量爬坡试验中,肺V20不超过27%、30%、33%、35%和37%五个梯度进行爬坡,在肺和其他正常器官在给定的耐受剂量上限约束下(食管最大剂量不超过75Gy,脊髓最大剂量不超过50Gy,主支气管最大剂量不超过74Gy,心脏V65≤33%、V45≤67%,肝脏V35≤50%,胃最大剂量不超过50Gy),个性化放疗的总剂量尽可能提高,给予超过66Gy的总照射剂量;在第二项放疗剂量拓展试验中,肺V20选定不超过33%,其他正常器官的耐受上限同上,在确保肺和其他正常器官的剂量不超过耐受剂量上限的前提下,尽可能提高放疗总剂量,给予照射。具体实施过程中,前半程40Gy的放疗剂量按照常规分隔进行(40Gy/20Fx,每天1次,每周5次,一共4周),后半程加速超分割进行(每天2次,每次1.4Gy,两次之间间隔超过6小时,每周5次)。累计入组了140名受试者,随机分成2组,实验组71人,对照组69人,两组基线特征基本均衡,结果显示:实验组相比于对照组明显延长了中位OS(33.5个月 vs. 21个月,*P*<0.000 1)和5年生存率(37.8% vs. 16.7%),却并未增加3~5级不良反应的发生率。这两项研究提示在传统同步放化疗基础上,通过联合生物靶向药或优化放疗剂量安排,可能可以在不显著提高治疗副作用的前提下,进一步提高LA-NSCLC的疗效;这为免疫治疗时代LA-NSCLC的诊

治提供了潜在的新思路。

放疗用于根治性治疗后寡复发、初治寡转移、系统性治疗后寡残留、系统性治疗后寡进展的 NSCLC 患者,是近年来肺癌放疗研究领域的重头戏。立体定向放疗(SABR),是一种采用外照射技术,分一到数次,将放射治疗的能量精确投照到肿瘤病灶上,从而使肿瘤受到高剂量、肿瘤周围正常组织受到低剂量照射的特殊放疗技术,是近年来兴起并大规模临床使用的精准放疗手段。手术或根治性放化疗后寡复发的患者,在所有根治性治疗后复发的 NSCLC 中大约占 10%~20%;二次手术或局部放疗,是处理根治性治疗后寡复发患者的有效治疗手段[21]。2017 年,美国 MD 安德森癌症中心放疗中心的张玉蛟教授主持开展的一项前瞻性Ⅱ期临床试验,利用立体定向放疗处理肺部寡复发的 NSCLC,一共入组了 59 名患者,接受 50Gy/4 次的立体定向放疗,5 年野内复发率、局部复发率和远处转移率分别是 5.2%,10.3%,22.4%;5 年 PFS 和 OS 分别是 41.1% 和 56.5%;3 名(5%)患者出现 3 级不良反应,无人发生 4~5 级不良反应[22]。在此基础上,山东省肿瘤医院的于金明院士和岳金波教授主持开展了一项前瞻性临床试验,拓展研究患者人群,允许有其他诸如脑、肾上腺、骨、胸腔外淋巴结等部位转移的受试者入组(总病灶数不超过 3 个),同时重点探索了基线外周血中各类免疫细胞亚群水平的预后价值,研究成果发表于 2019 年 12 月国际顶尖放疗期刊——*International journal of radiation oncology biology physics*[23]。该研究一共入组了 63 名患者,其中 52 名患者只有肺部寡复发,其他患者合并其他远处器官的复发,接受针对全身所有复发病灶的立体定向放疗。放疗具体的安排如下:肺转移、淋巴结转移、肾上腺转移给予 5Gy×10 次或 10Gy×7 次的立体定向放疗,脑转移给予单次 18~21Gy 的射波刀治疗。受试者接受治疗后,3 年 PFS 和 OS 分别是 25.7% 和 44.0%,3 年的局控率为 92.7%;同时他们发现基线外周血调节性 T 细胞(Treg)的水平与 PFS、OS 显著负相关,且是 PFS 和 OS 独立的预测因素。该研究进一步证实了立体定向放疗用于根治性治疗后寡复发 NSCLC 的安全性和不俗的疗效,同时首次明确了外周血中 Treg 水平用于评估该类患者预后重要的预测价值。

总　　结

回顾过去的 2019 年,随着多学科、多中心合作的日益广泛与成熟,中国肺癌学者在肺癌外科、内科和放疗等领域,完成和发表了一批高质量的开创性工作。尤其是在一线免疫治疗、新辅助靶向治疗等方面完成的随机对照临床试验,已经改写或影响了肺癌治疗指南。此外,高质量的基础临床转化研究、自主研发药物、晚期肺癌的综合治疗模式等方面的进展均令人欣喜。通过进一步加强多学科、多中心合作,深入开展基础临床转化研究,推进自主知识产权药物的临床研究,中国肺癌研究者、临床工作者们有望为世界肺癌患者提供更多的高质量"中国证据"与"中国药物"。

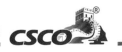

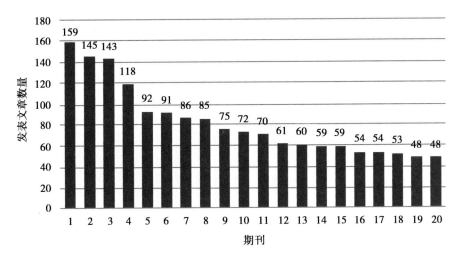

图 1　2019 年中国肺癌领域重点期刊文章发表量前 20 的期刊

1. ONCOLOGY LETTERS（IF：1.871）；2. ONCOTARGETS AND THERAPY（IF：3.046）；3. THORACIC CANCER（IF：2.524）；4. MEDICINE（IF：1.87）；5. CANCER MANAGEMENT AND RESEARCH（IF：2.243）；6. EUROPEAN REVIEW FOR MEDICAL AND PHARMACOLOGICAL SCIENCES（IF：2.721）；7. JOURNAL OF CANCER（IF：3.182）；8. JOURNAL OF CELLULAR BIOCHEMISTRY（IF：3.448）；9. JOURNAL OF THORACIC DISEASE（IF：2.027）；10. INTERNATIONAL JOURNAL OF CLINICAL AND EXPERIMENTAL MEDICINE（IF：0.181）；11. FRONTIERS IN ONCOLOGY（IF：4.137）；12. CANCER MEDICINE（IF：3.357）；13. BIOMEDICINE & PHARMACOTHERAPY（IF：3.743）；14. MOLECULAR MEDICINE REPORTS（IF：1.851）；15. TRANSLATIONAL CANCER RESEARCH（IF：1.07）；16. ONCOLOGY REPORTS（IF：3.041）；17. TRANSLATIONAL LUNG CANCER RESEARCH（IF：4.806）；18. JOURNAL OF CELLULAR PHYSIOLOGY（IF：4.522）；19. BIOCHEMICAL AND BIOPHYSICAL RESEARCH COMMUNICATIONS（IF：2.705）；20. BMC CANCER（IF：2.933）

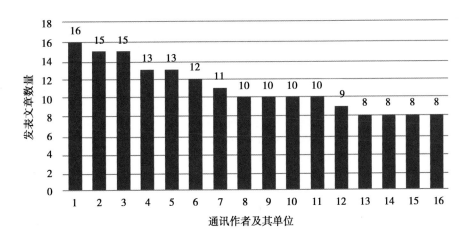

图 2　2019 年中国肺癌领域文章发表量前 16 名的作者及其单位

1. 张力，中山大学；2. 吴一龙，广东省医学科学院；3. 李为民，四川大学；4. 车国卫，四川大学；5. 韩宝惠，上海交通大学；6. 周彩存，同济大学；7. 杜贾军，山东大学；8. 高树庚，中国医学科学院肿瘤医院；9. 何健行，广州医科大学；10. 矫文捷，青岛大学医学院；11. 陆舜，上海交通大学；12. 陈海泉，复旦大学；13. 黄建安，苏州大学；14. 姜格宁，同济大学；15. 李峻岭，中国医学科学院肿瘤医院；16. 石远凯，中国医学科学院肿瘤医院

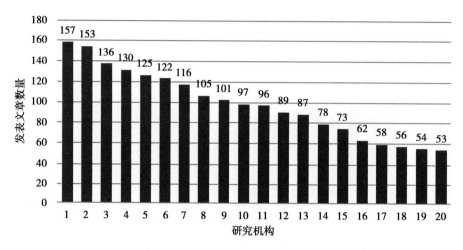

图 3　2019 年中国肺癌领域文章发表量前 20 名的研究机构

1.上海交通大学；2.复旦大学；3.中国医学科学院；4.中国医科大学；5.南京医科大学；6.山东大学；7.四川大学；8.中山大学；9.同济大学；10.吉林大学；11.华中科技大学；12.苏州大学；13.郑州大学；14.浙江大学；15.北京大学；16.天津医科大学；17.广州医科大学；18.首都医科大学；19.青岛大学；20.哈尔滨医科大学

表 1　2019 年中国肺癌领域重点推荐的研究

通讯作者	第一作者	研究机构	研究概要	发表杂志	影响因子	临床实践意义	证据级别
莫树锦[7]	莫树锦	香港中文大学	KEYNOTE-042 是一项开放、随机对照Ⅲ期临床试验，旨在 PD-L1 大于 1% 的 NSCLC 中，对比帕博利珠单抗和含铂两药化疗作为一线治疗的疗效。1 274 名 PD-L1 阳性（TPS≥1%）、驱动基因阴性的晚期 NSCLC 患者按 1∶1 随机至帕博利珠单抗组或化疗组。结果显示，在 PD-L1 TPS 大于等于 50%、20% 及 1% 的人群中，帕博利珠单抗组对比化疗分别降低死亡风险达 31%（$HR=0.69$；$95\%CI=0.56\sim0.85$，$P=0.000\,3$）、23%（$HR=0.77$；$95\%CI=0.64\sim0.92$，$P=0.002\,0$）、19%（$HR=0.81$，$95\%CI=0.71\sim0.93$，$P=0.001\,8$）。帕博利珠单抗组中位 OS 显著优于化疗组	Lancet	59.102	继 KEYNOTE-024 研究之后进一步确立了帕博利珠单抗用于 PD-L1 高表达患者的一线治疗地位	Ⅰ类，可能改变临床实践的重大进展

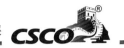

通讯作者	第一作者	研究机构	研究概要	发表杂志	影响因子	临床实践意义	证据级别
吴一龙[1]	钟文昭	广东省人民医院	EMERGING-CTONG 1103 研究是一项随机对照Ⅱ期研究,旨在评估厄洛替尼对比吉西他滨联合顺铂(GC)作为 EGFR(+)ⅢA-N2 NSCLC 患者新辅助/辅助治疗的疗效和安全性。72 例符合入组标准的患者 1∶1 随机至新辅助/辅助厄洛替尼组(42 天新辅助 +1 年辅助),和 GC 组(2 周期新辅助 +2 周期辅助)。主要终点客观缓解率(ORR)方面,新辅助靶向组相对 GC 化疗组具有更好的疗效应答(54.1% vs. 34.3%,$P=0.092$)。次要终点无进展生存期(PFS)方面,新辅助靶向组显著优于 GC 组(21.5 个月 vs. 11.4 个月,$P<0.001$	J CLIN ONCOL	28.349	首次证实 TKI 新辅助治疗可延长ⅢA-N2 期 EGFR 敏感突变患者的 PFS,且耐受性优于化疗,为未来开展肺癌新辅助靶向治疗Ⅲ期研究提供了重要的临床试验依据	Ⅱ类证据,多中心随机对照研究

表2　2019 年中国肺癌领域值得关注的研究

通讯作者	第一作者	研究机构	研究概要	发表杂志	影响因子	临床实践意义	证据级别
王绿化[17]	翟医蕊	中国医学科学院肿瘤医院	该研究为一项前瞻性单臂Ⅱ期临床研究,入组 73 例不可切除Ⅲ期 NSCLC 接受 6~7 周的同步放疗(3DRT,60~66Gy 分 30~33 次),同期开始 4 周期重组人血管内皮抑制素(恩度)持续静脉泵注[7.5mg/(m²·24h)×120h,14 天/周期],以及 2 周期依托泊苷 + 顺铂化疗。结果显示,客观缓解率(ORR)为 76.1%,3 级以上副反应发生率为 58.2%,最常见为白细胞减少。中位 PFS 和 OS 分别为 13.3 个月和 34.7 个月。2 年的 PFS 率为 34.8%,OS 率为 59.9%	RADIOTHER ONCOL	5.252	恩度联合同步放化疗可能优于同步放化疗	Ⅱ类证据,多中心随机对照研究
张力[9]	周彩存	中山大学附属肿瘤医院	ALESIA 研究是将阿来替尼和克唑替尼进行头对头比较的一项Ⅲ期随机对照临床研究。研究达到了主要终点(研究者评估的 PFS)。克唑替尼组和阿来替尼组的 mPFS 分别为 11.1 个月和尚未达到,$HR=0.22$(95%$CI=0.13~0.38$),$P<0.000\,1$;且 IRC 评估的 PFS 结果与研究者评估一致。本研究证明了阿来替尼与克唑替尼相比显著降低疾病进展或死亡(无进展生存期),每天 2 次服用 600mg 阿来替尼可用做 ALK 阳性 NSCLC 亚洲患者的一线治疗	LANCET RESPIR MED	22.992	进一步确立了阿来替尼作为 ALK⁺ 晚期 NSCLC 患者的一线治疗地位	Ⅰ类,可能改变临床实践的重大进展

续表

通讯作者	第一作者	研究机构	研究概要	发表杂志	影响因子	临床实践意义	证据级别
王洁[8]	王志杰	中国医学科学院肿瘤医院	研究基于 TCGA 9205 例肿瘤标本的全外显子测序(WES)数据,确定 panel 的基因数、TMB 算法和基因选择的理论模型,最终设计了 NCC-GP150 Panel。该 panel 分别在由 48 例和 50 例患者组成的 2 个独立队列中进行验证,证明与 WES 计算出的 bTMB 具有良好相关性在最终的临床验证环节,纳入 50 例接受 PD-1/PD-L1 单药治疗的晚期 NSCLC 患者。当采用 bTMB≥6 定义为 bTMB-H 时,患者免疫治疗的 PFS 及客观缓解率(ORR)相比 bTMB-L 患者显著改善(mPFS: NR vs. 2.9 个 月,ORR:39.3% vs. 9.1%),且治疗响应组的 bTMB 水平显著高于未响应组。这一差异在 PD-1/PD-L1 作为一线或二线治疗的患者中更为显著(ORR:61.1% vs. 6.7%)	*JAMA ONCOL*	22.416	推动了无创血液检测在免疫治疗精细化管理中的应用,为无创免疫分型奠定了基础	Ⅱ类证据,多中心随机对照研究
吴一龙[11]	郑媚美	广东省人民医院	本研究入组 291 例 ALK 阳性患者中的经 MRI 等方式确认为脑膜转移的 30 位患者,最终纳入 NGS 检测分析的为 11 例(脑脊液和外周血配对)样本 +1 例(单独的脑脊液)样本。ALK 重排检出率脑脊液和外周血分别为 81.8% vs. 45.5%,脑脊液样本的最大突变丰度(maxAF)明显高于外周血样本。脑脊液样本中 ALK 的检出率与肿瘤组织样本高度一致(敏感度 100%、特异度 83.3%),提示脑脊液可以作为在脑膜转移 ALK 阳性患者潜在的 NGS 检测样本类型,比外周血 cfDNA 更能够反映脑膜转移病灶的分子特征	*J THORAC ONCOL*	12.46	提示脑脊液可以作为在脑膜转移 ALK 阳性患者潜在的 NGS 检测样本类型,比外周血 cfDNA 更能够反映脑膜转移病灶的分子特征,对于查找用药靶点、可能的耐药机制和疾病监测具有潜在的临床价值	Ⅱ类证据,多中心随机对照研究
王俊[3]	陈克终	北京大学人民医院	该项前瞻性临床研究对围术期预先设定的多个精准时间点进行外周血采集,采用二代测序技术检测外周血浆突变等位基因频率。主要终点是肿瘤切除后的 ctDNA 半衰期。结果显示,36 例患者在术前可检测到突变,肿瘤切除后血浆 ctDNA 浓度呈现快速下降趋势,微小残留病灶(MRD)阳性患者的 ctDNA 半衰期明显长于 MRD 阴性者,在术后第 3 天仍能检测到或检测不到 ctDNA 患者的无复发生存(RFS)时间分别为 278 天和 637 天,对于疾病监测具有一定意义	*CLIN CANCER RES*	8.911	国际第一项精准评估 ctDNA 围术期动态变化的前瞻性研究,探索了 ctDNA 的半衰期和术后监测的最佳时间点	Ⅱ类证据,多中心随机对照研究

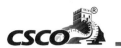

续表

通讯作者	第一作者	研究机构	研究概要	发表杂志	影响因子	临床实践意义	证据级别
吴一龙[2]	张绪超	广东省人民医院	该研究收集了 245 名(131 例腺癌、114 例鳞癌)初治的肺癌患者的肿瘤、癌旁组织和血液样本。采用全基因组拷贝数生物芯片技术、全外显子组和转录组二代测序技术、融合基因检测及双重免疫组化等方法检测及分析入组肺癌患者的基因谱和免疫学特征。结果与 TCGA 基因数据库进行比对,深度挖掘中国 NSCLC 患者的免疫基因组特征。结果显示,腺癌中 EGFR 的突变与更低的免疫标签有关,而 KRAS 突变意味着更高的 T 细胞浸润鳞癌中高的效应 T 细胞标签,有更好的生存	*NAT COMMUN*	11.878	深度挖掘中国肺腺癌、肺鳞癌患者的免疫基因组特征,为这些患者的靶向治疗及免疫治疗策略制定提供依据	II 类证据,多中心随机对照研究
张力[10]	张力	中山大学附属肿瘤医院	EXALT 研究为单臂、开放标签的 II 期研究。患者接受恩沙替尼治疗。主要研究终点为客观反应率(ORR),次要研究终点为疾病控制率(DCR)、无进展生存期(PFS)。147 名接受过至少一次基线后肿瘤评估的患者中可评估患者的 ORR 为 52%,中位 PFS 为 9.6 个月,中位 OS 尚未达到。脑转移患者颅内 ORR 为 70%,中位颅内反应持续时间为 8.6 个月。此外,恩沙替尼对二次突变的总体 ORR 为 44%(20/45)。EXALT 研究明确了恩沙替尼良好的疗效及安全性	*LANCET RESPIR MED*	22.992	明确了恩沙替尼良好的疗效及安全性,且对几种继发性 ALK 突变具有独特的活性,为 ALK 阳性肺癌患者提供新的治疗选择	III 类证据,提出值得探索的新问题
于金明[23]	刘超	山东省肿瘤医院	该项前瞻性观察性研究一共入组了 63 名患者,其中 52 名患者只有肺部寡复发,其他患者合并其他远处器官的复发,接受针对全身所有复发病灶的立体定向放疗(SABR)治疗。受试者接受治疗后,3 年 PFS 和 OS 分别是 25.7% 和 44.0%,3 年的局控率为 92.7%;同时发现基线外周血调节性 T 细胞(Treg)水平与 PFS、OS 显著负相关,且是 PFS 和 OS 独立的预测因素。该研究进一步证实了立体定向放疗用于根治性治疗后寡复发 NSCLC 的安全性和疗效,同时首次明确了外周血中 Treg 水平用于该类患者重要的预后预测价值	*INT J RADIAT ONCOL BIOL PHYS*	6.203	该研究进一步证实了立体定向放疗用于根治性治疗后寡复发 NSCLC 的安全性和不俗的疗效,同时首次明确了外周血中 Treg 水平用于该类患者重要的预后预测价值	III 类证据,提出值得探索的新问题

参 考 文 献

[1] ZHONG W Z,CHEN K N,CHEN C,et al. Erlotinib Versus Gemcitabine Plus Cisplatin as Neoadjuvant Treatment of Stage ⅢA-N2 EGFR -Mutant Non–Small-Cell Lung Cancer（EMERGING-CTONG 1103）:A Randomized Phase Ⅱ Study［J］. J Clin Oncol,2019,37(25):JCO. 19. 00075.

[2] ZHANG X,WANG J,SHAO G G,et al. Comprehensive genomic and immunological characterization of Chinese non-small cell lung cancer patients［J］. Nat Commun,2019,10(1):1772.

[3] CHEN K,ZHAO H,SHI Y,et al. Perioperative dynamic changes in circulating tumor DNA in lung cancer patients（DYNAMIC）［J］. Clin Cancer Res,2019,25(23):7058-7067.

[4] Li Y,Li X,Li H,et al. Genomic characterisation of pulmonary subsolid nodules:mutational landscape and radiological features［J］. Eur Respir J,2020,55(2):1901409.

[5] CHEN H,CARROT-ZHANG J,ZHAO Y,et al. Genomic and immune profiling of pre-invasive lung adenocarcinoma［J］. Nat Commun,2019,10(1):5472.

[6] ZHANG C,ZHANG J,XU F P,et al. Genomic Landscape and Immune Microenvironment Features of Preinvasive and Early Invasive Lung Adenocarcinoma［J］. J Thorac Oncol,2019,14(11):1912-1923.

[7] MOK T,WU Y,KUDABA I,et al. Pembrolizumab versus chemotherapy for previously untreated,PD-L1-expressing,locally advanced or metastatic non-small-cell lung cancer（KEYNOTE-042）:a randomised,open-label,controlled,phase 3 trial［J］. Lancet,2019,393(10183):1819-1830.

[8] WANG Z,DUAN J,CAI S,et al. Assessment of Blood Tumor Mutational Burden as a Potential Biomarker for Immunotherapy in Patients With Non-Small Cell Lung Cancer With Use of a Next-Generation Sequencing Cancer Gene Panel［J］. Jama Oncol,2019,5(5):696-702.

[9] ZHOU C,KIM S W,REUNGWETWATTANA T,et al. Alectinib versus crizotinib in untreated Asian patients with anaplastic lymphoma kinase-positive non-small-cell lung cancer（ALESIA）:a randomised phase 3 study［J］. Lancet Respir Med,2019,7(5):437-446.

[10] YANG Y,ZHOU J Y,et al. Efficacy,safety,and biomarker analysis of ensartinib in crizotinib-resistant,ALK-positive non-small-cell lung cancer:a multicentre,phase 2 trial［J］. Lancet Respir Med,2020,8(1):45-53.

[11] ZHENG M M,LI Y S,JIANG B Y,et al. Clinical Utility of Cerebrospinal Fluid Cell-Free DNA as Liquid Biopsy for Leptomeningeal Metastases in ALK-Rearranged NSCLC［J］. J Thorac Oncol,2019,14(5):924-932.

[12] ZHAO Y,LIU J,CAI X,et al. Efficacy and safety of first line treatments for patients with advanced epidermal growth factor receptor mutated,non-small cell lung cancer:systematic review and network meta-analysis［J］. BMJ,2019,367:l5460.

[13] WANG Y,JIANG T,QIN Z,et al. HER2 exon 20 insertions in non-small-cell lung cancer are sensitive to the irreversible pan-HER receptor tyrosine kinase inhibitor pyrotinib［J］. Ann Oncol,2019,30(3):447-455.

[14] ZHAO S,REN S,JIANG T,et al. Low-dose apatinib optimizes tumor microenvironment and potentiates antitumor effect of PD-1/PD-L1 blockade in lung cancer［J］. Cancer Immunol Res,2019,7(4):630-643.

[15] ANTONIA S J,VILLEGAS A,DANIEL D,et al. Durvalumab after Chemoradiotherapy in Stage Ⅲ Non-Small-Cell Lung Cancer［J］. N Engl J Med,2017,377(20):1919-1929.

[16] ANTONIA S J,VILLEGAS A,DANIEL D,et al. Overall Survival with Durvalumab after Chemoradiotherapy in Stage Ⅲ NSCLC［J］. N Engl J Med,2018,379(24):2342-2350.

[17] ZHAI Y,MA H,HUI Z,et al. HELPER study:A phase Ⅱ trial of continuous infusion of endostar combined with concurrent etoposide plus cisplatin and radiotherapy for treatment of unresectable stage Ⅲ non-small-cell lung cancer［J］. Radiother Oncol,2019,131:27-34.

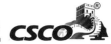
［18］SENAN S,BRADE A,WANG L H,et al. PROCLAIM:randomized phase Ⅲ trial of pemetrexed-cisplatin or etoposide-cisplatin plus thoracic radiation therapy followed by consolidation chemotherapy in locally advanced nonsquamous non-small-cell lung cancer［J］. J Clin Oncol,2016,34:953-962.

［19］ROSENZWEIG K E,GOMEZ J E. Concurrent Chemotherapy and Radiation Therapy for Inoperable Locally Advanced Non-Small-Cell Lung Cancer［J］. J Clin Oncol,2017,35(1):6-10.

［20］ZHAO Q,LIU M,WANG Z,et al. High dose radiation therapy based on normal tissue constraints with concurrent chemotherapy achieves promising survival of patients with unresectable stage Ⅲ non-small cell lung cancer［J］. Radiother Oncol,2019,145:7-12.

［21］YANO T,OKAMOTO T,HARO A,et al. Local treatment of oligometastatic recurrence in patients with resected non-small cell lung cancer［J］. Lung Cancer,2013,82(3):431-435.

［22］SUN B,BROOKS E D,KOMAKI R,et al. Long-Term Outcomes of Salvage Stereotactic Ablative Radiotherapy for Isolated Lung Recurrence of Non-Small Cell Lung Cancer:A Phase Ⅱ Clinical Trial［J］. J Thorac Oncol,2017,12(6):983-992.

［23］LIU C,SUN B,HU X,et al. Stereotactic Ablative Radiation Therapy for Pulmonary Recurrence-Based Oligometastatic Non-Small Cell Lung Cancer:Survival and Prognostic Value of Regulatory T Cells［J］. Int J Radiat Oncol Biol Phys,2019,105(5):1055-1064.

中国临床肿瘤学乳腺癌年度研究进展

2019 年 1 月—2019 年 12 月

中国临床肿瘤学会（CSCO）青年专家委员会

编　　者：王碧芸[1]　葛　睿[2]　张少华[3]　郝春芳[4]　俞晓立[1]　晁腾飞[5]　周力恒[6]　傅芳萌[7]

顾　　问：江泽飞[3]

编者单位：[1]复旦大学附属肿瘤医院　[2]复旦大学附属华东医院　[3]中国人民解放军总医院第五医学中心　[4]天津医科大学附属肿瘤医院　[5]华中科技大学同济医学院附属同济医院　[6]上海交通大学医学院附属仁济医院　[7]福建医科大学附属协和医院

前　言

　　乳腺癌是威胁女性健康的重大疾病,发病率位居女性恶性肿瘤的第一位,死亡率也位居前列。过去 1 年中,国内学者在乳腺癌领域进行了诸多研究,并取得了一些成就,为乳腺癌的综合治疗提供了新的循证医学依据。在北京大学第一医院图书馆和《中国医学论坛报》的协助下,中国临床肿瘤学会(Chinese Society of Clinical Oncology,CSCO)青委会乳腺癌组系统梳理了我国临床肿瘤学 2019 年 1 月 1 日至 2019 年 12 月 31 日乳腺癌年度进展。通过回顾性的系统总结,一方面有助于发现我国临床研究与国际临床研究间的差距,另一方面也有助于促进国内不同研究机构之间交流学习,取长补短,为多学科领域融合和交叉借鉴提供重要依据。

研究成果概要

　　(一) 文章发表数量与杂志影响因子分析

　　2019 年 1 月 1 日至 2019 年 12 月 31 日,由中国学者发表的乳腺癌领域文献共 4 026 篇。分析乳腺癌领域重点期刊的发文量(见节末图 1),可以发现中国学者在高质量期刊发表的乳腺癌领域研究日益增多。但就整体发文量而言,中国研究者乳腺癌领域的临床研究在高质量期刊发表所占比例仍然较低。由此提示,中国乳腺癌研究者在保证文献数量的同时,更需要重视研究深度,为国际乳腺癌研究进展提供更高级别的证据。此外,国内学者研究需要注重多学科合作研究,多开展临床多中心随机对照研究。

　　(二) 作者及研究机构的文章发表数量排名

　　统计文章发表量最多的前 20 名作者(见节末图 2),位居前三位的作者分别是山东大学的杨其峰、南京医科大学的唐金海以及复旦大学的邵志敏。数据的检索由北京大学第一医院图书馆提供,采用盲法进行筛查。进一步汇总发表文章量最多的 20 个研究机构(见节末

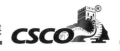

图 3),其中位居前 3 位的分别是中国医学科学院、复旦大学、南京医科大学。

主要研究进展

对所有入选的文章,综合分析以下 3 个方面的指标来筛选年度重要研究进展:①文章发表期刊的影响因子和单篇文章被引用频次;②文章是否曾被学科重要会议列入 oral presentation 或 poster discussion;③文章的证据级别(Ⅰ类证据:多中心随机对照研究,有可能改变全球或中国的临床实践;Ⅱ类证据:单中心随机对照研究或高影响力的转化医学研究;Ⅲ类证据:提出值得探索和争议的新问题研究)。经过筛选以及专家们的集体讨论,我们推选出了 3 篇重点推荐的研究(见节末表 1)和 3 篇值得关注的进展(见节末表 2),并罗列了相关研究者信息、研究概要以及证据级别。

同时,对所有入选文章进行系统梳理,可将中国乳腺癌临床研究进行大致分类,本文着重介绍全身治疗、放疗、手术治疗以及转化治疗等领域国内学者所取得的成绩。

(一) 全身治疗临床进展

本年度中国学者在乳腺癌全身治疗领域取得了多项突破性进展。西达本胺的获批为我国 HR+/HER2- 乳腺癌患者提供了新的治疗选择;吡咯替尼Ⅱ期、Ⅲ期结果接连公布让其临床疗效获得进一步肯定;神经节苷脂对于紫杉类药物周围神经毒性的治疗价值获得证实;创新性地应用治疗前多参数 MRI 放射学预测乳腺癌新辅助化疗的 pCR 等等,以上探索为肿瘤科医师临床诊疗提供了新的证据、为临床实践打开了新思路。

1. 内分泌治疗

西达本胺(爱谱沙)是中国自主研发的选择性组蛋白去乙酰化酶口服抑制剂(HDAC),为 1.1 类新药。西达本胺 2014 年 12 月批准用于外周 T 细胞淋巴瘤治疗,是全球首个该适应证获批的口服 HDAC 抑制剂。临床前研究结果显示,HDAC 抑制剂可通过调节乳腺癌细胞中的 ER-α 和芳香酶的表达、抑制 EGFR/HER2 生长因子通路活性等,从而提高内分泌治疗的敏感性,改善耐药。为了更好地探索 HDAC 抑制剂联合内分泌治疗在乳腺癌患者中的疗效与安全性,一项由中国人民解放军总医院第五医学中心的江泽飞教授牵头的随机、对照、Ⅲ期临床研究(ACE 研究)在全国 22 家中心开展。该研究入组了 365 例绝经后 HR+/HER2-、既往接受过他莫昔芬和 / 或非甾体类芳香化酶抑制剂(non-steroidal aromatase inhibitor,NSAI)治疗失败的转移性乳腺癌患者,按 2∶1 随机分配接受依西美坦联合西达本胺或联合安慰剂治疗。研究的主要终点为研究者评估的无进展生存期(progression free survival,PFS)。中位随访 13.9 个月后,西达本胺联合依西美坦组的中位 PFS 为 7.4 个月(95%*CI*=5.5~9.2),较对照组的 3.8 个月(95%*CI*=3.7~5.5)显著延长;与此同时,在依西美坦的基础上联合西达本胺可以显著提高客观有效率(objective response rate,ORR)(18.4% vs. 9.1%,*P*=0.026)与临床获益率(clinical benefit rate,CBR)(46.7% vs. 35.5%,*P*=0.034)。生存数据目前尚不成熟。安全性方面,西达本胺组最常见的 3 级或 4 级不良事件为中性粒细胞减少症、血小板减少症和白细胞减少症等。总体而言,该研究结果证实:在内分泌治疗的基础上联合西达本胺可以显著提高疗效,且具有可控的不良事件。该项研究结果于 2019 年 4 月在著名肿瘤学杂志 *Lancet Oncology*(IF:35.39)上在线发表[1]。该杂志还同期发表了名为"从遗传到表观遗传:靶向激素受体阳性转移性乳腺癌的组蛋白去乙酰化酶"的专家述评,对 ACE 研究的综合结果和临床价值进行了点评,该专家述评认为 ACE 研究结果的呈现是内分泌耐药乳腺癌表观遗传调控治疗方面的重大进展。基于该项研究结果,2019 年 11 月 29 日,西达本胺被国家药品监督管理局正式批准用于联合 AI 治疗 HR⁺/HER2⁻、绝经后、内分泌治疗后复发或进展的局部晚期或转移性乳腺癌患者,改变了我国的临床实践。

CDK4/6 抑制剂 Abemaciclib 已被 FDA 批准应用于 HR⁺/HER2⁻ 转移性乳腺癌的治疗,为了进一步评估 Abemaciclib 联合内分泌治疗在绝经后 HR⁺/HER2⁻ 转移性乳腺癌患者中的疗效与安全性,中国人民解放军第五医学中心的江泽飞教授与复旦大学附属肿瘤医院的胡夕春教授牵头了Ⅲ期国际多中心临床研究——MONARCHplus[2]。该研究共入组 463 例患者,以中国患者为主,分为 2 个队列:队列 A 主要为内分泌敏感患者,纳入的 306 名患者以 2∶1 随机分组接受 NSAI 联合 Abemaciclib 或联合安慰剂治疗;队列 B,入组人群为内分泌耐药的患者,157 名患者以 2∶1 随机接受氟维司群联合 Abemaciclib 或联合安慰剂治疗。在 2019 年的 ESMO 大会上,该试验公布的结果显示:在队列 A 中,在 NSAI 的基础上联合 Abemaciclib 可以显著延长绝经后 HR⁺/HER2⁻ 患者的 PFS,两组中位 PFS 时间分别为未达到和 14.73 个月($P=0.001$)。同样,在队列 B 中,Abemaciclib 联合治疗组较氟维司群单药治疗组 PFS 亦显著延长(中位 PFS:11.47 个月 vs. 5.59 个月,$P<0.001$)。其研究结果与 MONARCH2、MONARCH3 获益一致。

内分泌耐药是 HR⁺/HER2⁻ 乳腺癌治疗中的重要问题,既往研究提示雄激素受体(androgen receptor, AR)信号通路激活为可能的机制之一。为了探索比卡鲁胺联合 AI 在既往 NSAI 和甾体类 AI 耐药的 ER+/AR+ 患者的疗效与安全性,中山大学肿瘤防治中心的徐菲教授牵头了一项Ⅱ期、单臂临床研究[3]。该研究入组的 19 例患者接受了比卡鲁胺 50mg 联合 AI(来曲唑、阿那曲唑或依西美坦)治疗,主要研究终点为 CBR。研究结果显示,该联合方案 CBR 仅为 16.7%,没有患者达到 CR 或 PR,中位 PFS 为 2.7 个月,未达到预设的临床终点(CBR≥40%)。比卡鲁胺联合 AI 耐受性良好,未出现 3 级及以上的不良事件。该研究结果提示在既往 AI 耐药的 ER⁺/AR⁺ 的转移性乳腺癌中,比卡鲁胺联合 AI 治疗的疗效有限。该研究发表于 *Oncologist*(IF:5.25)。

¹⁸F-FES PEC/CT 作为一种无创性检查,可以有效反映乳腺癌患者病灶 ER 表达情况。复旦大学附属肿瘤医院王碧芸教授团队与核医学科杨忠毅教授团队合作探索了 ¹⁸F-FES 与 ¹⁸F-FDG PET/CT 在乳腺癌诊断中的临床价值以及 ¹⁸F-FES 是否能改变、影响初治 ER 阳性乳腺癌患者的分期与治疗[4]。该研究纳入了 19 例首次确诊为 ER⁺ 乳腺癌,且同期接受 ¹⁸F-FES 与 ¹⁸F-FDG PET/CT 检测的患者,比较 ¹⁸F-FES 与 ¹⁸F-FDG PET/CT 对于乳腺癌病灶检测的敏感性与特异性,并设计了相关问卷探索 ¹⁸F-FES 对乳腺癌分期及临床治疗策略的影响。对 19 例患者的 238 个病灶进行分析,结果显示,¹⁸F-FES PET 与 ¹⁸F-FDG PET/CT 分别检测出 216 与 197 个病灶,二者的敏感性分别为 90.8% 与 82.8%。研究者请 35 位临床医生(包括肿瘤内科与乳腺外科医生)回顾以上 19 例患者病史,在 ¹⁸F-FES PET 检测报告前、后分别以问卷形式了解他们对以上患者的治疗决策。最终回收 27 例问卷,结果显示在 ¹⁸F-FDG PET/CT 的基础上增加 ¹⁸F-FES 检测可以改变 26.3%(5 例 /19 例)患者的治疗决策。该研究结果提示,对于存在难以判断性质的病灶时,在 ¹⁸F-FDG PET/CT 基础上进行 ¹⁸F-FES 检测可以为初治 ER 阳性乳腺癌的临床诊治提供更多线索。该研究发表于 *Oncologist*(IF:5.25)。

2. 抗 HER2 靶向治疗

吡咯替尼是我国自主研发的 1.1 类新药,属于泛 ErbB 受体酪氨酸激酶抑制剂,靶点包

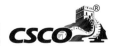

括HER2、EGFR和HER4，能与EGFR、HER2和HER4的胞内激酶区ATP结合位点共价结合，阻止同/异源二聚体形成，不可逆的抑制自身磷酸化，阻断下游信号通路的激活，抑制肿瘤细胞生长。在诸多中国顶尖学者的推动下开展了一系列的临床研究，逐步由理论走向实践，由基础走向临床。

其Ⅰ期临床研究由中国医学科学院的徐兵河教授领衔，探索了吡咯替尼联合卡培他滨的安全性、耐受性、最大耐受剂量、药代动力学、抗肿瘤活性，并进行了生物标志物的探索[5]。该研究共入组28例HER2+转移性乳腺癌患者，接受吡咯替尼160mg，240mg，320mg，或400mg联合卡培他滨的治疗。安全性方面，没有观察到剂量限制性毒性，12例患者发生3级AE；其中贫血和腹泻是最常见的3级AE。疗效方面，吡咯替尼口服治疗的ORR为78.6%，CBR为85.7%。中位PFS长达22.1个月（95%CI=9.0~26.2个月）。研究者进一步对基线血样中HER2相关信号网络中所有遗传变异进行分析，结果显示：与无遗传变异或单一遗传变异相比，具有多种遗传变异的患者接受吡咯替尼治疗疗效更差（中位PFS：16.8 vs. 29.9个月，P=0.006）。该研究结果提示吡咯替尼联合卡培他滨在乳腺癌患者中耐受性良好，且在HER2+转移性乳腺癌患者中初步展现出了优秀的抗肿瘤活性。该研究2019年发表于Clinical Cancer Research（IF：8.91）。

由中国医学科学院的徐兵河教授牵头的随机、多中心、对照、双盲Ⅱ期研究，入组了128例既往用过/未用过曲妥珠单抗且既往接受≤2线化疗的HER2阳性转移性乳腺癌患者，1:1随机接受吡咯替尼联合卡培他滨（试验组，n=65）或拉帕替尼联合卡培他滨（对照组，n=63），治疗直至疾病进展或毒性不可耐受[6]。分层因素为既往是否接受过曲妥珠单抗治疗，主要终点为ORR。研究结果显示，吡咯替尼组相较于拉帕替尼组可以显著提高患者的ORR（78.5% vs. 57.1%，P=0.01）；进一步分析结果显示吡咯替尼组的中位PFS达18.1个月，显著优于拉帕替尼组的7.0个月（P<0.000 1）。亚组分析显示，无论既往是否接受过曲妥珠单抗，吡咯替尼组中位PFS均显著优于拉帕替尼组。腹泻是吡咯替尼最常见的AE，吡咯替尼组腹泻发生率为96.9%，但3级或以上腹泻的发生率仅为15.4%。该研究结果发表于2019年的Journal of Clinical Oncology（IF：28.34）。基于该研究结果，吡咯替尼经国家药品监督管理局优先审批上市，现已广泛应用于临床治疗，为HER2阳性转移性乳腺癌患者提供了新的治疗选择。

吡咯替尼的Ⅲ期临床研究——PHENIX研究，是一项由中国人民解放军总医院第五医学中心的江泽飞教授牵头的随机、多中心、安慰剂对照、双盲研究[7]。该研究入组了279例患者，以2:1随机接受吡咯替尼联合卡培他滨治疗或安慰剂联合卡培他滨治疗。江泽飞教授在2019年ASCO大会的口头发言上首次公布了该研究结果，结果显示，相较于安慰剂，在卡培他滨的基础上联合吡咯替尼可以显著延长HER2阳性乳腺癌患者PFS（11.1 vs. 4.1个月，P<0.001），提高有效率（68.6% vs. 16.0%，P<0.001）。入组患者均为曲妥珠单抗经治者，无论曲妥珠单抗是否耐药，吡咯替尼联合卡培他滨均获益显著。这一研究完善了吡咯替尼的Ⅲ期临床研究结果，使中国HER2阳性乳腺癌患者的治疗增加了新的选择，现已改变临床实践。

在早期HER2阳性乳腺癌中，淋巴结阴性的小肿瘤患者是否能从辅助治疗中获益目前尚存在争议。为了解决这一问题，浙江大学医学院附属第二医院何雪心教授团队开展的一项回顾性研究纳入了587名pT1N0M0的HER2阳性的乳腺癌病例，并根据其辅助治疗分为3组：A组未进行辅助化疗、B组辅助化疗、C组辅助化疗+曲妥珠单抗；比较这三组患者的无病生存期（disease free survival，DFS）、总生存期（overall survival，OS）、无远处复发生存

(distant recurrence free survival, DRFS)和乳腺癌特异生存(breast cancer-specific survival, BCSS)[8]。研究结果显示,A、B和C组的10年DFS率分别为81.0%,65.4%和97.3%(P<0.001)。A组和B组之间的限制平均生存时间比率没有差异。Cox回归结果显示,与未接受辅助化疗相比,接受曲妥珠单抗联合辅助化疗可以降低患者疾病复发风险(P<0.001)。具有更大肿瘤的患者DFS更短(P<0.001)。对于肿瘤直径≥0.8cm的患者在辅助化疗联合曲妥珠单抗的治疗中可观察到DFS,OS,DRFS和BCSS的获益,而对于肿瘤直径<0.8cm的患者,接受辅助化疗并不能改善DFS、OS或DRFS。该研究结果为淋巴结阴性,HER2阳性的小肿瘤患者的辅助治疗决策提供了一定的参考价值,研究结果发表于2019年的 *Clinical Cancer Research* (IF:8.91)。

3. 化疗

(1) 早期乳腺癌:紫杉类药物是最为重要的乳腺癌化疗药物之一,紫杉类药物引起的周围神经毒性(taxane-induced peripheral neuropathy, TIPN)是剂量限制性毒性,主要表现为肢端麻木、疼痛等感觉异常,甚至运动受限。如何预防或治疗TIPN、改善肿瘤患者生活质量,是临床亟待解决的重要问题。多年来,国内外学者们尝试了各种药理上可能有效的药物,但均收效甚微。神经节苷脂(ganglioside-monosialic acid, GM1)主要表达于神经元细胞膜,参与多种神经生物活动,包括神经元分化、可塑性与细胞生存。临床前研究结果提示,GM1可在化疗药物暴露中具有神经保护作用。基于此,中山大学肿瘤防治中心的袁中玉教授牵头开展了一项多中心、前瞻性、双盲的随机对照临床研究,旨在探索GM1在乳腺癌患者中对TIPN的预防作用[9]。该研究入组了206例预期接受4个疗程含紫杉类药物(多西他赛或紫杉醇)辅助化疗的早期乳腺癌患者。入组患者每程紫杉类药物化疗期间同时接受GM1或安慰剂治疗。主要研究终点为4个疗程化疗后患者的癌症治疗神经毒性功能评价量表评分(Functional Assessment of Cancer Treatment Neurotoxicity, FACT-Ntx)。该研究结果显示:4个疗程化疗后,GM1组的FACT-Ntx评分显著高于对照组(43.27 vs. 34.34),平均差值为8.96(P<0.001)。根据CTCAE 4.0评价标准,GM1组的1级及以上周围神经毒性显著低于对照组(14.3% vs. 100.0%, P<0.001)。同时,根据东部肿瘤合作组神经疾病评价量表(Eastern Cooperative Oncology Group neuropathy scale, ENS),GM1组1级及以上感觉性神经毒性(26.4% vs. 97.8%,P<0.001)和运动性神经毒性(20.9% vs. 81.5%,P<0.001)的发生率均显著低于对照组。此外,GM1可降低紫杉类药物相关的急性疼痛综合征,这对于改善乳腺癌患者的生活质量及预后有着积极的影响。该研究证明了GM1可降低TIPN的发生率和严重程度,对乳腺癌患者的TIPN具有预防作用。该研究于2019年发表于 *Journal of the National Cancer Institute* (IF:10.21)。

三阴性乳腺癌(triple-negative breast cancer, TNBC)临床表现更具侵袭性且预后较差。典型的TNBC患者在确诊后早期复发风险较其他亚型乳腺癌更高。如何针对这一复发高危人群制定合适的辅助化疗方案是目前亟待解决的问题。复旦大学附属肿瘤医院的邵志敏教授团队开展了一项随机、多中心、开放的临床研究——CBCSG010,旨在探讨卡培他滨与蒽环、紫杉类药物联合使用作为早期TNBC辅助化疗的疗效和安全性。该研究入组的585例患者,以1:1随机接受3周期卡培他滨联合多西他赛序贯3周期环磷酰胺、表柔比星和卡培他滨(XT-XEC)或标准辅助化疗方案(T-FEC)治疗。该研究结果于2019年SABCS大会口头报告首次公布:XT-XEC组的5年DFS率显著优于T-FEC组(86.3% vs. 80.4%,P=0.044),5年RFS率(89.5% vs. 83.1%,P=0.022)和5年DDFS率(89.8% vs. 84.2%,P=0.048)亦显著更优,两组

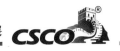

患者的 5 年 OS 率无显著差异 (93.3% vs. 90.7%, P=0.186)。在安全性方面,未观察到新的安全性问题。基于该项研究结果,XT-XEC 可作为 TNBC 的辅助治疗方案选择之一。

ER$^+$/HER2$^-$ 乳腺癌新辅助化疗的有效率较低,回顾性研究已经证实内分泌治疗可以显著提高此类乳腺癌对于术前新辅助化疗的疗效,这一联合治疗方案亟待前瞻研究证实。基于此,复旦大学附属肿瘤医院邵志敏教授牵头的随机、对照、多中心的 CBCSG-036 临床试验前瞻性地比较了新辅助化疗 ± 内分泌治疗对 ER$^+$/HER2$^-$ 乳腺癌患者的有效性和安全性[10]。该研究入组ⅡB~ⅢC 期 ER$^+$/HER2$^-$ 患者 249 例,患者以 1 : 1 随机分组接受新辅助化疗联合内分泌治疗或单纯新辅助化疗。新辅助化疗包括 EC×4-T×4(年龄 60 岁以上患者,改用 FEC×2-T×3)。新辅助内分泌治疗为来曲唑(绝经前患者加用亮丙瑞林)。主要研究终点为 ORR。研究结果显示,新辅助化疗联合内分泌治疗相比于单纯化疗组,ORR 显著提高 (84.8% vs. 72.6%, P=0.019),尤其对于 ki-67 指数较高(>20%)的患者,差异更为显著(91.2% vs. 68.7%, P=0.001)。两组 pCR 率和 DFS 均无显著差异,但对于入组时 ki-67 指数较高的患者,新辅助化疗联合内分泌治疗相比于单纯新辅助化疗组,2 年 DFS 率较高 (91.5% vs. 76.5%, P=0.058)。两组 3~4 级不良事件发生率相似。因此,新辅助化疗联合内分泌治疗可以显著提高 ER$^+$/HER2$^-$ 患者的 ORR,尤其对于 ki-67 指数较高的患者,该发表于 2019 年的 Cancer (IF: 6.10)。

新辅助治疗前预测患者是否能达到 pCR 对于指导后续的治疗具有重大意义。由于新辅助化疗的结果在不同的组织病理亚型和分子亚型间差异明显,目前在治疗前预测患者是否能达到 pCR 仍充满挑战。基于此,广东省人民医院王坤教授牵头的多中心回顾性研究将影像组学应用于乳腺新辅助化疗后 pCR 的预测中[11]。该研究基于乳腺癌原发灶的定量多参数 MRI 影像组学特征,并结合肿瘤分期、分子亚型和 ki-67 等临床指标,来构建模型。研究收集了 586 例行新辅助化疗的乳腺癌患者的多参数 MRI(包含 DWI、DCE 和 T2 序列)与相关临床病理资料,提取了海量影像组学特征并结合临床指标,在广东省人民医院的数据集上建立了预测模型,并分别在其他三家医院的数据集进行模型验证。结果显示,该影像 - 临床指标组合模型预测效果优于单纯的临床指标构建的模型,且在三个验证集都表现较好。此外,本研究建立的多参数影像组学标签在不同的分子亚型间均具有很好的预测效果,特别是在 HR$^+$/HER2$^-$ 以及三阴性乳腺癌亚组中。这项基于影像组学预测乳腺癌新辅助化疗效果的多中心研究,实现了乳腺癌新辅助化疗后 pCR 的精准预测。

(2) 转移性乳腺癌:初治Ⅳ期乳腺癌患者是一组具有不同临床病例特征和生存预后的异质性较大的群体。尽管原发灶手术是否能改善此类患者的预后存在一定争议,但仍有部分患者可以从中获益。为了预测初治Ⅳ期乳腺癌患者的预后及原发灶手术的价值,上海交通大学医学院附属瑞金医院的朱丽教授团队使用 SEER 数据库筛选了 8 582 例初治Ⅳ期乳腺癌患者,随机分为训练集和验证集,根据转移部位和数目分为 M1a(除了脑、肝转移外的单部位转移)、M1b(仅肝转移或除了脑、肝转移外的多发转移)、M1c(脑转移或除脑转移外的肝及其他部位转移),并根据 M1 分型判断对于预后及后续治疗的影响[12]。研究结果显示:在训练集和验证集中,M1a 亚型的癌症特异性和全因死亡率的累积发生率最低,M1c 亚型的累积发生率最高。在调整后的竞争风险模型中,M1a 亚型患者从原发灶手术中受益最大(M1a: SHR=0.57, 95%CI 0.48~0.67, M1b: SHR=0.62, 95%CI 0.47~0.83, M1c: SHR=0.59, 95%CI 0.44~0.80),而全身治疗的获益随着 M1 升级而增加(M1a: SHR=0.72,

95%*CI*=0.62~0.83，M1b：*SHR*=0.54，95%*CI*=0.44~0.68M1c：*SHR*=0.53，95%*CI*=0.45~0.61）。因此，M1 的细分有助于初治Ⅳ期乳腺癌患者的预后预测和治疗计划的决策。该研究 2019 年发表于 *Journal of the National Comprehensive Cancer Network*（IF：7.57）。

艾立布林是新型抗微管类化疗药物，已被 FDA 批准用于转移性乳腺癌的治疗。中国医学科学院徐兵河教授牵头了一项对比艾立布林和长春瑞滨治疗局部复发或转移性乳腺癌有效性和安全性的开放标签、随机、平行、双臂多中心Ⅲ期临床研究[13]。研究结果显示，在经过多线治疗的转移性乳腺癌患者中艾立布林疗效优于长春瑞滨（PFS：*HR*=0.80，95%*CI*=0.65~0.98，*P*=0.036）。此外，两组的 ORR 分别为 30.7% vs. 16.9%（*P*<0.001），中位 OS 分别为 13.4 与 12.5 个月（*P*=0.838）。安全性方面，艾立布林治疗所致不良事件引起治疗中止比例为 7.2%，而长春瑞滨组该比例为 14.0%。该研究结果表明，新型化疗药物艾立布林可以给临床医生带来新的诊疗思路和选择，给乳腺癌患者带来新的希望。该研究 2019 年发表于的 *European Journal of Cancer*（IF：6.68）。

（二）外科临床研究进展

1. 乳腺癌手术相关问题进展

众所周知，淋巴结转移并非乳腺癌患者保乳的禁忌证，但是对于淋巴结转移负荷较高的患者保乳是否仍然安全有待进一步的研究。厦门大学附属第一医院放射治疗科吴三纲教授团队对此问题开展了真实世界的非劣效性分析，比较此类患者接受保乳手术（breast-conserving surgery，BCS）和乳腺切除术（mastectomy，MAST）的生存差异。研究纳入了 2004 年至 2012 年间乳腺肿瘤为 T1~2N2~3 期（肿瘤大小≤5cm 和 4 个或更多淋巴结转移）的 13 263 例患者，其中 BCS 组 4 787 例（36.1%），MAST 组 8 476 例（63.9%）。结果显示年龄较轻和期别较晚的患者更倾向于行全乳切除术，MAST 的比例逐年增加，而保乳率则呈下降趋势（*P*<0.001）。乳腺癌特异 5 年生存率在 BCS 组为 86.1%，显著高于 MAST 组的 83.1%（*HR*=1.179，95%*CI*=1.087~1.278，*P*<0.001）。手术是独立的预后因素。因此研究者认为 T1~2/N2~3 浸润性乳腺癌患者行 BCS 的预后并不低于 MAST，对于可保乳的患者而言保乳可能是更佳的治疗方案[14]。

保乳术中对于手术残腔进行刮除可以将切缘阳性率下降将近 15%（由 34% 降低至 19%）[15]。中山大学孙逸仙纪念医院的宋尔卫教授利用自己中心的病例对于这个手术流程进行前瞻性的验证[16]。研究前瞻性纳入 181 例的可评估患者，其中 91 名患者未进行残腔刮除，而 90 名患者进行残腔刮除，切缘阳性的定义为：切缘有原位癌或者浸润性癌残余。结果发现保乳术中进行残腔刮除并不能显著降低术中快速冰冻切片检查或术后石蜡切片切片检查切缘的阳性率，也不能降低术中二次或术后二次再切除的发生率，也未能提高保乳的成功率。

上海复旦大学附属肿瘤医院的吴炅教授抽取美国 SEER 数据库中 1973—2013 年间乳腺癌保乳术后同侧乳房局部复发（IBTR）的 5 098 例患者，对比后续再行保乳手术或全乳切除术对于远期预后的影响，其中 4 048 名患者后续进行全乳切除而有 1 050 名患者行再次保乳手术[17]。经过多因素 COX 回归分析后发现保乳术后 IBTR 再次保乳手术者显著增加乳腺癌特异性死亡风险（*HR*=1.666，95%*CI*=1.319~2.105，*P*<0.001）和总死亡风险（*HR*=1.522，95%*CI*=1.317~1.759，*P*<0.001），这种趋势在后续匹配性评分分析中（propensity score-matching analysis，PSMA）得到进一步证实。然而再次行保乳手术后联合放疗者其总生存率并不低于

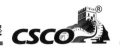

全切除术者,而且同侧乳房复发肿瘤直径小于1cm,再次行保乳加放疗其乳腺癌特异性生存率和总生存率也不低于全乳切除。研究结果提示乳腺癌保乳术后局部复发后再行保乳手术预后要差于全乳切除,但是再行保乳加放疗则预后并不差于全乳,这样给IBTR为小肿瘤的患者更多的选择空间。

此外,随着生活水平的提高以及乳房植入物材质的发展,越来越多的乳腺癌患者选择乳房重建手术。有部分患者需要行术后放疗,但放疗对于患者再次手术的影响尚无明确的定论。来自复旦大学附属肿瘤医院郭小毛教授领导的放疗团队就这一问题对832例行乳房单纯切除和再造的患者进行了回顾性分析,其中159例需要术后放疗。结果显示,对于重建患者,需要再手术的比例为46.1%,非计划再次手术的比例为7.7%。多因素分析显示无论是自体重建还是假体重建患者,术后放疗与再次手术无明显的相关性。然而,放疗在不同重建方式的患者中对非计划的再次手术有不同的影响。在接受假体植入的患者中,放疗增加了三倍的再次手术风险(OR=3.05,95%CI=1.20~7.75,P=0.019),而在自体重建的患者中,放疗并没有增加再次手术的风险(OR=1.17,95%CI0.51~2.66,P=0.713)[18]。因此在选择合适的乳房重建类型时,如果患者需要行术后放疗,则要考虑放疗对再次手术的风险可能造成的影响。

2. 腋淋巴结的诊断与处理

汕头大学医学院第一附属医院的一项研究针对乳腺癌患者术前应用多排螺旋CT预测淋巴结转移进行了价值评估。研究共纳入了148例患者,淋巴结的转移率为41.2%。结果显示与非转移性淋巴结相比,转移性淋巴结的皮质明显增厚,大于3mm(OR=12.32,95%CI=4.50~33.75,P<0.001)和非脂肪性淋巴结门(OR=5.38,95%CI=1.51~19.19,P=0.009)可作为淋巴结转移的独立预测因子。大于3mm的淋巴结皮质和CT评估腋淋巴结转移的敏感性为85.3%,特异性为87.4%[19]。

南方医科大学南方医院超声科李颖嘉教授的团队则提出通过超声剪切波弹性成像(shear wave elastography,SWE)技术来评估腋窝淋巴结的状态。研究对118例乳腺癌患者进行了乳腺穿刺活检和手术治疗。活检前行常规超声和SWE检查,并对每个腋淋巴结行定性评价,将SWE图像分为四种显色模式:①淋巴结内部和周围均匀显色;②显色缺损;③淋巴结边缘局部区域显色;④淋巴结内部不均匀的区域显色。研究共纳入了121枚淋巴结进行分析,其中转移性的为60例,良性61例。结果显示良性淋巴结呈1型显色,转移性呈2~4型(P<0.05)。同时应用常规超声和SWE可以获得最高的诊断性能,AUC为0.998。本研究为鉴别淋巴结的转移提供了更准确的判断方法,以避免不必要的活检[20]。

目前已有不少研究者建立了乳腺癌前哨淋巴结转移的预测模型,中国医科大学附属盛京医院刘彩刚教授团队通过增加患者的临床和病理特点等指标,建立了新的更为全面的前哨淋巴结转移和预测模型。该研究回顾性分析了633例行前哨淋巴结活检的乳腺癌患者的临床病理资料,加入了肿瘤的形状、乳房腺体等指标,采用矢量结合象限法分析肿瘤的位置。该团队提出的预测模型包括年龄、体重指数、象限、时钟方向、距乳头的距离、肿瘤钼靶形态、腺体含量、肿瘤大小、ER、PR、HER2和ki-67等12个指标。用此模型评估的准确率为70.3%,若采用矢量结合象限法分析肿瘤的原始位置比单纯使用向量或象限的评估更为准确,其准确率分别为70.3%、70.3%和63.6%[21]。

乳腺癌行腋窝淋巴结清扫术常可导致患侧上肢淋巴水肿,通过逆行腋窝淋巴结显影上肢回流淋巴结并在腋窝淋巴结清扫术中保护这些淋巴结免于切除技术(iDEntification and

Preservation of ARm LymphaTic system,DEPART)可能可以减少患肢淋巴水肿的发生风险。武汉大学中南医院吴高松教授前瞻性分析了543名腋清中应用DEPART技术和648名单纯腋清的乳腺癌患者[22],结果发现联用DEPART技术的患者无论是患肢客观测量的体积还是患者主观感觉患肢有无水肿均显著低于单纯腋清组(3.3% vs. 15.3%,P <0.001;6.1% vs. 16%,P<0.001);中位随访37个月后,两组的局部复发(1.5% vs. 1.4%),区域淋巴结转移(1.4% vs. 1.2%)以及远处转移(5.0% vs. 4.6%)均无显著统计学差异。研究结论是乳腺癌患者腋窝淋巴结清扫过程中加用DEPART技术可以显著降低患肢淋巴水肿的发生风险,而且不增加局部区域和远处转移的风险。

3. 特殊乳腺疾病的外科治疗

侵袭性微乳头状癌(invasive micropapillary carcinoma,IMPC)是一种较为罕见的乳腺癌组织病理学变异,IMPC是否比浸润性导管癌(invaxive ductal carcinoma,IDC)预后更差仍有争议。复旦大学附属肿瘤医院邵志敏团队针对IMPC的预后进行了配对回顾性研究。研究共分析了自2008年至2012年间在肿瘤医院接受一期切除的327例IMPC患者和4 979例IDC患者。两组按年龄、肿瘤大小、淋巴结状态、激素状态和HER2状态进行了1∶1配对。生存分析显示,与IDC患者相比,IMPC患者的总生存率(P=0.752)或无病生存率(P=0.578)均无显著降低。因此,研究者认为IMPC并非患者的独立预后因素,提示临床医生没有必要对此类患者进行特殊的或额外的临床治疗[23]。

在乳腺叶状肿瘤(phyllodes tumors,PTs)的治疗中外科手术是首选的治疗方案,治疗的成功与否主要在疾病的局部复发。广州中山大学孙逸仙纪念医院宋尔卫教授的团队就PTs进行了系统回顾与荟萃分析。研究纳入了54项研究的9 234例患者,其中良性PTs的局部复发为8%,交界性者为13%,而恶性PTs的复发率达18%。影响PTs局部复发的主要影响因素包括:有丝分裂、肿瘤边界(浸润性或膨胀性)、基质细胞(中/重度与轻度)、基质异型性(重度与轻度/缺失)、基质过度生长(重度与轻度/缺失)和肿瘤坏死(阳性与阴性)。亚组分析结果显示手术方式(保乳或全乳切除)和切缘状态只是恶性PTs复发的风险因素。因此对于不同分级的PTs可考虑不同的手术方式和管理策略[24]。

4. 乳腺癌筛查与预后影响因素

乳腺癌的筛查对于女性乳腺癌的早发现、早诊断、早治疗起到非常重要的作用。然而从对无症状乳腺癌患者检查到治疗的间隔是否与预后结局相关尚未明确。中国医学科学院北京协和医院乳腺外科孙强教团队对1 084例无症状浸润性乳腺癌患者进行了回顾性分析。结果显示,年龄较大(P=0.001)、生活在农村(P=0.024)、受教育程度较低(P=0.024)和在其他机构有过检测的妇女(P=0.006)从检查到治疗的间隔明显延长。其他因素,例如社会人口学和临床病理特征则与较长的间隔时间无关。然而,中位随访35个月的结果发现超过90天的长时间延迟治疗并不会显著降低患者的DFS。但在某些特殊类型的乳腺癌,如三阴性乳腺癌,间隔时间超过90天的延长治疗会带来不良的DFS后果(多因素分析 HR=3.40,95%CI,1.12~10.35,P=0.031)[25]。因此临床仍然有必要对缩短无症状乳腺癌初次治疗前的阶段加以关注。

在乳腺癌的分型指标中ki-67有着举足轻重的作用,luminal型的肿瘤中ki-67作为区分亚型的指标之一,对于患者疗效的预测与预后的判断都有相当重要的价值。而在三阴性乳腺癌中ki-67的表达是否同样影响患者预后尚无定论。四川大学华西医院肺癌中心研究所周清华教授带领其团队针对三阴性乳腺癌中ki-67表达价值进行了荟萃分析。研究共纳

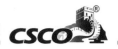

入了 35 项研究中 7 716 例患者,发现 ki67 高表达的患者 DFS($HR=1.73$,$95\%CI=1.45\sim2.07$,$P<0.001$) 和 OS($HR=1.65$,$95\%CI=1.27\sim2.14$,$P<0.001$) 都显著更差,在 ki-67 大于 40% 的亚组中,患者的 DFS 和 OS 更低[26]。这提示了在 TNBC 中 ki-67 高表达也是 TNBC 的预后不良因素,但最佳的界值还需进一步研究。

AJCC 第 8 版乳腺癌分期整合了解剖学分期和预后分期能更准确实现乳腺癌的预后预测。上海交通大学医学院附属瑞金医院的朱丽教授聚焦于 SEER 数据库中 T1~2N0M0,HR+HER2- 乳腺癌,尝试在第 8 版乳腺癌分期的基础上进一步加入 21 基因的 RS 评分,探索是否更准确预测这部分患者的预后[27]。研究者在 RS 评分在 11 分以下的患者,联合预后分期构建的新的 PGS-RS11 模型。利用 c-index 和 AIC 统计评估发现该模型与 PS 模型具有同等的预测效能,更优于 AS 模型。

陆军军医大学第一附属医院(重庆西南医院)的陈莉教授课题组采用 network 荟萃分析方法分析了不同手术方式对于早期乳腺癌远期预后的影响[28]。研究纳入 34 个前瞻性研究,其中比较了 11 种手术方式,直接比较 OS 的研究有 13 个,直接比较 DFS 的有 17 个。结果发现全乳切除联合放疗(M+RT)是最安全的手术方式;相对于其他手术方式,保乳手术(BCS)联合前哨淋巴结取样(ANS)的 OS 比较低,差异接近统计学差异。此外保乳手术联合前哨淋巴结活检(BCS+SLNB)的基础上采取术中或术后放疗,远期的预后一致。

(三)放疗领域临床研究进展

1. 乳房切除术后辅助放疗方式的改变

乳房切除术后患者的辅助放疗中,大分割放疗与常规分割相比的有效性和安全性之前一直缺乏循证医学证据。中国医学科学院肿瘤医院李晔雄教授团队进行了全世界首例、随机、非劣效性、开放标签、Ⅲ期、关于大分割放疗在乳腺癌乳房切除术后患者中疗效的临床研究,研究结果发表于 *Lancet Oncology*(IF:35.386)[29]。该研究入选全乳切除术后至少有 4 个阳性腋窝淋巴结或 T3~4 患者。患者随机分配至剂量为每 5 周 50Gy/25f(常规分割放疗)或每 3 周 43.5Gy/15f(大分割放疗),主要终点为 5 年局部复发率。2008—2016 年共入组 820 例患者,中位随访 58.5 个月,60 例(7%)患者出现局部复发(大分割放疗组 31 例,常规分割放疗组 29 例);大分割放疗组 5 年局部复发率为 8.3%,常规分割放疗组为 8.1%($P<0.000\ 1$)。不良反应方面:大分割放疗组 3 级急性皮肤毒性发生率更少(14/401 例和 3/409 例,$P<0.000\ 1$)。该成果也得到了国际同行的认可,在 *Lancet Oncology* 的同期述评中被称赞为"优雅的治疗方法,控制癌症治疗成本,减轻了经济负担"。基于此研究,对于高风险(N2~3 或 T3~4)乳房切除术后患者,大分割放疗与常规分割相比,疗效及安全性相似,而且 3 级急性皮肤毒性反应更低,值得在临床实践中合理选择。

2. 内乳淋巴结照射

在经历新辅助治疗后,乳腺癌术后辅助放疗时,是否应照射内乳淋巴结(internal mammary node irradiation,IMNI),一直存在争议。复旦大学附属肿瘤医院俞晓立教授团队设计的回顾性研究纳入了 497 例经蒽环或紫杉为基础新辅助化疗的 Ⅱ~Ⅲ 期乳腺癌,其中内乳淋巴结组(IMNI)236 名,非 IMNI 组 261 名,放疗计划 50Gy(46~60Gy)/25 次,研究的主要终点为 5 年 DFS 和 OS。经中位随访时间为 64 个月后,通过匹配倾向性得分后,IMNI 组和非 IMNI 组 5 年 DFS 分别为 76.8% 和 63.4%($P=0.030$),5 年 OS 分别为 88.9% 和 84.1%($P=0.083$)。IMNI 可独立预测配对患者的 DFS($P=0.014$)和 OS($P=0.047$)。该研究提示,含内乳淋巴结区域照射,能改善经新辅助治疗后乳腺癌患者生存,尤其是在新辅助后有肿瘤残留的患者。该研究结果发表于 *International Journal of Radiation Oncology Biology Physics*(IF:6.203)[30]。

3. 放射治疗在复发/转移性乳腺癌中的价值

同步放化疗在乳腺癌治疗中的价值仍未达成共识。上海交通大学医学院附属瑞金医院陈佳艺教授团队在局部复发的乳腺癌中,设计了一项前瞻性、单中心研究,探讨乳房切除术后不能切除的局部复发性乳腺癌联合应用紫杉醇和放疗的疗效和安全性。研究共纳入 51 例患者,局部放射治疗剂量 60Gy/30F,化疗方案为紫杉醇,50mg/m^2 每周 1 次,持续 5 周。结果提示,在 47 例患者(92.2%)中观察有效,其中 36 例(70.6%)完全缓解,11 例(21.6%)部分缓解,2 例(3.9%)出现病情稳定,2 例进展。术后 2 年累积无进展生存率为 62.8%,治疗 5 年后 53.0%。未观察到 4 级毒性。分别有 10 例(19.6%)和 12 例(23.5%)出现 3 级放射性皮炎和白细胞减少。1 例发生 2 级肺炎。总体而言,基于该研究,临床中可以采用紫杉醇周疗联合放疗治疗不可切除的局部复发性乳腺癌,安全性较好。文章发表于 *Radiation Oncology*(IF:2.895)[31]。

4. 化生性乳腺癌的放疗

化生性乳腺癌是一种相对罕见的乳腺癌类型,占比小于 2%,相对预后较差,目前缺少大样本研究或指南规范。2019 年分别有两个研究团队对该亚型乳腺癌的放射治疗价值,进行了 SEER 数据库挖掘。

厦门大学附属第一医院分析了 2000—2014 年间化生性乳腺癌,重点评估乳房切除术后放射治疗(PMRT)在中危(T1~2N1M0 和 T3N0M0)和高危患者(T1~4N2~3M0 和 T4N0~1M0)的效果。对 460 名患者的数据分析发现,所有患者的 5 年乳腺癌特异性生存率为 57.5%。多变量分析显示 PMRT 与更好的乳腺癌特异性生存(BCSS)(*HR*=0.500,*P*<0.001)相关。PMRT 组和非 PMRT 组的 5 年 BCSS 分别为 62.3% 和 50.3%(*P*=0.001)。PMRT 组和非 PMRT 组 5 年期 BCS,中等风险组分别为 74.3% 和 64.7%(*P*=0.042),高危患者组分别为 52.1% 和 28.8%(*P*<0.001)。研究结论:PMRT 可改善中危和高危的化生性乳腺癌患者的 BCSS。该研究文章发表于 *Frontiers in Oncology*(IF:4.137)[32]。

另一项来自浙江省肿瘤医院的研究者同样通过分析 1973—2015 年 SEER 数据库进行回顾性队列研究。在倾向评分匹配(PSM)前后,比较了有或无放射治疗(RT)化生性乳腺癌患者的总体 OS 和 BCSS。结果发现,在 2 267 名化生性乳腺癌患者中,1 086 名患者(47.9%)接受了 RT 治疗。接受 RT(*n*=1 066)的患者比未接受 RT 患者(OS,*HR*=0.64;*P*<0.001 和 BCSS,*HR*=0.64;*P*=0.001)存活时间更长。对年龄较大的患者(*P*=0.001)和肿瘤体积较大的患者(*P*=0.002)进行 RT 时,观察到 OS 的明显获益。另外,N0 患者在 RT 后也获得更长的 OS(*HR*=0.69,*P*=0.012)。该研究文章发表于 *Journal of Translational Medicine*(IF:4.098)[33]。

综合以上两项研究,在化生性乳腺癌中,积极的术后放疗或将改善患者(尤其是中至高危风险)的总体生存或乳腺癌特异性生存,值得进一步开展前瞻性研究进一步验证该结论,并指导临床实践。

(四)转化研究进展

2019 年是乳腺癌在转化研究方面取得丰收硕果的一年,国内多个团队在三阴性乳腺癌多组学精细图谱、乳腺癌免疫标记物、乳腺癌潜在分子特征、液体活检、影响药物敏感性特征突变等方面进行了深入研究,多项成果发表在国际顶级期刊,推动国内乳腺癌转化医学的发展。

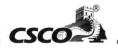

1. 描绘三阴性乳腺癌分子图谱

三阴性乳腺癌恶性程度高,具有高度侵袭性和转移潜能,同时缺乏相应靶点,是乳腺癌领域中的治疗难点。复旦大学附属肿瘤医院邵志敏教授团队利用多组学测序技术对三阴性乳腺癌分子图谱进行了精细描绘[34],综合分析了 465 例原发性三阴性乳腺癌基因组、转录组数据以及相应临床信息,研究发现与美国癌症基因组图谱(TCGA)中的患者队列相比,中国三阴性乳腺癌患者 PIK3CA 突变以及染色体 22q11 区段拷贝数扩增的发生率更高。研究根据转录组表达特征将三阴性乳腺癌分为四种亚型:①腔面雄激素受体型(luminal androgen receptor,LAR);②免疫调节型;③基底样免疫抑制型;④间充质型。并且进一步确定了各个亚型潜在的治疗靶点或生物标志物。研究同时发现,LAR 亚型存在更多 ERBB2 体细胞突变以及 CDKN2A 缺失、而突变的信号 3 相对减少。该研究将为推动对三阴性乳腺癌分子亚型的深入理解以及确定精准治疗相应靶标提供助力,为三阴性乳腺癌未来的靶向治疗提供方向。相关结果发表于 *Cancer Cell*(IF:23.92)。

另外,邵志敏教授团队又利用全基因组测序联合功能筛选探索三阴性乳腺癌肺转移的生物标志物,从而实现对预后的危险分层[35]。肺转移是引起三阴性乳腺癌患者死亡的主要原因之一。首先,研究者对一名三阴性乳腺癌患者的乳腺肿瘤原发灶以及相应肺转移病灶进行了全基因组测序,确定潜在的基因驱动变异。利用扩增的开放阅读框文库进行体内的功能筛选,寻找能促进肺转移的候选基因。最后,研究利用 Cox 风险回归模型,从三阴性乳腺癌中的 14 个候选基因中建立了一个对预后有预测作用的基因标记。与原发灶相比,肺转移中染色体 3q 和 8q 拷贝数扩增。在小鼠肺转移模型中,转移灶染色体 3q 和 8q 上的 14 个基因同样表现出富集。研究进一步发现了预测三阴性乳腺癌患者无复发生存(relapse-free survival,RFS)和肺转移的四基因标记(ENY2、KCNK9、TNFRSF11B 和 KCNMB2)。其中,ENY2 过表达可促进三阴性乳腺癌细胞在体内外的侵袭和肺转移。研究揭示了三阴性乳腺癌肺转移中,由于染色体 3q 和 8q 拷贝数扩增而出现相应功能基因的富集。研究发现的四基因标记模型,可有效地判断患者预后的危险分层,为三阴性乳腺癌个性化治疗的建立提供依据。相关结果发表于 *Int J Cancer*(IF:4.98)。

2. 探索乳腺癌免疫标记

肿瘤免疫微环境是抑制免疫细胞对肿瘤的杀伤作用,促进肿瘤免疫逃逸,引起肿瘤发生发展的关键因素。复旦大学附属肿瘤医院邵志敏教授团队对 386 例三阴性乳腺癌患者标本进行多组学分析[36],研究三阴性乳腺癌微环境的异质性以及对预后的提示意义,进一步探讨三阴性乳腺癌潜在的免疫逃逸机制。研究根据三阴性乳腺癌的微环境表型将其分为三个类型:第一类为免疫沙漠型,微环境细胞浸润率较低;第二类为免疫失活型,先天性免疫细胞静息、无免疫基质细胞浸润;第三类为免疫炎症型,适应性和先天性免疫细胞浸润丰富。聚类分析的结果经过了标本病理的内部验证,以及 TCGA 和 METABRIC 数据库的外部验证。肿瘤微环境的分类对于预后有显著的预测作用,其中免疫炎症型较其他两型预后佳。在潜在的免疫逃逸机制方面,免疫沙漠型的特点是无法吸引免疫细胞,MYC 扩增与其低免疫细胞浸润相关。在免疫失活型中,先天性免疫细胞虽然可被趋化但其功能失活,以及低肿瘤抗原负荷参与其免疫逃逸机制,而 PI3K-AKT 途径的突变可能与免疫失活型的逃逸机制相关。免疫炎症型高表达的免疫检查点分子,引起免疫激活。此研究为三阴性乳腺癌患者的免疫治疗的精准化进行了初步探索,对于免疫炎症型使用免疫检查点抑制剂可能有效,而对于免疫沙漠型和免疫失活型,应考虑将"冷肿瘤"转化为"热肿瘤",提高其对免疫检查点抑制剂的反应性。相关结果发表于 *Clin Cancer Res*(IF:8.91)。

此外,免疫微环境中免疫细胞的数量以及分子的表达对免疫治疗疗效有一定的提示作用。中山大学肿瘤防治中心的夏建川教授课题组探索了免疫微环境中 PD-L1 表达与乳腺癌联合细胞因子诱导杀伤细胞(cytokine-induced killer,CIK)免疫治疗疗效的相关性[37]。研究对 310 例乳腺癌切除术后接受辅助治疗的患者进行回顾性研究,其中对照组 160 例患者接受常规的辅助化疗 / 放疗 / 内分泌治疗,治疗组 150 例患者在常规辅助治疗的同时联合 CIK 细胞的免疫治疗。研究分析了 CIK 细胞治疗的疗效以及与肿瘤组织 PD-L1 表达的相关性,发现 CIK 治疗组 OS 率和 RFS 显著优于对照组。在 CIK 治疗组患者中,多因素生存分析显示肿瘤组织中 PD-L1 表达是其独立预后因素,且 PD-L1 表达阳性的患者具有更长的 OS 和 RFS。研究还发现在所有患者中,PD-L1 表达阳性的患者可从 CIK 治疗中获益,而阴性患者并不获益。本研究揭示了 PD-L1 表达与 CIK 免疫治疗的相关性,并提示 PD-L1 表达对乳腺癌术后辅助联合 CIK 治疗中的预测作用。相关结果发表于 *J Immunother Cancer*(IF:8.72)。

3. 确认乳腺癌内在分子特征

ER 阳性、PR 阳性和 HER2 阳性的三阳性乳腺癌占所有类型乳腺癌的 5%~10%。复旦大学附属肿瘤医院江一舟教授团队对三阳性乳腺癌的多组学分子特征及以及与曲妥珠单抗反应性的相关性进行了分析[38]。研究利用来自不同数据库的 5 个队列,包括:来自 SEER 数据库的队列(n=32 056),用于确定三阳性乳腺癌的临床特征;来自 TCGA(n=162)、GSE2603(n=37)和 GSE2109(n=30)数据库的队列,用于进行三阳性乳腺癌基因组特征分析;由复旦大学附属肿瘤医院治疗患者(FUSCC,n=171)组成的队列,用于免疫组化分析。结果显示三阳性乳腺癌患者的预后明显优于 ER-PR-HER2$^+$ 患者。基因组数据分析显示三阳性乳腺癌较 ER-PR-HER2$^+$ 乳腺癌 TP53 突变率低(30% vs. 69%,*P*<0.001),HER2 mRNA 和蛋白表达水平低。>40% 的三阳性乳腺癌被分类为 Luminal A 亚型,此亚型 HER2 表达水平更低。利用 CDCA8、BCL2 和 STC2 的免疫组化染色,研究者在 FUSCC 队列中发现 CDCA8 阴性,BCL2 和 / 或 STC2 阳性的三阳性乳腺癌属于 Luminal A 亚型。与其他亚型 TPBC 患者相比,Luminal A 样三阳性乳腺癌患者预后好,但从曲妥珠单抗中受益相对较少。相关结果发表于 *Theranostics*(IF:8.06)。

BRCA1/2 突变是 DNA 损伤修复基因中最常见的胚系突变,其与患者预后的相关性既往研究已进行了探索。但在未经选择的乳腺癌患者中,非 BRCA1/2 的 DNA 损伤修复基因的胚系突变的情况及与预后的相关性仍未知。北京大学肿瘤医院解云涛课题组对 BRCA1/2 阴性乳腺癌患者中 DNA 修复基因的胚系突变情况进行了探索[39]。在 7 657 例 BRCA1/2 阴性乳腺癌患者中,利用多基因 panel 测定了 16 个 DNA 修复基因的胚系突变。在上述乳腺癌患者中,257 例(3.4%)携带了至少 1 个致病性胚系突变。家族性乳腺癌和早发性乳腺癌(诊断年龄≤40 岁)的 DNA 修复基因突变率明显高于散发性乳腺癌,发生率分别为 5.2%(*P*=0.002)以及 4.5%(*P*=0.003)。DNA 修复基因突变携带者肿瘤直径更大(*P*=0.04)、更易发生腋窝淋巴结转移(*P*=0.03)。同时,DNA 修复基因突变是 RFS(*HR*=1.38,95%*CI*=1.00~1.91,*P*=0.05)和疾病特异性生存率(*HR*=1.63,95%*CI*=1.04~2.57,*P*=0.03)的独立预后因素。以上结果提示 DNA 修复基因突变携带者乳腺癌恶性程度较高,预后较差。相关结果发表于 *Cancer Science*(IF:4.75)。

4. 液体活检

液体活检是肿瘤检测和辅助治疗的新的分子诊断技术,具有取样无创、方便快捷、成

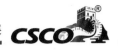

本低等特点,对于筛选检测早期肿瘤、评价药物疗效具有十分重要的意义。循环肿瘤 DNA(ctDNA)是肿瘤液体活检的重要方式之一,早期乳腺癌中 ctDNA 基因变异作为可用于临床检测的生物标志物在早期诊断和干预具有潜在的应用价值[40]。哈尔滨医科大学肿瘤医院的庞达教授团队对早期乳腺癌中循环肿瘤 DNA(ctDNA)与肿瘤组织体细胞突变进行了平行分析,利用二代测序技术以及多基因 panel,对来自于 102 例早期乳腺癌患者以及 50 例良性乳腺肿瘤患者,共计 861 份血浆和配对组织标本进行测序。研究发现早期乳腺癌患者的肿瘤组织显示出明显的肿瘤内不均一性,ctDNA 检测能很好地反映这种不均一性。该队列中,ctDNA 的检测率为 74.2%,与 BI-RADS 乳腺影像分类结合后,阳性预测值可提高到 92%,并有可能显著减少过度手术治疗。术后 ctDNA 阳性患者淋巴结转移率较高,提示有复发和远处转移风险增加。基底型和 HER2 阳性型乳腺癌化疗后 ctDNA 阳性率显著降低,而 Luminal 型化疗后 ctDNA 仍持续阳性。基于血液 ctDNA 检测的肿瘤突变负荷(blood TMB)与肿瘤组织中的 TMB(tumor TMB)呈正相关,为乳腺癌待探索的免疫治疗提供了可行的生物标志物。以上结果提示 ctDNA 检测是一种可行、敏感,且具有高度特异性的早期乳腺癌诊断以及是否需要术后化疗的生物标志物。相关结果发表于 *Clin Cancer Res*(IF:8.91)。

循环肿瘤细胞(CTCs)同样是对乳腺癌患者临床结局具有预测作用的液体活检指标。从转移性乳腺癌患者中分离的 CTCs 具有独特的 miRNA 表达谱。中山大学孙逸仙纪念医院龚畅教授团队将 miRNA 纳入 CTCs 的分子表型分析,通过联合预测模型提高 CTC 对于转移性乳腺癌患者预后预测的准确性[41]。研究通过筛选并鉴定发现,与 CTC 为 0 个 /7.5ml(n=16)的转移性乳腺癌患者和健康供体(n=8)相比,miR-106b 在 CTC≥5 个 /7.5ml(n=16)的患者中显著上调。CTC 特异性 miR-106b 的表达与上皮间质转化通路中 vimentin 和 E-cadherin 表达显著相关,是预测 OS 的独立因素(HR=2.15,95%CI=1.098~4.239,P=0.026)。基于 CTC 特异性的 miR-106b、E-cadherin 和 vimentin 表达,可联合预测转移性乳腺癌患者预后,在队列 1 以及队列 2 显著增强中对 OS 的预测作用,曲线下面积(AUC)分别为 0.752(95%CI=0.658~0.847,n=128)以及 0.726(95%CI=0.595~0.856,n=91)。此外,miR-106b 三分子联合模型对治疗疗效也存在一定预测作用。以上结果提示纳入 miR-106b 的 CTC 联合模型对转移性乳腺癌患者的 OS 具有预测作用。相关结果发表于 *the Oncologist*(IF:5.25)。

5. 预测药物敏感性

基因突变与新辅助化疗疗效的相关性尚未有文献进行深入研究。四川大学华西医院步宏教授团队探索了 TP53、ERBB2、PIK3CA 和 CCND1 体细胞突变与乳腺癌新辅助化疗敏感性的相关性[42]。利用二代测序技术检测了 247 名接受蒽环 - 紫杉类药物新辅助治疗的乳腺癌患者的组织标本。采用两种不同的病理完全缓解(pCR)标准 ypT0/isypN0 和 ypT0/is 作为新辅助化疗的疗效指标。结果显示发生率最高的基因变异分别为 TP53 突变(n=149,60.3%)、PIK3CA 突变(n=109,44.1%)和 MYC 扩增(n=95,38.5%)。TP53 突变(ypT0/isypN0 P=0.019,ypT0/is P=0.003)和 ERBB2 扩增(ypT0/isypN0 和 ypT0/is 均 P<0.001)与高 pCR 率显著相关。PIK3CA 突变(ypT0/isypN0 P=0.040)和 CCND2 扩增(ypT0/is P=0.042)的患者新辅助化疗敏感性显著降低。MAPK 通路中关键分子突变的患者 pCR 率显著降低(ypT0/is P=0.043)。与野生型肿瘤相比,TP53 突变(−)PIK3CA 突变(−)ERBB2 扩增(+)CCND1 扩增(−),TP53 突变(+)PIK3CA 突变(−)ERBB2 扩增(+)CCND1 扩增(−)以及 TP53 突变(+)PIK3CA 突变(+)ERBB2 扩增(+)CCND1 扩增(−)的肿瘤具有更高的 pCR 率(ypT0/isypN0 和

ypT0/is，*P*<0.05）。以上结果提示肿瘤基因以及相应通路的变异与新辅助化疗敏感性具有相关性，对于这些基因变异的探索有助于揭示乳腺癌的分子特征，并在乳腺癌首次活检时预测新辅助化疗疗效。相关结果发表于 *Cancer Science*（IF：4.75）。

总　结

综上所述，中国学者乳腺癌领域 2019 年较 2018 年在高水平期刊的发文量明显增加，有多项重磅临床研究结果发表于 *Lancet Oncology*、*Journal of Clinical Oncology* 等顶尖肿瘤学期刊上，为乳腺癌的综合治疗提供了新的高级别循证医学证据，改变了我们的临床实践；并更注重对临床具有指导意义的转化研究的投入，在乳腺癌各个领域均取得了不错的成绩：在全身治疗领域，我国自主研发药物西达本胺与吡咯替尼的获批为转移性乳腺癌患者带来了更多的治疗选择，此外关于 GM1 对紫杉类药物引起的周围神经毒性的预防作用，利用 MRI 或 PET/CT 等无创检查手段预测疗效、改变临床策略等的探索，均为肿瘤科医师的临床用药提供了新的循证医学证据。外科治疗领域对于手术方式展开了进一步思考、在腋窝淋巴结诊治领域提出新的角度，并在特殊乳腺疾病的外科治疗手段等方面进行了探索。放疗领域首次对于乳腺癌术后大分割照射进行了大规模临床研究，此外还探索了内乳淋巴结照射与放疗在复发 / 转移性乳腺癌中的价值。转化研究聚焦热点问题，在三阴性乳腺癌多组学精细图谱、乳腺癌免疫标记物、乳腺癌潜在分子特征、液体活检、影响药物敏感性特征突变等方面进行了深入研究。

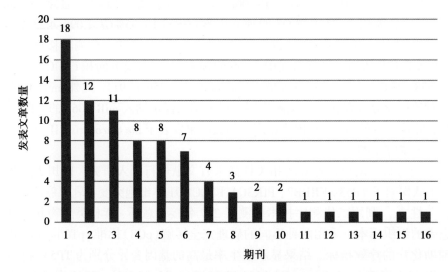

图 1　2019 年中国乳腺癌领域重点期刊文章发表量前 16 的期刊

1. INTERNATIONAL JOURNAL OF CANCER（IF：4.98）；2. ANNALS OF SURGICAL ONCOLOGY（IF：3.68）；3. CLINICAL CANCER RESEARCH（IF：8.91）；4. BREAST CANCER RESEARCH（IF：5.68）；5. CANCER RESEARCH（IF：8.38）；6. ONCOLOGIST（IF：5.25）；7. BRITISH JOURNAL OF CANCER（IF：5.42）；8. INTERNATIONAL JOURNAL OF RADIATION ONCOLOGY BIOLOGY PHYSICS（IF：6.20）；9. EUROPEAN JOURNAL OF CANCER（IF：6.68）；10. LANCET ONCOLOGY（IF：35.39）；11. CANCER（IF：6.10）；12. CANCER CELL（IF：23.92）；13. JNCI-JOURNAL OF THE NATIONAL CANCER INSTITUTE（IF：10.21）；14. JOURNAL OF CLINICAL ONCOLOGY（IF：28.35）；15. LANCET（IF：59.10）；16. NATURE MEDICINE（IF：30.641）

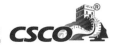

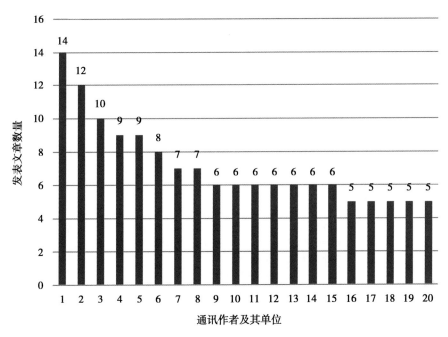

图 2　2019 年中国乳腺癌领域文章发表量前 20 名的作者及其单位

1. 杨其峰,山东大学;2. 唐金海,南京医科大学;3. 邵志敏,复旦大学;4. 金锋,中国医科大学;5. 徐兵河,中国医学科学院;6. 何振宇,中山大学;7. 戴晓峰,江汉大学;8. 吴炅,复旦大学;9. 陈伟贤,南京医科大学;10. 耿翠芝,河北医科大学;11. 刘培军,西安交通大学;12. 钱军民,西安交通大学;13. 王水,南京医科大学;14. 魏敏杰,中国医科大学;15. 朱利民,东华大学;16. 陈伟国,上海交通大学;17. 董亚琳,西安交通大学;18. 李静,中国医学科学院;19. 李小妹,西安交通大学;20. 刘红,天津医科大学

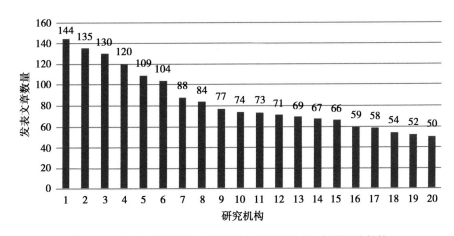

图 3　2019 年中国乳腺癌领域发表文章量前 20 名的研究机构

1. 中国医学科学院;2. 复旦大学;3. 南京医科大学;4. 中山大学;5. 暨南大学;6. 中国医科大学;7. 山东大学;8. 四川大学;9. 北京大学;10. 上海交通大学;11. 浙江大学;12. 中南大学;13. 西安交通大学;14. 中国医学科学院;15. 华中科技大学;16. 天津医科大学;17. 武汉大学;18. 中国药科大学;19. 重庆医科大学;20. 上海中医药大学

表 1　2019 年中国乳腺癌领域重点推荐的研究

通讯作者	第一作者	研究机构	研究概要	临床实践意义	发表刊物	影响因子	证据级别
江泽飞[1]	江泽飞	中国人民解放军总医院第五医学中心	该项随机、对照、Ⅲ期临床研究，入组了绝经后 HR$^+$/HER2$^-$、既往接受过他莫昔芬和/或 NSAI 治疗失败的转移性乳腺癌患者，2∶1 随机接受西达本胺联合依西美坦或安慰剂联合依西美坦单药治疗。研究结果显示在依西美坦的基础上联合西达本胺可显著延长患者 PFS	基于该项研究，西达本胺获批用于治疗既往内分泌治疗失败的 HR$^+$/HER2$^-$ 转移性乳腺癌患者	_Lancet Oncology_	35.39	Ⅰ 级
李晔雄[29]	王淑莲，房辉	中国医学科学院肿瘤医院	该项随机、非劣效性、开放标签、Ⅲ期研究入组 N2~3 或 T3~4 的乳腺癌患者，术后随机接受常规分割放疗或大分割放疗，结果显示，大分割放疗组 5 年局部复发率为 8.3%，常规分割放疗组为 8.1%（*P*<0.000 1）。不良反应方面：大分割放疗组 3 级急性皮肤毒性的患者更少	全世界首例、大型、关于大分割放疗在乳腺癌乳房切除术后患者中疗效的临床研究	_Lancet Oncology_	35.39	Ⅰ 级
徐兵河[6]	马飞，欧阳取长	中国医学科学院肿瘤医院	该项随机对照Ⅱ期临床研究，入组既往接受蒽环、紫杉和/或曲妥珠单抗治疗的 HER2 阳性转移性乳腺癌患者，1∶1 随机分配接受吡咯替尼 + 卡培他滨或拉帕替尼 + 卡培他滨。研究结果显示吡咯替尼组对比拉帕替尼组可以显著提高患者的 ORR 以及 PFS	证实了吡咯替尼联合卡培他滨在转移性乳腺癌中的疗效与安全性。基于该项研究，吡咯替尼获得国家药品监督管理局的优先审批上市	_Journal of Clinical Oncology_	28.35	Ⅰ 级，多中心 RCT

表 2　2019 年中国乳腺癌领域值得关注的研究

通讯作者	第一作者	研究机构	研究概要	临床实践意义	发表刊物	影响因子	证据级别
邵志敏，黄薇，石乐明，王鹏[34]	江一舟，马丁，索晨，施锦绣，薛梦竹，胡欣	复旦大学附属肿瘤医院	该研究对 465 例中国三阴性乳腺癌患者的原发肿瘤组织和血液标本进行基因组和转录组测序，进一步将三阴性乳腺癌分为四种亚型：雄激素受体管腔型、免疫调节型、基底样免疫抑制型、间充质样型。同时，确定了各个亚型的潜在治疗靶点或生物标志	该研究将为推动对三阴性乳腺癌分子亚型的深入理解以及确定精准治疗相应靶标提供助力	_Cancer Cell_	23.92	Ⅱ 级，高影响力转化研究
袁中玉[9]	苏彦虹，黄嘉佳，王树森	中山大学肿瘤防治中心	该研究入组预期接受 4 个疗程含紫杉类药物辅助化疗，基线无周围神经毒性的早期乳腺癌患者。每个疗程紫杉类药物化疗期间同时接受 GM1 或安慰剂治疗。主要研究终点为 4 个疗程化疗后的 FACT-Ntx 评分。结果显示：4 个疗程化疗后，GM1 组的 FACT-Ntx 评分显著高于对照组	该研究为 TIPN 的预防和治疗提出了有效措施，有助于提高患者对于紫杉类药物化疗的耐受性，增强患者的治疗意愿，提高患者的生活质量，进而提高疗效	_Journal of the National Cancer Institute_	10.21	Ⅰ 级，多中心 RCT

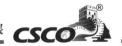
续表

通讯作者	第一作者	研究机构	研究概要	临床实践意义	发表刊物	影响因子	证据级别
王坤，刘再毅，田捷[11]	刘振宇，李卓琳，曲金荣，张仁知	广东省人民医院等	该研究收集了586例行新辅助化疗的乳腺癌患者的多参数MRI与相关临床病理资料并构建预测模型。结果显示，该影像-临床指标组合模型预测效果优于单纯的临床指标构建的模型，且在HR$^+$/HER2$^-$以及三阴性亚组中有较好的预测价值	这项基于影像组学预测乳腺癌新辅助化疗效果的多中心研究，实现了乳腺癌新辅助化疗后pCR的精准预测	*Clinical Cancer Research*	8.91	Ⅲ级，多中心研究，提出值得探索的新概念

参 考 文 献

[1] JIANG Z,LI W,HU X,et al. Tucidinostat plus exemestane for postmenopausal patients with advanced, hormone receptor-positive breast cancer(ACE):a randomised,double-blind,placebo-controlled,phase 3 trial [J]. Lancet Oncol,2019,20(6):806-815.

[2] JIANG Z,HU X,ZHANG Q,et al. MONARCHplus:A phase Ⅲ trial of abemaciclib plus nonsteroidal aromatase inhibitor(NSAI)or fulvestrant(F)for women with HR$^+$/HER2$^-$advanced breast cancer(ABC)[J]. Annals of Oncology,2019,305:863.

[3] LU Q,XIA W,LEE K,et al. Bicalutamide plus Aromatase Inhibitor in Patients with Estrogen Receptor-Positive/Androgen Receptor-Positive Advanced Breast Cancer [J]. Oncologist,2020,25(1):15-21.

[4] LIU C,GONG C,LIU S,et al. (18)F-FES PET/CT Influences the Staging and Management of Patients with Newly Diagnosed Estrogen Receptor-Positive Breast Cancer:A Retrospective Comparative Study with(18)F-FDG PET/CT [J]. Oncologist,2019,24(12):e1277-e1285.

[5] LI Q,GUAN X,CHEN S,et al. Safety,Efficacy,and Biomarker Analysis of Pyrotinib in Combination with Capecitabine in HER2-Positive Metastatic Breast Cancer Patients:A Phase I Clinical Trial [J]. Clin Cancer Res,2019,25(17):5212-5220.

[6] MA F,OUYANG Q,LI W,et al. Pyrotinib or Lapatinib Combined With Capecitabine in HER2-Positive Metastatic Breast Cancer With Prior Taxanes,Anthracyclines,and/or Trastuzumab:A Randomized,Phase Ⅱ Study [J]. J Clin Oncol,2019,37(29):2610-2619.

[7] JIANG Z,YAN M,HU X,et al. Pyrotinib combined with capecitabine in women with HER2+metastatic breast cancer previously treated with trastuzumab and taxanes:A randomized phase Ⅲ study.[J]. J Clin Oncol,2019,37S(15).

[8] HE X,JI J,TIAN M,et al. Long-term survival analysis of adjuvant chemotherapy with or without trastuzumab in patients with t1,node-negative HER2-positive breast cancer [J]. Clin Cancer Res,2019,25(24):7388-7395.

[9] SU Y,HUANG J,WANG S,et al. The Effects of Ganglioside-Monosialic Acid in Taxane-Induced Peripheral Neurotoxicity in Patients with Breast Cancer:A Randomized Trial [J]. J Natl Cancer Inst,2020,112(1):55-62.

[10] YU K D,WU S Y,LIU G Y,et al. Concurrent neoadjuvant chemotherapy and estrogen deprivation in patients with estrogen receptor-positive,human epidermal growth factor receptor 2-negative breast cancer (CBCSG-036):A randomized,controlled,multicenter trial [J]. Cancer,2019,125(13):2185-2193.

[11] LIU Z,LI Z,QU J,et al. Radiomics of Multiparametric MRI for Pretreatment Prediction of Pathologic Complete Response to Neoadjuvant Chemotherapy in Breast Cancer:A Multicenter Study [J]. Clin Cancer Res,2019, 25(12):3538-3547.

[12] LIN C,WU J,DING S,et al. Subdivision of M1 Stage for De Novo Metastatic Breast Cancer to Better Predict

Prognosis and Response to Primary Tumor Surgery［J］. J Natl Compr Canc Netw,2019,17(12):1521-1528.

［13］YUAN P,HU X,SUN T,et al. Eribulin mesilate versus vinorelbine in women with locally recurrent or metastatic breast cancer:A randomised clinical trial［J］. Eur J Cancer,2019,112:57-65.

［14］WANG J,DENG J P,SUN J Y,et al. Noninferior Outcome After Breast-Conserving Treatment Compared to Mastectomy in Breast Cancer Patients With Four or More Positive Lymph Nodes［J］. Frontiers in oncology, 2019,9:143.

［15］CHAGPAR A B,KILLELEA B K,TSANGARIS T N,et al. A Randomized,Controlled Trial of Cavity Shave Margins in Breast Cancer［J］. The New England journal of medicine,2015,373(6):503-510.

［16］CHEN K,ZHU L,CHEN L,et al. Circumferential Shaving of the Cavity in Breast-Conserving Surgery:A Randomized Controlled Trial［J］. Ann Surg Oncol,2019,26(13):4256-4263.

［17］SU Y,GUO R,XUE J,et al. Increased Mortality with Repeat Lumpectomy Alone After Ipsilateral Breast Tumor Recurrence［J］. The oncologist,2019,24(9):e818-e827.

［18］ZHANG L,JIN K,WANG X,et al. The Impact of Radiotherapy on Reoperation Rates in Patients Undergoing Mastectomy and Breast Reconstruction［J］. Ann Surg Oncol,2019,26(4):961-968.

［19］CHEN C F,ZHANG Y L,CAI Z L,et al. Predictive Value of Preoperative Multidetector-Row Computed Tomography for Axillary Lymph Nodes Metastasis in Patients with Breast Cancer［J］. Front oncol,2018,8:666.

［20］LUO S,YAO G,HONG Z,et al. Qualitative Classification of Shear Wave Elastography for Differential Diagnosis Between Benign and Metastatic Axillary Lymph Nodes in Breast Cancer［J］. Front oncol,2019,9:533.

［21］LIU C,ZHAO Z,GU X,et al. Establishment and Verification of a Bagged-Trees-Based Model for Prediction of Sentinel Lymph Node Metastasis for Early Breast Cancer Patients［J］. Front oncol,2019,9:282.

［22］YUAN Q,WU G,XIAO S Y,et al. Identification and Preservation of Arm Lymphatic System in Axillary Dissection for Breast Cancer to Reduce Arm Lymphedema Events:A Randomized Clinical Trial［J］. Ann Surg Oncol,2019,26(11):3446-3454.

［23］HAO S,ZHAO Y Y,PENG J J,et al. Invasive micropapillary carcinoma of the breast had no difference in prognosis compared with invasive ductal carcinoma:a propensity-matched analysis［J］. Sci Rep,2019,9(1):286.

［24］LU Y,CHEN Y,ZHU L,et al. Local Recurrence of Benign,Borderline,and Malignant Phyllodes Tumors of the Breast:A Systematic Review and Meta-analysis［J］. Ann Surg Oncol,2019,26(5):1263-1275.

［25］LI Y,ZHOU Y,MAO F,et al. The influence on survival of delay in the treatment initiation of screening detected non-symptomatic breast cancer［J］. Sci Rep,2019,9(1):10158.

［26］WU Q,MA G,DENG Y,et al. Prognostic Value of ki-67 in Patients with Resected Triple-Negative Breast Cancer:A Meta-Analysis［J］. Front oncol,2019,9:1068.

［27］DING S,WU J,LIN C,et al. Evaluation of the Incorporation of Recurrence Score into the American Joint Committee on Cancer Eighth Edition Staging System in Patients with T1-2N0M0,Estrogen Receptor-Positive, Human Epidermal Growth Receptor 2-Negative Invasive Breast Cancer:A Population-Based Analysis［J］. Oncologist,2019,24(11):e1014-e1023.

［28］GUI Y,LIU X,CHEN X,et al. A Network Meta-Analysis of Surgical Treatment in Patients with Early Breast Cancer［J］. J Natl Cancer Inst,2019,111(9):903-915.

［29］Wang SL,Fang H,Song YW,et al. Hypofractionated versus conventional fractionated postmastectomy radiotherapy for patients with high-risk breast cancer:a randomized,non-inferiority,open-label,phase 3 trial ［J］. Lancet Oncol. 2019,20(3):352-360.

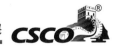

［30］LUO J,JIN K,CHEN X,et al. Internal mammary node irradiation (IMNI) improves survival outcome for patients with clinical stage Ⅱ-Ⅲ breast cancer after preoperative systemic therapy［J］. Int J Radiat Oncol Biol Phys,2019,103(4):895-904.

［31］CAI G,CAO L,KIROVA Y M,et al. Prospective results of concurrent radiation therapy and weekly paclitaxel as salvage therapy for unresectable locoregionally recurrent breast cancer［J］. Radiat Oncol,2019 Jul 2;14(1):115.

［32］WANG J,ZHANG W W,LIAN C L,et al. The effect of post-mastectomy radiotherapy in patients with metaplastic breast cancer:an analysis of SEER database［J］. Front Oncol,2019,12,9:747.

［33］LI Y,CHEN M,PARDINI B,et al. The role of radiotherapy in metaplastic breast cancer:a propensity score-matched analysis of the SEER database［J］. J Transl Med,2019,17(1):318.

［34］JIANG Y Z,MA D,SUO C,et al. Genomic and Transcriptomic Landscape of Triple-Negative Breast Cancers: Subtypes and Treatment Strategies［J］. Cancer Cell,2019,35(3):428-440.

［35］XIE G,YANG H,MA D,et al. Integration of whole-genome sequencing and functional screening identifies a prognostic signature for lung metastasis in triple-negative breast cancer［J］. Int J Cancer,2019,145(10):2850-2860.

［36］XIAO Y,MA D,ZHAO S,et al. Multi-Omics Profiling Reveals Distinct Microenvironment Characterization and Suggests Immune Escape Mechanisms of Triple-Negative Breast Cancer［J］. Clin Cancer Res,2019,25(16):5002-5014.

［37］ZHOU Z Q,ZHAO J J,PAN Q Z,et al. PD-L1 expression is a predictive biomarker for CIK cell-based immunotherapy in postoperative patients with breast cancer［J］. J Immunother Cancer,2019,7(1):228.

［38］ZHAO S,LIU X Y,JIN X,et al. Molecular portraits and trastuzumab responsiveness of estrogen receptor-positive,progesterone receptor-positive,and HER2-positive breast cancer［J］. Theranostics,2019,9(17):4935-4945.

［39］FAN Z,HU L,OUYANG T,et al. Germline mutation in DNA-repair genes is associated with poor survival in BRCA1/2-negative breast cancer patients［J］. Cancer Sci,2019,110(10):3368-3374.

［40］ZHANG X,ZHAO W,WEI W,et al. Parallel Analyses of Somatic Mutations in Plasma Circulating Tumor DNA(ctDNA) and Matched Tumor Tissues in Early-Stage Breast Cancer［J］. Clin Cancer Res,2019,25(21):6546-6553.

［41］TAN W,LIANG G,XIE X,et al. Incorporating MicroRNA into Molecular Phenotypes of Circulating Tumor Cells Enhances the Prognostic Accuracy for Patients with Metastatic Breast Cancer［J］. Oncologist,2019,24(11):e1044-e1054.

［42］YANG L,YE F,BAO L,et al. Somatic alterations of TP53,ERBB2,PIK3CA and CCND1 are associated with chemosensitivity for breast cancers［J］. Cancer Sci,2019,110(4):1389-1400.

中国临床肿瘤学食管癌年度研究进展

2019 年 1 月—2019 年 12 月

中国临床肿瘤学会(CSCO)青年专家委员会

编　　者：王　峰[1]　康晓征[2]　杨　弘[3]　鲁智豪[2]　王　军[4]　陈永顺[5]　王　嫣[2]
　　　　　孟祥瑞[1]　戴　亮[2]　谭锋维[6]　茅　腾[7]　袁　勇[8]

顾　　问：于振涛[9]

编者单位：[1]郑州大学第一附属医院　[2]北京大学肿瘤医院　[3]中山大学肿瘤防治中心
　　　　　[4]河北医科大学第四医院　[5]武汉大学人民医院　[6]中国医学科学院肿瘤医院
　　　　　[7]上海市胸科医院　[8]四川大学华西医院　[9]天津医科大学肿瘤医院

前　　言

　　食管癌是我国高发且预后较差的恶性肿瘤之一,我国食管癌 5 年生存率不足 30%[1]。过去 1 年中,国内学者在食管癌领域进行了诸多研究,并取得了一些成绩,为食管癌的综合治疗提供了依据。外科进展主要为手术方式及术后治疗模式的探索;放射治疗在新辅助放化疗、同步放化疗及术后放疗方面都有涉及,尤其在一些热点、焦点和急需解决的问题上开展了相关的临床研究,如根治性放化疗最佳化疗方案的选择、标准放化疗后再程局部加量能否增加局控率而毒性可控;内科治疗除了在化疗、靶向治疗方面继续探索外,免疫治疗在食管癌二线治疗中取得了巨大突破;转化治疗领域的研究涉及个体化治疗、非编码 RNA、T 细胞疗法(TCR-T)等;流行病学研究在一级预防及早期筛查方面有所突破。

　　在中国医学论坛报,北京大学第一附属医院图书馆和科睿唯安(Claribavte Analytics,原汤森路透知识产权与科技事业部)的协助下,中国临床肿瘤学会(CSCO)青委会食管癌学组梳理了我国食管癌临床肿瘤学年度进展。我们汇总了过去 1 年来我国食管癌临床及转化研究的重要发现,盘点过去 1 年间此领域的重要进展。系统地梳理了我国食管癌领域的临床研究现状,并通过对比,发现自身的优势与不足,缩短与欧美间的科研水平差距,进一步改善我国食管癌癌诊疗的总体水平。

研究成果概要

(一) 文章发表数量与杂志影响因子分析

　　分析 2019 年中国食管癌临床及转化研究在重要肿瘤临床期刊的发表情况(见节末图 1),2019 年中国学者在 *GUT*、*JOURNAL OF CLINICAL ONCOLOGY*、*JOURNAL OF THORACIC ONCOLOGY* 及 *NATURE COMMUNICATIONS* 影响因子超过 10 分的期刊均有所斩获,但高影

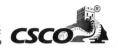

响因子文章发表数量较少。

（二）作者及研究机构的文章发表数量排名

统计文章发表前 17 名作者和单位（见节末图 2）。数据的检索由北京大学第一医院图书馆提供，采用盲法进行筛查。进一步汇总发表文章量最多的 20 个研究机构（见节末图 3），其中居前 3 位的分别是中国医学科学院、郑州大学、南京医科大学。这一排名体现了食管癌高发区相应也有更多的学术论文，结果与大家平时的认知相吻合。

主要研究进展

汇总我国学者们在食管癌领域研究成果，经过筛选以及专家们的集体讨论，我们推选出了 1 篇重点推荐的研究（见节末表 1）和 2 篇值得关注的进展（见节末表 2），并罗列了相关研究者信息、研究概要以及证据级别。

（一）外科临床研究进展

1. 外科手术方式

食管癌外科方式是否影响远期生存始终是争议问题之一。在我国，食管鳞癌占比为 90% 以上，生物学行为与食管腺癌迥异，外科治疗方式也存在较大地域差异，故治疗效果不尽相同。目前关于不同经胸方式食管切除术治疗食管癌的随机对照研究鲜有报道，是由上海复旦大学肿瘤医院陈海泉教授团队于 2010 年开展的，至今研究入组的 300 例食管胸段鳞癌患者已全部随访满 5 年[2]。作者将术后病理学证实淋巴结转移的共计 129 例患者不同外科治疗方式与长期生存进行了分析，结果表明经右胸扩大性淋巴结清扫方式较之经左胸局限性淋巴结清扫术后 5 年 DFS 及 OS 均具有明显优势（DFS：40% vs.26%，$HR=1.542$，$95\%CI=1.018\sim2.335$，$P=0.037$；OS：51% vs.31%，$HR=1.719$，$95\%CI=1.111\sim2.660$，$P=0.013$）；局部复发率也显著降低（$HR=0.583$，$95\%CI=0.375\sim0.908$，$P=0.015$）；多因素 Cox 回归分析结果表明经左胸局限性淋巴结清扫，R1/R2 切除，TNM 分期较晚及术后未行辅助治疗是独立预后危险因素。该研究提供的长期生存结果，为经右胸食管切除 + 扩大性淋巴结清扫术成为目前外科临床实践标准提供了高级别循证医学证据。

2. 术后辅助治疗

术前新辅助治疗联合手术已成为局部晚期食管鳞癌的公认标准治疗模式，然而对于术后病理证实肿瘤未完全退缩的患者，是否需要术后辅助治疗尚存在争议。既往大规模回顾性研究均来自欧美回顾性研究，仅日本 JCOG9204 随机对照研究发现术后辅助化疗有助于改善 DFS，但对 OS 无影响。随着围术期综合治疗理念在我国不断推广，局部晚期食管鳞癌术后是否应补充治疗日益受到重视，但是目前缺乏多中心随机对照研究数据。北京大学肿瘤医院陈克能教授团队通过回顾单中心 252 例经诱导化疗联合手术的局部晚期食管鳞癌患者临床病理资料及长期生存结果[3]，经倾向匹配评分法处理后发现术后辅助化疗组与未化疗组的 5 年 DFS 及 OS 差异均无统计学意义（DFS：52.4% vs. 43.6%，$P=0.372$；OS：68.6% vs. 62.4%，$P=0.359$）；多因素 Cox 回归分析分析结果表明病理 N 分期较晚及诱导治疗后病理退缩差是 DFS 及 OS 独立预后危险因素。基于上述结果，作者认为局部晚期食管鳞癌经诱导化疗联合手术后再行辅助化疗对远期预后无益。该研究为食管鳞癌围术期综合治疗模式探索提供了我国食管癌诊疗大中心的经验，可能改变未来术后治疗临床实践。今后应更加关注如何提高新辅助治疗的主要或完全病理缓解率，以及个体化辅助治疗方法。

（二）内镜临床研究进展

关于早期食管癌适宜外科或内镜治疗的争论近年来甚嚣尘上，但是始终缺乏高级循证医学证据。尤其针对 T1a-m3 或 T1b 期食管鳞癌患者，内镜黏膜下剥离术（endoscopic submucosal dissection，ESD）虽然能使患者免于开胸手术，但是围术期安全性与术后局部复发风险备受质疑。上海复旦大学附属中山医院周平红教授团队从真实世界寻找证据，为我们揭示 ESD 治疗早期食管鳞癌的效果，研究 2019 年发表于 *Clinical Gastroenterology and Hepatology*[4]。该研究回顾了 2011 年 10 月至 2016 年 9 月期间，复旦大学附属中山医院内镜科与胸外科诊治的 T1a-m2/m3 或 T1b 期食管鳞癌患者，其中 ESD 组 322 例，食管切除术组 274 例。通过比较外科学安全性及肿瘤学有效性指标发现，两组患者围术期死亡率无显著差异；食管切除组术后食管瘘（16.4% vs. 0.3%；$P=0.001$）及肺部感染风险（3.6% vs. 0.3%；$P=0.004$）发生率更高；远期预后方面，两组患者全病因死亡及复发转移率无显著差异；ESD 组患者疾病特异性死亡率更低（3.4% vs. 7.4%；$P=0.049$）；肿瘤侵犯深度与全病因死亡相关（T1a-m3/T1b vs.T1a-m2；$HR=3.54$；$P=0.04$）。鉴于当前缺乏对比 ESD 与食管切除术治疗早期食管鳞癌的随机对照研究，该研究团队总结了真实世界单中心大样本经验，为今后开展更大规模多中心研究提供了前期数据。该研究结果或可能改变今后早期食管鳞癌的治疗模式，期待更多关于术后生活质量方面的数据。

（三）放疗临床研究进展

1. 新辅助放化疗

（1）新辅助放化疗与新辅助化疗：新辅助治疗在局部进展期食管癌及食管胃交界癌的重要价值已逐步达成共识，并纳入指南推荐。新辅助化疗和新辅助放化疗相比，后者能否给患者带来更多的获益仍是当前研究的热点。辽宁省肿瘤医院孟祥云教授等进行了的一项有关新辅助治疗对比单纯手术的 Meta 分析，该研究共纳入 17 篇文献，包括 4 095 例患者，结果显示新辅助放化疗能够明显改善患者的 1、2、3、5 年的总生存，亚组分析显示，与腺癌患者相比，鳞癌患者更易从新辅助放化疗中获益[5]。此外研究显示新辅助放化疗能够明显提高患者的 R0 切除率及 pCR 率，降低局部复发率，改善患者的 PFS，且没有增加不良事件的发生率及治疗相关死亡。然而在 DFS 上，接受新辅助放化疗、新辅助化疗与单纯手术并没有显著差异。河北医科大学第四医院王军教授的一项有关新辅助化疗与新辅助放化疗对比的 Meta 分析，纳入了 3 篇随机对照研究，共 375 例患者，其中 50 例为鳞癌，189 例行新辅助放化疗，186 例行新辅助化疗。与新辅助化疗相比，新辅助放化疗明显提高了患者的 pCR 率和 R0 切除率，但在 3、5 年的 PFS 和 OS 上，两组未见明显差异[6]。NCCN、ESMO 和日本指南分别推荐术前放化疗、围术期化疗和术前化疗治疗可切除的食管癌和食管胃交界部癌。仅针对食管胃交界部癌，华中科技大学同济医学院附属协和医院的胃肠外科进行了系统回顾和 Meta 分析，共纳入 8 项研究，1 218 例患者。结果显示在总生存上，新辅助放化疗优于新辅助化疗或围术期化疗[7]，不过仍需要更多的随机临床试验来验证。目前尚未见仅针对食管鳞癌比较新辅助放化疗和新辅助化疗两种治疗模式差异的文献报道。正在进行中的 JCOG 1109 多中心、随机对照临床试验最终结果或可为建立食管鳞癌多学科综合治疗模式提供试验支持。

（2）新辅助放化疗优化模式：对于可切除食管癌患者，新辅助放化疗模式优化仍是热点和焦点问题，包括放疗剂量分割方式、放疗照射野范围等。四川省肿瘤医院放疗科李涛教授团队进行了一项大分割放疗与常规分割放疗在食管癌新辅助放化疗中的疗效比较，研究回

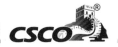

顾性分析了 2002 年至 2017 年行新辅助放化疗的 110 例患者,其中 42 例患者行大分割放疗,30Gy/10 次;68 例患者行常规分割方式放疗,40Gy/20 次,同步给予顺铂 +5-FU/ 紫杉醇方案化疗[8]。结果显示两组患者在 pCR 率(33.3% vs. 35.3%,*P*=0.834)、中位生存时间(40.8 个月 vs. 44.9 个月,*P*=0.772)、无进展生存时间(32.7 个月 vs. 35.4 个月,*P*=0.785)上均无明显差异,大分割的放疗方式并没有增加患者围术期并发症的发生率,且明显缩短了患者的治疗时间、减少了治疗相关费用。

中国医科大学附属第一医院进行了一项有关新辅助治疗应选择累及野照射还是预防性淋巴结照射的 Meta 分析[9],入组 29 项随机对照试验,共 5 212 例患者。结果显示接受这两种照射方式的患者在 OS、局部复发、远处转移、R0 切除和术后死亡率方面上均无显著差异。亚组分析结果显示,对于鳞癌患者,采用累及野照射的新辅助放化疗比新辅助化疗及单纯手术在 OS 上获益明显,而选择性淋巴结照射的新辅助放化疗获益不显著。最终,根据各研究中 OS 方面的治疗排名,累及野照射的新辅助放化疗(0.90)和选择性淋巴结照射的新辅助放化疗(0.96)分别被评为食管鳞癌和食管腺癌的最有效治疗方法。

(3) 靶向药物在新辅助放化疗中的应用:近年来,随着靶向治疗与免疫治疗的发展,将新辅助放化疗与靶向药物或免疫药物相结合应用于临床实践的研究得到重视。鄞州人民医院胸外科报道了一项新辅助放化疗联合尼妥珠单抗靶向治疗的小样本研究,共纳入 64 例患者,放疗剂量为 41.4Gy/23 次,同步给予紫杉醇 + 卡铂 + 尼妥珠单抗周疗模式[10]。结果显示,51.6% 的患者达到 pCR,9.4% 的患者出现 3 级骨髓抑制,患者的中位 PFS 和 OS 分别为 64.6个月和 68.2 个月。研究者认为新辅助放化疗联合尼妥珠单抗是有效的治疗方案,且毒副作用可耐受。另一项由于金明院士领衔的研究对比了放化疗联合尼妥珠单抗和联合西妥昔单抗在局部进展期食管癌的疗效[11],显示尼妥珠单抗联合放化疗可以获得更高的疾病控制率和无进展生存期(DCR:79.7% vs. 73.9%,*P*=0.04;mPFS:19.6 个月 vs. 13.0 个月,*P*=0.02),但在总生存上无明显区别(*HR*=1.17,*P*=0.23),这两项研究从一定程度上支持尼妥珠单抗联合放化疗作为局部进展期食管癌治疗。抗 EGFR 单抗联合新辅助放化疗能否进入食管癌的指南推荐,于金明院士发起的另一项尼妥珠单抗联合同步放化疗治疗食管鳞癌Ⅲ期临床试验也许能回答这个问题。

(4) 新辅助放化疗的疗效预测方面:在新辅助放化疗的疗效预测方面,广东省食管癌研究所的一项研究显示新辅助放化疗期间的 4 级淋巴细胞减少与患者术后 pCR 率低及复发率高显著相关[12]。中山大学肿瘤防治中心通过对 158 例患者新辅助放化疗前的组织活检进行免疫组织化学分析,分析吲哚胺 2,3- 二加氧酶 1(IDO1)、程序性细胞死亡配体 1(PD-L1)、CD8+ 肿瘤浸润淋巴细胞(TIL)的表达[13]。结果显示 IDO1 和 PD-L1 在 28 例(17.7%)患者中共表达,IDO1 表达阳性患者新辅助放化疗的 pCR 率显著低于阴性患者(28.6% vs. 51.0%,*P*=0.007),PD-L1 高表达与 pCR 率也呈负相关(27.3% vs. 51.5%,*P*=0.004)。分层分析显示 IDO1 和 PD-L1 共表达的患者与较低的 pCR 率和较差的无复发生存率显著相关。研究者认为 IDO1 和 PD-L1 共表达的患者或许可以受益于新辅助放化疗联合免疫治疗。

(5) 新辅助放化疗的成本效益:鉴于新辅助放化疗在食管癌治疗中给患者带来的明显生存获益,关于经济负担的问题也逐渐出现,即与单纯手术相比,新辅助放化疗的加入所带来的额外治疗费用与患者的生存获益是否相当。四川大学华西医院李秋教授评估了 NEOCRTEC5010 试验的成本效益[14],结果显示与单纯手术相比,新辅助放化疗增加了

14 933.57 美元的治疗成本,但同时获得了 3.08 的质量调整寿命年,其每质量调整寿命年的增量成本效益比为 4 848.56 美元,远低于中国患者普遍接受的支付意愿门槛(每质量调整寿命年 26 157 美元)。因此,由于可为局部晚期 ESCC 患者带来显著的临床获益,NCRT 联合手术具有较高的成本效益。

2. 同步放化疗

(1) 根治性放化疗最佳化疗方案:基于 RTOG8501 的研究结果,根治性放疗同步顺铂和氟尿嘧啶化疗的联合方案成为不可手术切除局部进展期食管癌的标准治疗方案。然而,该方案所带来的毒副作用和生存获益仍不令人满意。上海复旦大学附属肿瘤医院针对此问题开展了一项顺铂联合氟尿嘧啶对比紫杉醇联合氟尿嘧啶为基础的同步放化疗方案治疗局部晚期食管鳞癌的多中心、随机对照、Ⅲ期临床研究[15],放疗剂量 61.2Gy/34f,结果显示两组之间 3 年 OS 和 PFS 并无统计学差异;与顺铂加氟尿嘧啶组相比,紫杉醇加氟尿嘧啶组的急性 ≥3 级贫血、血小板减少、厌食、恶心、呕吐和疲劳的发生率显著降低($P<0.05$),而急性 ≥3 级白细胞减少、放射性皮炎和放射性肺炎的发生率显著增加($P<0.05$)。研究还发现,同步放化疗明显提高了局部进展期食管鳞癌的疗效,顺铂联合氟尿嘧啶和紫杉醇联合氟尿嘧啶组患者的中位 OS 达到了 40.3 个月和 47.6 个月。

(2) 标准放疗后再程局部加量:由于局部病灶持续存在而致复发是食管癌根治性放化疗后治疗失败的主要模式,如何提高局部控制率是急需解决的问题。鉴于食管的高放射敏感性导致危及生命的瘘管和其他疾病,以及与剂量增加有关的高死亡率,低剂量或常规分割放疗技术并不适合局部晚期食管癌。超分割放疗允许更高的总放射剂量,而不增加晚期毒性,并可在标准放化疗后使用,以增加对肿瘤的累积剂量。上海交通大学医学院开展了一项关于局晚期胸 / 颈段食管鳞癌标准剂量放化疗后再程图像引导调强超分割放疗联合化疗的研究[16],Ⅰ期试验结果显示再程放疗的最大耐受剂量为 36Gy,局晚期胸 / 颈段食管鳞癌患者可耐受的最大累积剂量为 86Gy;最常见的急性 3 级及以上毒性反应是放射性食管炎(26%)和中性粒细胞减少症(19%);总体缓解率为 84%,1 年局部控制率为 100%。相关的Ⅱ期临床试验将进一步评估该研究结果。

(3) 老年性食管癌的同步放化疗:目前,单纯放疗在老年性食管及食管胃交界性癌患者中已取得确切疗效,但对于 65 岁以上不可或拒绝手术切除的食管癌患者的最佳治疗策略及放化疗模式仍不明确。广州医科大学对此进行了一项回顾性研究[17],研究纳入了 271 例 65 岁以上食管癌患者,结果显示同步放化疗无论 OS 还是 PFS 均明显优于单纯放疗,且在同步放化疗中采用单药(多西他赛、氟尿嘧啶或铂类)具有较低的治疗毒性发生率,且疗效与双药(铂类联合氟尿嘧啶或多西他赛)相当(中位 OS:单药组 28.8 个月 ±10.1 个月,双药组 27.8 个月 ±2.5 个月,$P=0.537$;中位 PFS:单药组 16.5 个月 ±3.2 个月,双药组 17.0 个月 ±2.0 个月,$P=0.321$)。研究结果提示单药同步放化疗可以作为高龄食管癌患者的一种可接受的治疗方法。

中国医学科学院肿瘤医院发起的 JECROG P-01 是一项双臂、开放、随机的多中心临床试验,研究比较了老年食管癌患者接受同步加量(SIB)放疗联合 S-1 与单纯放疗的疗效。Ⅱ期试验结果显示:老年、身体较弱的不适合双药化疗的患者,可采用较缓和的同步放化疗方案,如联合 S-1 单药、尼妥珠单抗;提高了老年患者的生存率并显示了良好的耐受性。Ⅲ期试验的主要终点是 1 年总生存期,次要目标包括无进展生存期、无复发生存期(局部区域

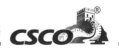

复发和远处转移)、疾病失败模式、毒性情况以及生活质量。目前研究结果尚未公布[18]。

(4)同步放化疗的放疗靶区:食管癌根治性放化疗的靶区主要有两种方法:累及野照射和选择性淋巴引流区照射。关于食管癌放射靶区的照射范围,应该采取选择性淋巴引流区照射还是累及野照射仍存在争议。绝大部分研究认为 ENI 照射能明显改善局部控制率,但对长期生存的影响各家报道不一。山东大学附属山东省肿瘤医院的一项单中心Ⅱ期前瞻性研究分析了选择性淋巴引流区照射加 S-1 和顺铂的疗效[19],结果显示客观缓解率达 82.5%,1 年和 2 年的 OS 和 PFS 分别为 81.0% 和 73.0%、63.5% 和 49.2%,提示选择性淋巴引流区照射同步 S-1 和顺铂方案化疗是食管鳞癌较好的治疗策略。同步放化疗最佳靶区的选择仍待大型随机试验证实。

(5)同步放化疗的剂量:基于 RTOG8501 和 RTOG9405 的研究结果,放疗剂量的选择倾向于 50.4Gy,但由于其局控率不佳,同步放化疗中放疗剂量一直都存在争议。随着放疗技术不断的进步,使用同步推量技术提高放射剂量成为不可切除食管癌的研究方向。中国医学科学院肿瘤医院放疗科针对同步推量放疗的剂量安全性选择进行了相关研究[20],结果显示:在不可切除的食管癌患者中,采用同步推量放疗使最大耐受剂量至(95%PGTV/PTV59.92/50.40Gy/28f),同时联合双药化疗(紫杉醇和奈达铂)是安全可行的,1 年 OS、DFS 和 LRFS 分别为 76.9%、63.6% 和 78.8%。对于 70 岁以上的老年患者,同步推量放疗联合化疗对比单纯同步推量放疗能否带来生存获益仍在研究当中[18]。

(6)"寡转移"晚期食管癌的同步放化疗:随着全身治疗方案更加有效、低毒,以及外科和放疗的技术进步,多项回顾性研究均支持对有"寡转移"的晚期食管癌进行积极的局部治疗。武汉大学人民医院肿瘤科的一项回顾性研究比较了同步放化疗和单纯化疗的临床应用[21],该研究共纳入了 461 例转移灶≤3 个的食管癌患者(97% 为食管鳞癌)。结果显示同步放化疗组在 PFS 和 OS 上均优于单纯化疗组(8.7 个月 vs. 7.3 个月,P=0.002;16.8 个月 vs.14.8 个月,P=0.056)。"寡转移"的晚期食管癌的同步放化疗模式需要在Ⅲ期随机对照的前瞻性研究中进一步确认。

(7)同步放化疗疗效预测:已知 CRT 可通过多种机制激活免疫系统,包括启动免疫原性细胞死亡和产生,同时释放多种炎症因子进入肿瘤微环境,改善肿瘤抗原的表达和呈递,以及各种免疫细胞的浸润。然而这些改变能否作为 CRT 患者的预后因素并不清楚,天津医科大学肿瘤医院的一项小样本研究比较了各种淋巴细胞改变与 PFS 和 OS 之间的关系[21],结果显示经 CRT 治疗后 CD4[+]T 细胞和 CD8[+]T 细胞比例的升高能为患者带来更好的 PFS 和 OS。来自天津医科大学、淮安第一人民医院的两项回顾性研究分析了淋巴细胞与同步放化疗疗效之间关系[22,23],结果显示治疗相关的淋巴细胞减少组中肿瘤进展和癌症相关死亡发生率较高(76.4% vs. 52.8%;58.4% vs. 39.6%),与肿瘤浸润淋巴细胞可共同作为食管癌同步放化疗预后的预测因素。关于食管癌同步放化疗预后因素的相关研究中[24-27],同时还发现性别、原发肿瘤的 SUV 值、外周血淋巴细胞与单核细胞比例、肿瘤的长度和直径大小、YAP1 基因扩增以及 C 反应蛋白与白蛋白比例可能与行 CRT 治疗患者的预后相关。

(8)同步放化疗疗效评估时机:CRT 后肿瘤的消退情况不仅被认为是预后的预测因子,同时也是挽救性手术或辅助化疗的参考。但目前相关的研究较少,CRT 后如何监测疗效全球范围内并未达成明确的共识。福建医科大学附属肿瘤医院的一项回顾性研究通过探索原发肿瘤的退缩特点来确定最佳的监测方案[28],研究发现 CRT 后早期 CR 而非晚期 CR 可能是 ESCC 患者 CRT 治疗的可靠预后预测指标；CRT 后≥7 周是最佳的监测起始时间，对于预计生存期较短的非早期 CR 患者，CRT 后的监测重点应放在症状、营养和社会心理支持上，而不是疾病复发的筛查。

（9）靶向药物在同步放化疗的应用：人工合成的内皮抑素抗血管生成药物，在非小细胞肺癌、结直肠癌及骨软组织肉瘤中效果已得到证实。然而，在食管癌联合同步放化疗的治疗中鲜有报道。杭州市肿瘤医院进行了一项Ⅱ期临床研究[29]，该研究治疗方案以奥沙利铂和内皮抑素为基础的同步放化疗，共纳入了 35 例患者。研究结果显示 ORR 达 83.8%，其中 CR 患者比例高达 56.8%；中位 OS 为 18.5% 个月，2 年 OS 为 39.6%；且毒性反应较小。

3. 术后放疗

（1）淋巴结转移阴性的术后放疗：对于已行根治性食管切除术后淋巴结病理检测阴性的患者，只有少数研究验证了术后放疗对该类患者的潜在临床获益。天津医科大学及青岛大学的一项对 SEER 数据库中记录的 2 862 例根治性切除术后 pT1-3N0 食管癌患者的回顾性分析表明[30]，SA（单纯手术）组的 5 年 OS 和 CSS 优于 SA+RT（手术 + 辅助放疗）组（$P<0.001$）。在 pT1-3N0M0 食管癌患者中，肿瘤长度为 5cm 的 pT3 患者术后放疗能明显改善 OS（$P=0.03$，$95\%CI=0.29\sim0.94$）。

（2）淋巴结转移阳性的术后放疗：目前，对于 R0 切除术后的食管癌患者，不论是否存在其他不良预后因素，如 T3/4、淋巴结阳性或分化不良，NCCN 临床实践指南均不推荐行辅助治疗。但临床实践中发现，肿瘤浸润深度和淋巴结转移在肿瘤复发和转移率上有显著差异。因此，有必要对术后患者进行辅助治疗的分层研究。

中国医学科学院和福建省肿瘤医院合作的一项回顾性分析探讨了术后放疗（PORT）对 1~2 个区域性淋巴结阳性的食管癌患者生存率的影响[31]。结果发现，PORT 的 5 年 OS 和 DFS 分别为 45.0% 和 39.8%，显著高于 S（仅手术）组（31.3% 和 24.2%，$P<0.001$）。亚组分析中，病理分期为 pT3~4N1M0 的患者的 OS 和 DFS 改善更加明显（5 年 OS：41.3% vs. 23.5%，$P<0.001$；5 年 DFS：35.8% vs.18.8%，$P<0.001$）。而对 pT1~2N1M0 患者，PORT 不能使 OS 和 DFS 获益（$P=0.063$）。因此，术后放疗可能改善 pT3~4N1M0 患者的 OS 和 DFS。

无独有偶，中国医学科学院的另一项研究也证实了辅助治疗可以提高ⅡB~Ⅲ期胸段食管癌患者的生存率。该回顾性分析了 975 例 R0 手术后伴或不伴术后放疗/化疗的淋巴结阳性或Ⅲ期胸段食管癌（TESCC）的生存率[32]。手术组的 3 年、5 年生存率和中位生存期（33.0%，26.4%，24.3 个月）低于术后治疗组（48.3%，37.1%，34.3 个月）（$P=0.002$）。与放疗相比，术后放化疗并不能改善 DFS 和 OS（$P=0.692$；$P=0.368$）。N 分期和辅助治疗是独立的预后因素。

上述两项回顾性研究均提示分层研究辅助治疗势在必行，有必要开展多中心、前瞻性、随机、有针对性的放疗靶体积、化疗剂量及方案的研究，以验证研究结果，指导临床实践。

（3）术后放疗照射野：基于众多临床研究报道，术后放疗是食管癌术后重要的辅助治疗。但是，目前对于其 CTV 的定义仍不统一。武汉大学中南医院通过计算机断层扫描（CT）回顾性分析并绘制了 69 例食管切除术后首次复发的胸中段食管鳞癌患者（TESCC）转移性淋巴结（LNMs），食管癌术后淋巴结转移规律，并划定术后放疗的靶区[33]。研究发现上中纵隔区是上、中段胸段食管鳞癌复发风险最高的区域；从 C_7 的上边界到下肺静脉水平的尾缘下缘覆盖大部分 TESCC 术后高危复发区域，可作为术后放射靶区；上腹部可作为ⅢB 期上段和下段的胸段食管鳞癌的选择性靶区。

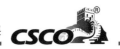

（四）内科临床研究进展

1. 化学治疗

2019 年 2 篇有关食管癌化疗的临床研究，首先是在转移性食管鳞癌中一线治疗应用替吉奥联合顺铂的Ⅱ期研究[34]，该研究共入组 50 例患者，剂量为替吉奥胶囊（S-1）40mg/m² 分为每日 2 次，d1~d14，顺铂 75mg/m² d1 或 25mg/m² d1~d3，每 21 天为一周期，最多 6 周期。此治疗方案的客观缓解率（ORR）为 38.3%，中位无进展生存（mPFS）为 5.6 个月（95%CI=4.7~6.5），中位总生存（mOS）为 12.0 个月（95%CI=9.5~14.5）。这与此前报道的顺铂为基础联合 5-Fu 或紫杉类药物的疗效相似[35]，然而此方案是否能够作为食管鳞癌的标准一线治疗仍需更大规模的Ⅲ期随机对照研究来验证。

另一篇是针对食管鳞癌二线治疗的一项多中心、Ⅲ期、随机、对照临床研究[36]，该研究共 123 例患者接受随机分组，试验组所采用的方案为替吉奥胶囊（S-1）联合伊立替康，对照组则选用单药 S-1。试验组的 ORR 为 24.6%，而对照组则为 9.7%（P=0.002），同时试验组的 mPFS 显著优于对照组［3.8 个月（95%CI=2.9~4.3）vs. 1.7 个月（95%CI=1.4~2.7）；HR=0.58，95%CI=0.38~0.86，P=0.006］。试验组的 3~4 级白细胞减少（16.4% vs. 0%）、中性粒细胞减少（14.8% vs. 1.6%）以及恶心（4.9% vs. 0%）的发生率较高。本研究的亚组分析显示年龄 >65 岁、ECOG PS 2 分的患者生存获益更多。此研究为食管癌的二线治疗提供了另一种可能方案，虽然亚组分析的结果并不能给出明确结论，但其中一个重要的意义在于提示我们在临床工作中对于食管癌的后线治疗可以不用过于保守。

2. 靶向治疗

EGFR 一直是食管癌靶向治疗领域探索的重要靶点，先后有西妥昔单抗、吉非替尼等靶向 EGFR 药物在食管癌中进行了临床试验，但是疗效欠佳。尼妥珠单抗是我国自主研发的重组人源化 EGFR 单克隆抗体药物，在食管癌中初显成效。来自北京大学肿瘤医院张晓东教授团队的研究显示[37]，尼妥珠单抗联合紫杉醇和顺铂作为晚期食管癌的一线治疗方案，客观有效率可达 51.8%，经过长期随访，这些患者的中位无进展生存期和总生存可分别达到 18 个月和 26 个月。其中，具有单个淋巴结转移的患者相比于多个淋巴结转移的患者有着更长的生存时间（40.8 个月 vs. 14.4 个月，P=0.03），同时，经过此方案治疗后序贯放疗的患者生存时间更长（mPFS：16.4 个月 vs. 6.4 个月，P=0.06；mOS：26.2 vs. 11.5 个月，P=0.04），提示尼妥珠单抗联合放化疗在治疗食管癌寡转移具有一定潜力。由北京肿瘤医院沈琳教授及中山大学肿瘤防治中心的徐瑞华教授共同领衔的尼妥珠单抗联合紫杉醇和顺铂一线治疗转移性食管鳞癌Ⅲ期临床研究正在进行中。

除了 EGFR 相关的靶向药物，毛伟敏等对其他靶向药物做了多方面的探索。其团队对 123 例食管鳞癌手术标本做了靶向测序，并从中挑选建立了 8 个食管癌细胞系作为筛选药物的平台，发现 CDKN2A/B 缺失的人源食管鳞癌细胞对 CDK4/6 抑制剂（palbociclib 和 ribociclib）高度敏感，KMT2D 突变的食管癌则对 MML1 抑制剂（MM-102）敏感[38]。另外，詹启敏院士团队发现 BRCA1/2 相关的突变特征普遍存在于食管癌中，提示铂类药物和 PARP 抑制剂可能对这部分患者更为有效[39]。除此之外，PLK 激酶抑制剂[40]、WEE1 抑制剂[41]、PI3Kα 抑制剂[42]等在增敏化疗或放疗的作用也初显疗效，这些转化研究进一步推动了针对食管癌领域新药的开发，为后续的临床应用及标志物指导下的精准治疗提供依据。

3. 免疫治疗

2019 年免疫治疗在食管癌中取得了巨大突破。由北京大学沈琳教授作为中国区域 PI 牵头的一项帕博利珠单抗对比二线化疗(紫杉醇、多西他赛或伊立替康)用于中国食管癌治疗的多中心临床研究,在 ESMO 会议上公布了最新结果,该研究共纳入 123 例中国食管癌患者,其中 PD-L1 CPS≥10 的患者占 43%,鳞癌患者占 96%。意向性治疗(ITT)人群的 mOS 治疗组与对照组分别为 8.4 个月 vs.5.6 个月($HR=0.55$,$95\%CI=0.36\sim0.82$),鳞癌患者中的结果与 ITT 人群一致。在 PD-L1 CPS≥10 的亚组分析中,试验组与对照组的 mOS 分别为 12.0 个月 vs. 5.3 个月($HR=0.34$,$95\%CI=0.17\sim0.69$),研究组的客观缓解率(ORR,24%)与对照组(6.9%)相比有显著的提高。不良反应方面,帕博利珠单抗较化疗组减少 1 倍的Ⅲ~Ⅴ级不良反应(21% vs. 42.4%)。这一研究作为 Keynote-181 全球队列的中国亚组分析,揭示了中国与其他国家食管癌在病因、病理类型等存在诸多不同,例如在全球队列的鳞癌患者或 ITT 人群中,帕博利珠单抗对比化疗在 OS 上未达到统计学预设差异,然而在中国队列,帕博利珠单抗组显著延长患者生存时间,这一差异在 PD-L1 CPS≥10 人群中更为明显。提示免疫治疗在不同人种中可能有不同的效果,这也更加坚定了中国食管癌的治疗应走出适合我国国情和需求的道路。

无独有偶,在 2019 年世界食管疾病大会(OESO)上,中国医学科学院肿瘤医院的黄镜教授公布了 ESCORT 研究(NCT03099382)的结果,这是一项卡瑞利珠单抗对比多西他赛或伊立替康在食管鳞癌二线治疗中的随机、开放、Ⅲ期临床研究,主要研究终点为 OS。该研究共入组了 438 例患者,1:1 随机,试验组和对照组的 mOS 分别为 8.3 个月和 6.2 个月($HR=0.71$,$95\%CI=0.57\sim0.87$,$P=0.001$),试验组的 ORR 为 20.2%,明显高于对照组(6.4%),试验组≥3 级的不良事件的发生率低于对照组(19.3% vs. 39.5%),卡瑞利珠单抗仍有望成为中国食管鳞癌二线治疗的选择之一。

以上两项研究结果都支持免疫治疗在食管癌二线治疗的运用,但是如何能筛选出真正能从 PD-1 单抗中获益的人群是临床工作中亟待解决的问题。虽然 FDA 已经批准帕博利珠单抗应用于 CPS≥10 食管鳞癌的二线治疗,PD-L1 CPS≥10 的中国人群也可从免疫治疗中获得更加明显生存优势,但是剩余人群接受免疫治疗同样也有获益趋势,而且 10%~15% 的 PD-L1 阴性食管癌患者仍可对免疫治疗产生应答,说明 PD-L1 表达只能在一定程度上起到粗略富集获益人群的作用,然而将其作为标志物仍言之尚早。另一常见标志物是肿瘤突变负荷(TMB),食管癌本身就是 TMB 较高的肿瘤,但是根据徐瑞华教授团队在 2019 年 ASCO 会议的数据结果,TMB 在预测食管癌抗 PD-1 疗效上并未凸显出预测优势,这与食管癌的高度异质性有关,因此从某些特定基因位点的突变负荷及突变负荷的类型出发,可能会找到适合食管癌的突变谱以预测疗效。另有一些回顾性研究发现染色体 11q13 扩增、基线乳酸脱氢酶[43]、血清 IL-1RA 细胞因子[44]作为标志物对食管癌免疫治疗具有指导作用,这些研究规模较小,仍需后期大样本的前瞻性临床试验验证。因此,探索食管癌免疫治疗标志物仍然需要我们在未来迎难而上,重点攻关。

(五)流行病学研究进展

根据 2019 年发布的中国恶性肿瘤流行病情况分析,食管癌是我国第 6 大常见肿瘤,年发病数达 25 万,同时也是我国第 4 致死性肿瘤,每年约 19 万人死于食管癌[45]。中国医学科学院肿瘤医院的赫捷教授也专门对近几年中国食管癌的流行病学数据进行了分析[46],研究发现 2008—2012 年间,我国食管癌的粗发病率为 22.57/10 万,以中部地区发病率最高;粗

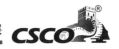

死亡率为 17.19/10 万,其中男性的发病率和死亡率均高于女性,农村地区的发病率和死亡率高于城市地区。自 2003 年至 2012 年,食管癌的发病率和死亡率有一定降低趋势。这为完善当前食管癌防控工作策略提供了翔实的数据,并且提示我国食管癌的防控形势仍然严峻,急需建立行之有效的预防和治疗体系。

基于此,北京大学柯杨团队在食管癌筛查和精准预防方面做了诸多探索,其团队在食管癌高发的滑县地区进行了"评价内镜筛检食管癌效果及卫生经济学的人群随机对照试验"(NCT 01668908)[47],通过 9 年的随访,初步证明内镜筛查可使食管癌累积发病率、死亡率分别降低 47% 与 66%。并发现食管高级别病变主要危险因素包括高龄、食管癌家族史、低体重指数(BMI)、食用剩饭菜以及进食速度过快[48]。这些工作为我国食管癌的人群精准防控提供了重要经验和思路,具有明确的公共卫生与临床应用价值。

既往研究报道称,饮酒和遗传变异是食管鳞癌主要影响因素。然而,酒精与酒精代谢通路相关的遗传因素之间复杂的交互作用在增加 ESCC 发病风险方面尚未明确。复旦大学人类表型组研究院研究员陈兴栋团队、遗传工程国家重点实验室公共卫生学院副研究员索晨团队,联合山东大学教授吕明团队在 ESCC 发病率较高的江苏泰州开展了一项以人群为基础的病例对照研究[49],该研究共纳入 1 190 个病例和 1 883 个对照,证实了两个 ESCC 易感位点,乙醛脱氢酶家族成员基因(ALDH2)上的 rs671 和乙醇脱氢酶 1B 基因(ADH1B)中的 rs1042026,与饮酒行为高度相关并修饰了饮酒和 ESCC 高风险之间的关联。研究还进一步评估了 ADH1B 和 ALDH2 变异与饮酒量对 ESCC 发病风险升高的交互作用。结果表明,在乙醇被迅速氧化的个体中,饮酒与乙醛氧化率有很强的相加交互作用和相乘交互作用。该研究揭示了饮酒和酒精代谢相关遗传因素的交互作用能显著增加食管鳞癌的发病风险,强调了过量饮酒的危害性。特别是在体内缺乏乙醛脱氢酶的人群中,此风险更强。研究建议,相关部门需加大力度,防止过度饮酒,特别是在携带 ADH1B 基因 rs1042026AG/GG 基因型和 ALDH2 基因 rs1671AG 基因型的个体中。

（六）转化医学研究进展

石河子大学的崔晓宾和李锋团队,发现食管鳞癌中 PLCE1 基因启动子存在异常表观调控,导致其蛋白表达上调,PLCE1 通过 PI-PLC ε 通路激活下游炎性 NF-κB 信号通路,增强转录因子对 VEGF-C、Bcl-2 分子的调控,进而促进食管鳞癌的血管生成和肿瘤细胞的增殖[50]。此发现为新疆地区食管鳞癌的个性化治疗提供新的思路和潜在的靶点。

苏州大学周翊峰团队通过对 179 例食管鳞癌患者的样本进行微阵列分析,鉴定出女性患者特异的与不良临床特征密切相关的差异表达的 lncRNA——FMR1-AS1[51]。机制研究发现 FMR1-AS1 通过与 TLR7 结合,激活下游 NF-κB 信号通路,促进 c-Myc 的转录,进而促进食管鳞癌细胞的恶性表型。食管鳞癌肿瘤干细胞分泌含 FMR1-AS1 的外泌体作用于非肿瘤干细胞,促进后者向肿瘤干细胞的转化。FMR1-AS1 在血清中的水平与女性食管鳞癌患者的总生存期存在相关性,这可能为女性食管癌患者的精准治疗提供新的靶点。本研究鉴定出性别特异性的差异 lncRNA,并探究其对肿瘤干细胞的作用机制,概念新颖,具有创新性。

詹启敏团队首次报道了一种连接细胞周期和 TCA 循环代谢的分子机制。揭示 IDH3β 是新的 APC/C-CDH1 底物,其蛋白水平周期振荡,偶联了细胞周期与 TCA 循环,协调细胞增殖[52]。研究结果表明,TCA 循环代谢酶 IDH3β 不仅受到细胞周期核心调控机制的调节,还能通过 IDH3β 的催化底物加快细胞的 G1/S 期转换。该成果一方面证明了细胞周期机制对

TCA 循环代谢的确存在调控,另一方面为代谢酶与细胞周期具有双向调控关系这一理论补充了新证据。

个体化 T 细胞受体(TCR)基因修饰 T 细胞疗法(TCR-T)被认为是一种极具潜力的抗癌细胞疗法,然而肿瘤抗原几乎不引起机体免疫反应,且许多肿瘤特异性抗原来源于非编码区,导致特异性 TCR 的获取十分困难的。北京大学肿瘤医院陆哲明和柯杨团队首次以食管鳞癌患者的肿瘤细胞体外激活对应肿瘤浸润 T 细胞,成功筛选食管癌特异 T 细胞及其 TCR 并完成对应 TCR-T 的体内外功能验证。该研究结果证明个体化 TCR-T 疗法治疗食管鳞癌的可行性和有效性[53]。

总　　结

回顾过去 1 年,中国学者在食管癌领域获得了可喜成果,不仅有多项可以改变临床实践或更改指南的临床研究发表,在流行病学方面的临床研究为食管癌的内镜早期筛查提供最高等级的循证医学证据。在靶向治疗、转化等研究领域,我国学者也作出了骄人成绩。但同时,高质量的原创性研究与随机对照多中心临床研究仍较少,转化医学研究的进展指导临床实践还有一定的距离。随着我国自主知识产权的抗肿瘤新药的不断研发成功、全国多家医疗机构和研究单位愈愈加紧密的合作,以及国家及各个医疗中心在基础研究领域的持续投入,相信我国在食管癌防治领域会取得更大的成就。

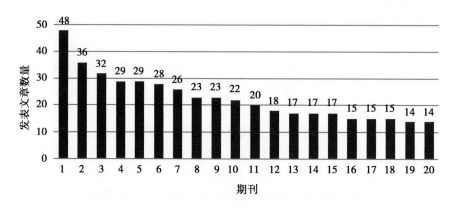

图 1　2019 年中国食管癌领域重点期刊发表文章量前 20 的期刊

1. ONCOLOGY LETTERS(IF:1.871);2. MEDICINE(IF:1.870);3. CANCER MANAGEMENT AND RESEARCH(IF:2.243);4. INTERNATIONAL JOURNAL OF CLINICAL AND EXPERIMENTAL MEDICINE(IF:0.181);5 JOURNAL OF THORACIC DISEASE(IF:2.027);6. ONCOTARGETS AND THERAPY(IF:3.046);7. JOURNAL OF CELLULAR BIOCHEMISTRY(IF:3.448);8. BMC CANCER(IF:2.933);9. JOURNAL OF CANCER(IF:3.182);10. THORACIC CANCER(IF:2.524);11. CANCER MEDICINE(IF:3.357);12. BIOMEDICINE & PHARMACOTHERAPY(IF:3.743);13. EUROPEAN REVIEW FOR MEDICAL AND PHARMACOLOGICAL SCIENCES(IF:2.721);14. INTERNATIONAL JOURNAL OF CLINICAL AND EXPERIMENTAL PATHOLOGY(IF:0.205);15. PATHOLOGY RESEARCH AND PRACTICE(IF:1.794);16. ANNALS OF SURGICAL ONCOLOGY(IF:3.681);17. ANNALS OF TRANSLATIONAL MEDICINE(IF:3.689);18. DISEASES OF THE ESOPHAGUS(IF:2.323);19. BIOSCIENCE REPORTS(IF:2.535);20. MOLECULAR MEDICINE REPORTS(IF:1.851)

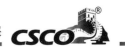

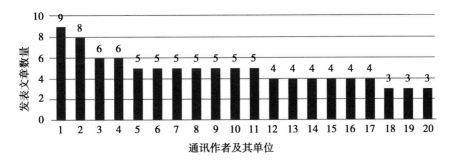

图2　2019年中国食管癌领域文章发表量前20名的作者及其单位

1. Zhao S,郑州大学；2. Chen LQ,四川大学；3. Li BS,山东大学；4. Sun XC,南京医科大学；5. Che GW,四川大学；6. Cheng YF,山东大学；7. Han XW,郑州大学；8. Li EM,汕头大学；9. Li Y,中国医学科学院；10. Xiao ZF,中国医学科学院；11. Xu LY,汕头大学；12. Ge H,郑州大学；13. Kim DJ,中美(河南)荷美尔肿瘤研究院；14. Li JC,福建医科大学；15. Wei WQ,中国医学科学院；16. Zhang ST,首都医科大学；17. Zhu SC,河北医科大学；18. Chen WZ,甘肃省武威肿瘤医院；19. Feng JF,中国医学科学院；20. Li HC,上海交通大学

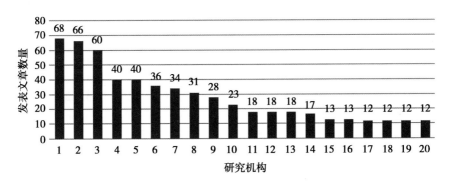

图3　2019年中国食管癌领域文章发表量前20名的研究机构

1. 中国医学科学院；2. 郑州大学；3. 南京医科大学；4. 山东大学；5. 四川大学；6. 中山大学；7. 复旦大学；8. 河北医科大学；9. 福建医科大学；10. 汕头大学；11. 暨南大学；12. 北京大学；13. 苏州大学；14. 首都医科大学；15. 中南大学；16. 天津医科大学；17. 上海交通大学；18. 东南大学；19. 中国科技大学；20. 新疆医科大学

表1　2019年中国食管癌领域重点推荐的研究

通讯作者	第一作者	研究机构	研究概要	发表期刊	影响因子	临床实践意义	证据级别
赵快乐[17]	陈赟	复旦大学附属肿瘤医院	该研究评估了在局部晚期食管鳞癌同步放化疗中应用紫杉醇联合氟尿嘧啶方案对比顺铂联合氟尿嘧啶方案的疗效和安全性。两组患者的3年PFS无显著差异（P=0.828),顺铂联合氟尿嘧啶仍为标准的化疗方案	*J Clin Oncol*	28.245	顺铂联合氟尿嘧啶仍为同步放化疗的标准化疗方案	前瞻性,I类

表 2 2019 年中国食管癌领域值得关注的研究

通讯作者	第一作者	研究机构	研究概要	发表期刊	影响因子	临床实践意义	证据级别
沈琳[37]	张晓东[37]	北京大学肿瘤医院	尼妥珠单抗联合紫杉醇和顺铂作为晚期食管癌的一线治疗方案,中位 PFS 和 OS 可分别达 18 个月和 26 个月。经过此方案治疗后序贯放疗的患者生存时间更长(mPFS,16.4 个月 vs. 6.4 个月,P=0.06;mOS,26.2 vs. 11.5 个月,P=0.04)	$J\ Cancer$	3.182	尼妥珠单抗联合紫杉醇+顺铂的方案(TNT)可作为不可切除和复发转移的食管鳞癌的一线选择	前瞻性,Ⅱ类
陈海泉[2]	李斌[2]	复旦大学附属肿瘤医院	这项关于不同经胸方式食管切除术治疗食管癌的随机对照研究结果表明,经右胸扩大性淋巴结清扫方式较之经左胸局限性淋巴结清扫术后 5 年 DFS 及 OS 均具有明显优势(DFS:40% vs 26% P=0.037;OS:51% vs31% P=0.013);局部复发率显著降低(P=0.015)	$J\ Thorac\ Cardiov\ Sur$	5.261	经右胸入路扩大淋巴结清扫术可以改善食管鳞癌尤其是淋巴结阳性患者的生存	前瞻性,Ⅰ类

参 考 文 献

[1] ZENG H, CHEN W, ZHENG R, et al. Changing cancer survival in China during 2003-15: a pooled analysis of 17 population-based cancer registries [J]. Lancet Glob health, 2018, 6 (5): e555-e567.

[2] LI B, HU H, ZHANG Y, et al. Esophageal squamous cell carcinoma patients with positive lymph nodes benefit from extended radical lymphadenectomy [J]. J Thorac Cardiovasc Surg, 2019, 157 (3): 1225-1230.

[3] YAN W, ZHAO P, FU H, et al. Survival After Induction Chemotherapy and Esophagectomy Is Not Improved by Adjuvant Chemotherapy [J]. Ann Thorac surg, 2019, 108 (5): 1505-1513.

[4] ZHANG Y, DING H, CHEN T, et al. Outcomes of Endoscopic Submucosal Dissection vs Esophagectomy for T1 Esophageal Squamous Cell Carcinoma in a Real-World Cohort [J]. Clin Gastroenterol hepatol, 2019, 17 (1): 73-81.

[5] MENG X, WANG L, ZHAO Y, et al. Neoadjuvant Chemoradiation Treatment for Resectable Esophago-Gastric Cancer: A Systematic Review and Meta-Analysis [J]. J Cancer, 2019, 10 (1): 192-204.

[6] JING S W, QIN J J, LIU Q, et al. Comparison of neoadjuvant chemoradiotherapy and neoadjuvant chemotherapy for esophageal cancer: a meta-analysis [J]. Future oncol, 2019, 15 (20): 2413-2422.

[7] CHENG J, CAI M, SHUAI X, et al. Multimodal treatments for resectable esophagogastric junction cancer: a systematic review and network meta-analysis [J]. Ther adv med oncol, 2019, 11: 1758835919838963.

[8] LYU J, LIU T, LI T. Comparison of efficacy, safety, and costs between neoadjuvant hypofractionated radiotherapy and conventionally fractionated radiotherapy for esophageal carcinoma [J]. Cancer Med, 2019, 8 (8): 3710-3718.

[9] LIU T, DING S, DANG J. Elective nodal irradiation versus involved-field irradiation in patients with esophageal cancer receiving neoadjuvant chemoradiotherapy: a network meta-analysis [J]. Radiat oncol, 2019, 14 (1): 176.

[10] QI S, MAO Y, JIANG M. A phase I study evaluating combined nimotuzumab and neoadjuvant chemoradiotherapy followed by surgery in locally advanced esophageal cancer [J]. Cancer Chemother Pharmacol, 2019, 84 (5): 1115-1123.

[11] JING W, YAN W, LIU Y, et al. Slight advantages of nimotuzumab versus cetuximab plus concurrent

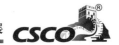

chemoradiotherapy in locally advanced esophageal squamous cell carcinoma[J]. Cancer biol ther, 2019, 20(8): 1121-1126.

[12] LI Q, ZHOU S, LIU S, et al. Treatment-Related Lymphopenia Predicts Pathologic Complete Response and Recurrence in Esophageal Squamous Cell Carcinoma Undergoing Neoadjuvant Chemoradiotherapy [J]. Ann surg oncol, 2019, 26(9): 2882-2889.

[13] ZHOU S, ZHAO L, LIANG Z, et al. Indoleamine 2, 3-dioxygenase 1 and Programmed Cell Death-ligand 1 Co-expression Predicts Poor Pathologic Response and Recurrence in Esophageal Squamous Cell Carcinoma after Neoadjuvant Chemoradiotherapy [J]. Cancers (Basel), 2019, 11(2): 169.

[14] ZHAN M, ZHENG H, YANG Y, et al. Cost-effectiveness analysis of neoadjuvant chemoradiotherapy followed by surgery versus surgery alone for locally advanced esophageal squamous cell carcinoma based on the NEOCRTEC5010 trial [J]. Radiother oncol, 2019, 141: 27-32.

[15] CHEN Y, YE J, ZHU Z, et al. Comparing paclitaxel plus fluorouracil versus cisplatin plus fluorouracil in chemoradiotherapy for locally advanced esophageal squamous cell cancer: A randomized, multicenter, phase III clinical trial [J]. J clin oncol, 2019, 37(20): 1695-1703.

[16] CHENG N, LIU Y, ZHAO G, et al. Phase I trial of intensity-modulated hyperfractionated radiotherapy boost with concurrent chemotherapy immediately following standard chemoradiotherapy in patients primarily with advanced intra-thoracic/cervical esophageal squamous cell carcinomas [J]. Int J Radiat Oncol Biol Phys, 2020, 106(2): 340-348.

[17] HUANG C, ZHU Y, LI Q, et al. Feasibility and efficiency of concurrent chemoradiotherapy with a single agent or double agents vs radiotherapy alone for elderly patients with esophageal squamous cell carcinoma: Experience of two centers [J]. Cancer med, 2019, 8(1): 28-39.

[18] LI C, WANG X, WANG X, et al. A multicenter phase III study comparing Simultaneous Integrated Boost (SIB) radiotherapy concurrent and consolidated with S-1 versus SIB alone in elderly patients with esophageal and esophagogastric cancer - the 3JECROG P-01 study protocol [J]. BMC Cancer, 2019, 19(1): 397.

[19] WANG X, LIU X, LI D, et al. Concurrent Selective Lymph Node Radiotherapy and S-1 Plus Cisplatin for Esophageal Squamous Cell Carcinoma: A Phase II Study [J]. Ann Surg Oncol, 2019, 26(6): 1886-1892.

[20] LI C, NI W, WANG X, et al. A phase I/II radiation dose escalation trial using simultaneous integrated boost technique with elective nodal irradiation and concurrent chemotherapy for unresectable esophageal Cancer [J]. Radiat Oncol, 2019, 14(1): 48.

[21] CHEN Y, CHENG X, SONG H, et al. Outcomes of concurrent chemoradiotherapy versus chemotherapy alone for esophageal squamous cell cancer patients presenting with oligometastases [J]. J Thorac Dis, 2019, 11(4): 1536-1545.

[22] ZHOU X L, ZHU W G, ZHU Z J, et al. Lymphopenia in Esophageal Squamous Cell Carcinoma: Relationship to Malnutrition, Various Disease Parameters, and Response to Concurrent Chemoradiotherapy [J]. Oncologist, 2019, 24(8): e677-e686.

[23] QIAN D, WANG Y, ZHAO G, et al. Tumor remission and tumor-infiltrating lymphocytes during chemoradiation therapy: predictive and prognostic markers in locally advanced esophageal squamous cell carcinoma [J]. Int J Radiat Oncol Biol Phys, 2019, 105(2): 319-328.

[24] LUO H S, XU H Y, DU Z S, et al. Impact of sex on the prognosis of patients with esophageal squamous cell cancer underwent definitive radiotherapy: a propensity score-matched analysis [J]. Radiat Oncol), 2019, 14(1): 74.

[25] XU H, WU S, LUO H. Prognostic value of tumor length and diameter for esophageal squamous cell cancer patients treated with definitive (chemo)radiotherapy: Potential indicators for nonsurgical T staging [J].

Cancer med,2019,8(14):6326-6334.

[26] DAI H,SHAO Y W,TONG X. YAP1 amplification as a prognostic factor of definitive chemoradiotherapy in nonsurgical esophageal squamous cell carcinoma [J]. Cancer med,2020,9(5):1628-1637.

[27] WANG C,ZHAO K,HUANG Y,et al. Baseline FDG Uptake And Peripheral Lymphocyte-Monocyte Ratio For Predicting Chemoradiotherapy Response In Patients With Esophageal Squamous Cell Carcinoma [J]. Cancer Manag Res,2019,11:9085-9093.

[28] CHEN M,LIU P,CHEN Y,et al. Primary tumor regression patterns in esophageal squamous cell cancer treated with definitive chemoradiotherapy and implications for surveillance schemes [J]. Cancer Manag Res, 2019,11:3361-3369.

[29] LI W,CHEN P,ZHANG N,et al. Endostatin and oxaliplatin-based chemoradiotherapy for inoperable esophageal squamous cell carcinoma:Results of a Phase II Study [J]. oncologist,2019,24(4):461-e136.

[30] GAO H J,SHANG X B,GONG L,et al. Adjuvant radiotherapy for patients with pathologic node-negative esophageal carcinoma:A population based propensity matching analysis [J]. Thorac cancer,2020,11(2): 243-252.

[31] NI W,CHEN J,XIAO Z,et al. Adjuvant radiotherapy for stage pN1M0 esophageal squamous cell carcinoma: Results from a Chinese two-center study [J]. Thorac cancer,2019,10(6):1431-1440.

[32] YU S,ZHANG W,NI W,et al. A propensity-score matching analysis comparing long-term survival of surgery alone and postoperative treatment for patients in node positive or stage III esophageal squamous cell carcinoma after R0 esophagectomy [J]. Radiother oncol,2019,140:159-166.

[33] YU J,OUYANG W,LI C,et al. Mapping patterns of metastatic lymph nodes for postoperative radiotherapy in thoracic esophageal squamous cell carcinoma:a recommendation for clinical target volume definition [J]. BMC Cancer,2019,19(1):927.

[34] SUN S,YU H,WANG H,et al. Phase II Study of S-1 plus Cisplatin as First-Line Therapy in Patients with Metastatic Esophageal Carcinoma [J]. Oncol Res Treat,2019,42(3):115-122.

[35] SHI Y,QIN R,WANG Z K,et al. Nanoparticle albumin-bound paclitaxel combined with cisplatin as the first-line treatment for metastatic esophageal squamous cell carcinoma [J]. Onco Targets Ther,2013,6:585-591.

[36] HUANG J,XU B,LIU Y,et al. Irinotecan plus S-1 versus S-1 in patients with previously treated recurrent or metastatic esophageal cancer(ESWN 01):a prospective randomized,multicenter,open-labeled phase 3 trial [J]. Cancer Commun,2019,39(1):16.

[37] ZHANG X,JIA J,LU M,et al. Nimotuzumab Plus Paclitaxel and Cisplatin as a 1(st)-Line Treatment for Esophageal Cancer:Long Term Follow-up of a Phase II Study [J]. J Cancer,2019,10(6):1409-1416.

[38] SU D,ZHANG D,JIN J,et al. Identification of predictors of drug sensitivity using patient-derived models of esophageal squamous cell carcinoma [J]. Nat Commun,2019,10(1):5076.

[39] YAN T,CUI H,ZHOU Y,et al. Multi-region sequencing unveils novel actionable targets and spatial heterogeneity in esophageal squamous cell carcinoma [J]. Nat Commun,2019,10(1):1670.

[40] WU M,WANG Y,YANG D,et al. A PLK1 kinase inhibitor enhances the chemosensitivity of cisplatin by inducing pyroptosis in oesophageal squamous cell carcinoma [J]. EBio Medicine,2019,41:244-255.

[41] BI S,WEI Q,ZHAO Z,et al. Wee1 inhibitor AZD1775 effectively inhibits the malignant phenotypes of esophageal squamous cell carcinoma in vitro and in vivo [J]. Front Pharmacol,2019,10:864.

[42] SHI J J,XING H,WANG Y X,et al. PI3Kα inhibitors sensitize esophageal squamous cell carcinoma to radiation by abrogating survival signals in tumor cells and tumor microenvironment [J]. Cancer Lett,2019, 459:145-155.

[43] WANG X,ZHANG B,CHEN X,et al. Lactate dehydrogenase and baseline markers associated with clinical

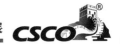

outcomes of advanced esophageal squamous cell carcinoma patients treated with camrelizumab (SHR-1210), a novel anti-PD-1 antibody [J]. Thorac cancer, 2019, 10 (6): 1395-1401.

[44] LU Z, ZOU J, HU Y, et al. Serological markers associated with response to immune checkpoint blockade in metastatic gastrointestinal tract cancer [J]. JAMA Netw Open, 2019, 2 (7): e197621.

[45] ZHENG R S, SUN K X, ZHANG S W, et al. Report of cancer epidemiology in China, 2015 [J]. Zhonghua Zhong Liu za zhi, 2019, 41 (1): 19-28.

[46] HE Y, LI D, SHAN B, et al. Incidence and mortality of esophagus cancer in China, 2008-2012 [J]. Chin J Cancer Res, 2019, 31 (3): 426-434.

[47] LIU M, HE Z, GUO C, et al. Effectiveness of Intensive Endoscopic Screening for Esophageal Cancer in China: A Community-Based Study [J]. Am J Epidemiol, 2019, 188 (4): 776-784.

[48] HE Z, LIU Z. Efficacy of endoscopic screening for esophageal cancer in China (ESECC): design and preliminary results of a population-based randomised controlled trial [J]. Gut, 2019, 68 (2): 198-206.

[49] SUO C, YANG Y, YUAN Z, et al. Alcohol Intake Interacts with Functional Genetic Polymorphisms of Aldehyde Dehydrogenase (ALDH2) and Alcohol Dehydrogenase (ADH) to Increase Esophageal Squamous Cell Cancer Risk [J]. J Thorac Oncol, 2019, 14 (4): 712-725.

[50] CHEN Y, WANG D, PENG H, et al. Epigenetically upregulated oncoprotein PLCE1 drives esophageal carcinoma angiogenesis and proliferation via activating the PI-PLC ε -NF- κ B signaling pathway and VEGF-C/ Bcl-2 expression [J]. Mol Cancer, 2019, 18 (1): 1.

[51] LI W, ZHANG L, GUO B, et al. Exosomal FMR1-AS1 facilitates maintaining cancer stem-like cell dynamic equilibrium via TLR7/NF κ B/c-Myc signaling in female esophageal carcinoma [J]. Mol Cancer, 2019, 18 (1): 22.

[52] WU Q, ZHANG W, XUE L, et al. APC/C-CDH1-Regulated IDH3β Coordinates with the Cell Cycle to Promote Cell Proliferation [J]. Cancer Res, 2019, 79 (13): 3281-3293.

[53] TAN Q, ZHANG C, YANG W, et al. Isolation of T cell receptor specifically reactive with autologous tumour cells from tumour-infiltrating lymphocytes and construction of T cell receptor engineered T cells for esophageal squamous cell carcinoma [J]. J Immunother Cancer, 2019, 7 (1): 232.

中国临床肿瘤学结直肠癌年度研究进展

2019 年 1 月—2019 年 12 月

中国临床肿瘤学会（CSCO）青年专家委员会

编　者：邓艳红[1]　丁培荣[2]　顾艳宏[3]　李　健[4]　邱　萌[5]　张　睿[6]　朱　骥[7]

顾　问：李　进[8]　沈　琳[3]　徐瑞华[2]

编者单位：[1] 中山大学附属第六医院　[2] 中山大学肿瘤防治中心　[3] 北京大学肿瘤医院　[4] 江苏省人民医院　[5] 四川大学华西医院　[6] 辽宁省肿瘤医院　[7] 复旦大学附属肿瘤医院　[8] 同济大学附属东方医院

前　言

　　结直肠癌在我国的发病率和死亡率都位居前列，是影响人民健康的重大疾病。2019年中国研究者在肠癌领域的重大研究进展较少，是相对的"小年"，但也有Ⅲ期研究发表在 *JCO*、*Annals of Surgery* 等临床肿瘤期刊，为结直肠癌的综合治疗提供了新的高级别循证证据，也必将改变我们的临床实践。同时在基础研究领域也有重磅文献发表在 *Gastroenterology*、*Gut*、*Nature Communication* 等顶级期刊，相信其研究成果会在未来进一步推动结直肠癌精准治疗的突破。

　　在中国医学论坛报、科睿唯安和北京大学第一医院图书馆的协助下，中国临床肿瘤学会（CSCO）青委会肠癌组整理了我国临床肿瘤学 2019 年 1 月 1 日至 2019 年 12 月 31 日的结直肠癌年度进展，系统地梳理了我国结直肠癌领域的临床研究现状，并通多对比，发现自身的优势与不足，缩短与高水平国际科研的差距，进一步提高我国结直肠癌诊疗的总体水平。

研究成果概要

　　（一）文章发表数量与期刊影响因子分析

　　在结直肠癌领域的重点期刊中，对中国研究者发表结直肠癌文章数量排名前 20 的期刊进行分析，其中 *Oncology Letter* 发表文章量最多，其次是 *Oncotarget and therapy* 和 *Cancer Management and Research*（见节末图 1）。此外，在一些高影响的国际期刊中，如 *Journal of Clinical Oncology*、*Annals of Surgery*、*Gastroenterology*、*Gut*、*Nature Communication* 等期刊，中国学者均有斩获，对比 2018 年，在基础研究领域的进步更为显著，显示出中国学者越来越多原创性的基础研究被国际同行认可，为结直肠癌诊疗的进步贡献更大的力量。

　　（二）作者及研究机构的文章发表数量排名

　　对北京大学图书馆提供的数据进行盲法筛查及检索分析，将结直肠领域发表文章最多

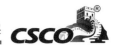

的医学机构与作者进行排名。2019 发表结直肠文献前三位的个人分别为四川大学华西医院王自强教授、中山大学肿瘤医院徐瑞华教授、福建医科大学附属协和医院池畔教授(见节末图 2),他们值得国内同行学习。2019 年发表结直肠文献前三位的医学机构分别为中山大学、复旦大学与南京医科大学(见节末图 3)。

主要研究进展

通过综合分析以下三方面的指标来筛选所有入选文章,进而评选年度重要研究进展:①文章发表期刊的影响因子和单篇文章的被引用频次;②文章是否被学科重要会议列入 oral presentation 或 poster discussion;③文章的临床应用价值。经过筛选以及专家们的集体讨论,我们推选出了 3 篇重点推荐的研究(见节末表 1)和 3 篇值得关注的进展(见节末表 2),并罗列了相关研究者信息、研究概要以及证据级别。本章节从基础与转化研究、结直肠癌早期筛查、结直肠癌的外科治疗、结直肠癌新辅助治疗及姑息治疗等几方面对国内结直肠领域的研究进展情况进行概述。

(一) 基础与转化研究

1. TRIB3 调控结直肠癌干细胞特性及成瘤的功能及分子机制[1]

在结直肠癌(CRC)治疗中,耐药和复发是两个具有挑战性且尚未解决的问题。肿瘤干细胞(CSC)在肿瘤的进展,耐药和复发等过程中起关键作用。中国医科大学北京协和医院基于这一临床问题,发现 TRIB3 可以调控结直肠癌的干细胞特性,该研究结果发表于 *Gastroenterology*。

TRIB3 已被证明是实体瘤和白血病中的一种癌基因。TRIB3 蛋白可通过与 TGF-β 通路中的 SMAD3 相互作用从而促进肿瘤的发生、侵袭和发展。此外,临床研究强烈提示 TRIB3 是预测患者 CRC 的标志物,但 TRIB3 在 CRC 中的作用和机制目前暂不明确。在该研究中,研究者建立了敲低 TRIB3 的小鼠模型,收集结肠癌组织并利用基因表达谱,免疫组织化学和免疫荧光进行分析。同时,研究者从人和小鼠 CRC 中分离并建立类器官模型,对 TRIB3 的功能进行进一步验证,并探索靶向 TRIB3 的融合多肽的作用。利用免疫荧光和免疫印迹验证了 β-catenin 介导的 Wnt 信号通路变化。通过免疫沉淀鉴定了与 TRIB3 相互作用的蛋白质。结果表明,TRIB3 与肠癌细胞中的 β-catenin 和 TCF4 相互作用,促进肿瘤干细胞相关基因的表达。敲除 TRIB3 可以减少小鼠结肠癌的发生,减少 CRC 细胞的迁移及小鼠异种移植瘤的生长。靶向 TRIB3 的融合多肽可在 CRC 动物模型中明显抑制 CRC 肿瘤生长。该研究证明了 TRIB3 是 CRC 维持肿瘤干细胞特性的关键因素,是潜在的 CRC 治疗靶点,阻断 TRIB3 活性可能成为 CRC 新的治疗策略。

2. 基因组研究揭示结直肠癌脑转移中存在 DNA 修复应答缺陷[2]

结直肠癌(CRC)脑转移(BM)发生率相较其他癌症较低,约为 1%~3%。但是,CRC 脑转移率在近几十年中逐渐增加。脑转移患者预后差,诊断后中位生存期仅 3~6 个月,且目前无有效治疗手段。近年来,转移性 CRC 的靶向治疗已发生了巨大变化。但是,CRC 脑转移患者的治疗仍主要基于原发肿瘤。CRC 原发灶的基因组图谱已得到广泛研究,并确定了几种可行的治疗靶标,但是在脑转移和原发性 CRC 中是否存在明显的基因组差异仍未知。南京医科大学附属第一医院顾艳宏教授团队对结直肠癌脑转移组织标本通过全外显子和全基因组测序,揭示了肠癌脑转移的基因特征。

在该研究中,研究者收集了 CRC 原发灶、癌旁组织及脑转移灶的配对组织进行了全外显子测序(WES)及全基因组测序(WGS)。其中,对 11 例有脑转移的 CRC 患者的 42 个组织进行了 WES,对 8 例有脑转移的 CRC 患者的 24 个组织进行了 WGS。同时,研究纳入了 13 例已发表的相似的配对样本 WES 数据集,以扩大样本量进行分析。该研究发现 CRC 脑转移中存在 DNA 修复应答(DDR)缺陷的特征性突变,且其可能是 CRC 发生的早期事件。该研究的发现揭示了 CRC 脑转移组织与原发灶之间存在巨大的基因组差异,并表明 PARP 抑制剂和抗 PD-1 药物可能具有预防和治疗 DDR 缺陷型 CRC 脑转移的临床潜力。同时,该研究还确定了潜在的 CRC 脑转移驱动基因,这些驱动基因可能为未来靶向治疗提供生物标志物或靶标。

3. 全基因组 DNA 甲基化分析揭示结直肠癌患者肿瘤反应性 CD8⁺T 细胞的独特表观遗传特征[3]

近年来,免疫治疗如免疫检查点抑制剂成为治疗 CRC 的新策略。但是,CRC 患者对于免疫治疗的反应具有很大的差异。最近的研究表明并非所有的肿瘤浸润淋巴细胞(TIL)都具有抗肿瘤活性。肿瘤反应性 CD8⁺T 细胞是可以特异性识别和破坏肿瘤的 T 细胞亚型。了解肿瘤反应性 CD8⁺ T 细胞的调节机制具有重要的治疗意义。DNA 甲基化是 DNA 分子的共价修饰,许多研究表明 DNA 甲基化在调节免疫反应中起到关键作用。肿瘤反应性 CD8⁺ T 细胞的 DNA 甲基化情况及其功能目前暂不明确。

来自首都医科大学的一项研究从结直肠癌患者中分离出肿瘤反应性 CD8⁺ TIL,以及幼稚和效应记忆 CD8⁺ T 细胞亚型作为对照,以比较其转录组和甲基化组特征。转录组分析证实肿瘤反应性 TIL 具有耗竭的组织驻留记忆 T 细胞特征。全基因组甲基化图谱鉴定了肿瘤反应性 CD8⁺ T 细胞的独特甲基化组模式。其中,肿瘤反应性标志物 CD39 和 CD103 被特异性去甲基化。此外,研究者发现了从幼稚的 T 细胞过渡到肿瘤反应性 CD8⁺ T 细胞的动态变化。转录因子结合位点富集分析确定了几个免疫相关的转录因子,包括三个与免疫细胞耗竭相关的基因(NR4A1、BATF 和 EGR2)和 VDR,它们可能在肿瘤反应性 CD8⁺ T 细胞中发挥重要的调节作用。该研究明确了 DNA 甲基化参与调控肿瘤反应性和旁邻 CD8⁺ TILs,并为开发新型 DNA 甲基化标志物和新的 CRC 治疗手段提供了临床前数据。

(二) 结直肠癌早期筛查

1. 高频短信服务干预提高初筛阳性人群肠镜受检率[4]

早期筛查已显示可显著降低结直肠癌(CRC)的发病率和死亡率,中国的筛查优化方案包括两个步骤:使用高风险因素问卷(HRFQ)和 2 个免疫化学粪便潜血试验(iFOBTs)进行初筛,以识别潜在的高危人群,然后在初筛阳性人群中进行结肠镜检查予以确认,但目前筛查最大的问题是结肠镜检查依从性的问题。中国 14 个城市的数据显示,高危城市居民中,初筛结果阳性的人群中只有 33.25% 的患者接受了结肠镜检查。在广州,2015 年 CRC 筛查计划的第一年,结肠镜检查的总体依从率仅为 17.63%。来自中山大学的一项研究针对肠镜依从性问题设计了一项随机对照研究,探讨如何提高初筛阳性人群肠镜检查依从性问题。

该研究基于广州社区的 CRC 筛查计划的 3 臂非盲随机对照研究(常规对照组,低频干预和高频干预组)。初筛阳性(高危因素问卷和 / 或免疫化学粪便潜血测试)但未接受结肠镜检查的 1 362 名参与者被随机分为低频(每月 1 次),高频(每 2 周 1 次)干预组和对照组[没有短信息服务(short message service,SMS)干预]。通过 12320 SMS 系统(公共卫生教育和健

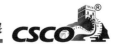

康信息传播的官方渠道)以 2 个频率对干预组进行为期 6 个月的短消息发送。三组人群均接受社区卫生中心的随访,并从 CRC 筛查数据库中获得数据。结果表明,对照组、低频干预和高频干预组参与者第 3 个月的结肠镜检查依从率分别为 5.2%,6.0% 和 10.5%;在第 6 个月分别为 7.1%,9.6% 和 13.7%。调整潜在混杂因素后,高频干预组接受结肠镜检查的可能性是对照组的两倍。因此,初步筛查结果为阳性的人群每 2 周发送 1 次 SMS,为期 6 个月,可能会增加结肠镜检查的依从性,SMS 可作为大型社区人群中促进结肠镜检查的优先干预措施。

2. 结肠镜检查为阴性的人群,他汀类药物可进一步降低非进展期腺瘤发展成腺癌的风险[5]

我们已知结肠镜筛查可降低结直肠癌(CRC)的发病率和死亡率,但在结肠镜初步检查结果为阴性的人群中,仍有部分人群在下一次预期的肠镜检查前发生结直肠癌,定义为肠镜后结直肠癌(PCCRC),这占全部结直肠癌的 9%。多项研究和 Meta 分析显示,他汀类药物可降低结直肠癌的风险,但是否同样可降低结肠镜后结直肠癌的风险,目前尚无研究。一项来自香港大学的研究对这一个问题进行了探讨分析,这项回顾性队列研究通过对香港地区 2005 年至 2013 年接受结肠镜检查的 40 岁及以上的患者的电子医疗数据进行分析,排除既往 CRC 或炎症性肠病,既往接受结肠切除,以及在肠镜后 6 个月内发现 CRC 的患者。他汀类药物的使用定义为结肠镜检查前至少已服用 90 天,并追溯到结肠镜检查前 5 年使用药物。PCCRC-3y 定义为结肠镜检查后 6 个月到 36 个月内诊断 CRC,根据肿瘤部位分为近端肠癌和远端肠癌。结果表明,在 187 897 名合格受试者中,854 名(0.45%)被诊断为 Pccrc-3y,他汀类药物的使用与较低的 Pccrc-3y 风险相关[subdistribution hazard ration(SHR)=0.72, 95%CI=0.55~0.95,P=0.018]。亚组分析显示,对于近端癌,SHRs 为 0.50(95%CI=0.28~0.91, P=0.022),对于远端癌为 0.80(95%CI=0.59~1.09,P=0.160)。年龄较大(>60 岁)的患者,妇女以及没有糖尿病或息肉的患者似乎从他汀类药物中获益更多。该研究对于有一定心血管疾病风险患者,是否使用他汀类药物有一定指导意义,他汀类药物抑制腺瘤发展成腺癌的潜在机制值得进一步研究。

3. 亚洲年轻化发病结直肠癌的趋势在增加:男性患者和直肠癌患者比例增加[6]

结直肠癌(CRC)仅在老年人中造成疾病负担的普遍观念正在改变。CRC 的风险会随着年龄的增长而增加,目前建议从 50 岁开始进行 CRC 筛查。但是,CRC 也可能发生在 50 岁以下的年轻人中,年轻的 CRC 发生率在 0.4%~35.6%。越来越多的证据表明,在西方世界,年轻的结肠直肠癌(CRC)的发病率正在增加。但目前没有基于人群的研究来评估整个亚洲的趋势是否也一样。过去的几十年,在包括日本,韩国和中国在内的一些亚洲国家中,总体 CRC 的发病率增加了 2~4 倍,香港中文大学的一项研究对中国香港、中国台湾地区、韩国和日本等亚洲地区的年轻 CRC 发病趋势进行了分析,使用 Joinpoint 回归对年轻发病 CRC 的发病率(年龄 <50 岁)的趋势的大小和趋势方向进行了量化,以估计年平均百分数变化(AAPC)。结果表明,在台湾地区,年轻化结直肠癌发病率在男性和女性均有显著增加(男性结肠癌:每 10 万人 4.9~7.9 人;男性直肠癌:每 10 万人 4.0~8.3 人;女性结肠癌:每 10 万人 5.1~9.7 人;女性直肠癌:每 10 万人 3.8~6.4 人),尤其是男性直肠癌的发病率,在中国台湾地区每年增加 3.9%;在韩国,男性直肠癌发病率每年增加 6.0%。而在中国香港地区和日本,仅观察到直肠癌的发病率显著增高。该研究表明,结直肠癌年轻化发病趋势不仅在西方国家

中存在,亚洲地区同样存在这个现象,这对于结直肠癌的筛查策略有一定指导意义。

（三）肠癌外科治疗

1. 吲哚菁绿（indocyanine green, ICG）增强近红外荧光引导成像在中下段直肠癌腹腔镜下侧方淋巴结清扫术中的应用[7]

直肠癌术后局部复发极大地影响了直肠癌患者的治疗效果和生存结果,而侧方淋巴结（lateral pelvic lymph node, LPLN）转移是中低位直肠癌患者术后局部复发的重要因素,在中低位直肠癌患者中约 8.6% 至 21.0% 存在侧方淋巴结转移（lateral pelvic lymph node metastasis, LPNM）。腹腔镜 LPLN 清扫术（laparoscopic LPLN dissection, LPND）是一种有效的治疗方法,与单纯的全直肠系膜切除术（TME）相比,可显著降低局部复发率,并且其安全性和可行性也已被先前的研究所证实。在临床应用中,腹腔镜 LPND 受各种并发症的限制,在没有有效指导的情况下,输尿管和胃下神经可能受到损害。一项来自中国医学科学院肿瘤医院的研究,探索了吲哚菁绿增强近红外荧光引导成像在中下段直肠癌腹腔镜下侧方淋巴结清扫术中的应用。该研究利用近红外（near-infrared, NIR）摄像系统,通过 ICG 指导中低位直肠癌患者中 LPLN 的检测,旨在评估该技术是否可以安全有效地用于直肠癌患者中的 LPND。研究共纳入 42 例中低位直肠癌患者,结果表明,与非 ICG 组相比,ICG 组术中失血量显著降低,并且检测的 LPLN 数量明显较多。此外,在 LPND, LPNM,手术时间,开腹手术,术前并发症或住院时间方面,没有发现显著差异（$P>0.05$）。ICG 增强的 NIR 荧光引导成像可能是指导 LPND 的可行且便捷的技术,在手术的准确性和完整性以及安全性方面有特定优势。

2. 低位直肠癌 ELA-PE 术后会阴区伤口并发症的处理[8]

常规的腹会阴联合切除术（APR）后,肠穿孔发生率和环周切缘（CRM）阳性率较高,因此引入了肛提肌外腹会阴联合切除术（extralevator abdominoperineal excision, ELA-PE）。尽管有研究表明,ELAPE 和 APR 患者之间的局部复发率和总体生存率无显著差异,近期一项荟萃分析表明,ELAPE 的肿瘤学效果更好。但 ELAPE 的主要问题是,手术会在盆底水平处产生较大的会阴缺损,而只能用坐骨结直肠脂肪和皮肤来封闭,术前放疗与 ELAPE 联合使用会导致会阴部伤口的问题的发生率更高。一项来自首都医科大学附属北京朝阳医院的研究针对这个问题,引入生物网格单阶段重建骨盆底的方法用于封闭 ELAPE 后的会阴部缺损,是一种可行,安全且低成本的选择。在这项研究中,分析了接受常规一期闭合术与生物网状修复术的 ELAPE 患者的长期会阴伤口并发症。在 228 例接受了上腹腹膜切除术的患者中,有 174 例接受了生物网片修复,其中 54 例接受了初次闭合。生物网状组对 89 例患者（51.1%）进行了术前放疗,初级封闭组的 20 例患者（37.0%）进行了术前放疗。生物网状组的会阴伤口感染率（11.5% vs. 22.2%, $P=0.047$）,会阴疝（3.4% vs. 13.0%, $P=0.022$）,伤口裂开（0.6% vs. 5.6%, $P=0.042$）和总会阴伤口并发症（14.9% vs. 35.2%, $P=0.001$）明显更低。多因素 logistic 回归分析显示,术前放疗（$P<0.001$）,常规初次闭合（$P<0.001$）和术中肠穿孔（$P=0.001$）与会阴手术相关的并发症显著相关。尽管使用生物网修复会阴伤口可延长会阴部分的手术时间,会阴引流保留时间和住院时间,但可减少相关的并发症并改善伤口愈合。

（四）肠癌新辅助治疗

1. mFOLFOX6 联合或不联合放疗对比 5FU 联合放疗治疗局部进展期直肠癌[9]

术前进行氟尿嘧啶为基础的同步放化疗是 II/III 期直肠癌的标准治疗模式,新辅助放化疗增加了病理完全缓解率,并降低了局部复发率,但是,新辅助放疗或放化疗均未能改善

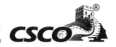

DFS 和 OS。因此,越来越多研究探索加强术前化疗以期改善局部进展期直肠癌患者预后。

来自中山大学附属第六医院的一项Ⅲ期临床研究(FOWARC),探索了 mFOLFOX 联合同步放疗与单纯 mFOLFOX6 新辅助化疗对比标准治疗 5FU 联合放疗在局部进展期直肠癌的疗效。该研究 2015 年已在 ASCO 口头报告并在 JCO 发表初步研究结果,mFOLFOX 联合放疗可显著提高 pCR 率,单纯 mFOLFOX6 新辅助化疗与标准治疗有相当的肿瘤降期率。2019 年该研究公布了主要研究终点——3 年 DFS 的结果。结果显示,纳入的 495 例患者被随机分配接受治疗,中位随访 45.2 个月后,在氟尿嘧啶联合放疗组,mFOLFOX6 联合放疗和 mFOLFOX6 单纯新辅助化疗组 3 年 DFS 的分别为 72.9%,77.2% 和 73.5%(P=0.709),R0/1 切除后 3 年局部复发的概率是 8.0%,7.0% 和 8.3%(P=0.873),三年总生存率分别为 91.3%,89.1% 和 90.7%(对数秩检验,P=0.971)。因此,与 5FU 同步放疗相比,mFOLFOX6 化疗联合或不联合放疗均不能显著改善局部进展期直肠癌的 3 年 DFS。单纯 mFOLFOX6 新辅助化疗与标准治疗相当,并未发现显著差异。

2. 新辅助放疗对比单纯手术在有或无高危因素的Ⅱ/Ⅲ期中低位直肠癌中的疗效[10]

新辅助放化疗显著降低了局部进展期直肠癌的局部复发率,已成为当前标准治疗。但是,放疗可能导致各种副作用,以及未能显著改善生存预后的问题越来越被认识和重视,并非所有患者均需要放疗。Ⅱ/Ⅲ期直肠癌存在明显的异质性,其壁外浸润程度的巨大差异,且淋巴结状态无法预测,从而导致不同的生存预后。尽管如此,NCCN 指南仍建议以不加选择的策略来管理这一高度异质性人群。来自四川大学华西医院的一项研究,针对不同危险度的中低位直肠癌,探索比较了新辅助放疗与直接手术的疗效。该研究根据风险分层标准和临床分期,对符合条件的Ⅱ/Ⅲ期直肠癌患者进行术前分类,将其分为高风险组和低风险组。两组均随机分为短程放疗(SCRT)联合全直肠系膜切除术(TME)或单独接受 TME 手术,共分成 4 组:高危患者,接受(HiR)或不接受(HiS)放疗,低危组患者接受(LoR)或不接受(LoS)接受放疗。主要研究终点是局部复发。研究总共纳入 401 例患者,经过 54 个月的中位随访,结果表明,低危组患者的 3 年累积局部复发率(2.2%vs. 11.0%,P=0.006),DFS 和 OS 都显著优于高危组。但是在 3 年累积局部复发率上,低危组联合或不联合放疗无显著差异(LoR vs. LoS,1.2% vs. 3.0%,P=0.983),高危组联合或不联合放疗也无显著差异(HiR vs. HiS,12.9% vs. 8.9%,P=0.483)。因此,Ⅱ/Ⅲ期直肠癌根据风险分层,其生存率和局部复发率均有显著差异,在低危患者中,前期通过高质量的 TME 手术也能实现极低的局部复发率,但该研究效能仍不足以证明手术的非劣效性。

3. 患者来源的类器官预测局部进展期直肠癌放化疗疗效[11]

肿瘤领域的精准治疗致力于为每位患者确定有效的药物,但精准医学要实现其目标仍需克服多个障碍。通过高通量测序鉴定可靶向的基因改变对于晚期疾病患者的精确治疗至关重要。但是,只有一小部分患者受益于 DNA 测序指导的药物选择。临床前模型,例如患者来源的肿瘤异种移植物(PDTX),在预测对治疗的反应方面仍存在很大的限制。肿瘤来源的类器官适合进行药物筛选,用于预测治疗药物的敏感性。但是源自患者的类器官(PDO)是否能预测肿瘤对放化疗的敏感性尚未明确。来自复旦大学附属肿瘤医院的一项研究,通过直肠癌新辅助放化疗的Ⅲ期临床研究,建立了局部晚期直肠癌(LARC)患者的类器官生物库。直肠癌类器官(RCO)可以密切反映相应肿瘤的病理生理和遗传变化。患者的放化疗反应与 RCO 反应高度匹配,准确度为 84.43%,敏感性为 78.01%,特异性为 91.97%。这些数据表明,PDO 可在临床上预测 LARC 患者的治疗反应,并且可能作为直肠癌治疗中的辅助诊断工具。

(五) 肠癌姑息治疗

1. 阿帕替尼治疗复发转移性结直肠癌的单臂Ⅱ期研究[12]

目前晚期结直肠癌的主要治疗药物是伊利替康、奥沙利铂、氟尿嘧啶三种化疗药物以及抗 EGFR 单抗、抗 VEGFR 单抗两种静脉靶向药物。小分子靶向药物如瑞戈非尼、呋喹替尼、TAS-102 已在结直肠癌三线治疗中展现出了不错的疗效。阿帕替尼是我国自主研发的全球首个小分子血管内皮生长因子受体(VEGFR)酪氨酸激酶抑制剂(TKI),在我国已被批准为转移性胃癌的三线治疗方案。基于小分子靶向药物的成功经验和阿帕替尼Ⅰ期研究的有效数据,南京医科大学第一附属医院开展了一项阿帕替尼对晚期结直肠癌疗效的Ⅱ期研究,这项开放、单臂、前瞻性的Ⅱ期临床研究旨在评价阿帕替尼在三线及三线以上治疗难治性转移性结直肠癌的疗效和安全性。研究主要终点为无进展生存期(PFS),次要终点包括总生存期(OS)、安全性和耐受性,并对 1 021 个肿瘤相关基因的循环肿瘤 DNA(ctDNA)体细胞变异进行动态捕获测序,寻找疗效预测标志物。纳入的 26 例患者中位 PFS 为 3.9 个月,中位 OS 为 7.9 个月。PS 为 0~1 的患者的 PFS 比 PS 为 2 的患者更长。无肝转移的患者的 PFS 也比有肝转移的患者长(5.87 个月 vs.3.33 个月)。常见的不良反应有高血压、手足综合征、蛋白尿和腹泻。在 13 名动态监测 ctDNA 的患者中,有 10 名患者的 ctDNA 丰度在影像学诊断进展之前就已经增加,提示连续监测 ctDNA 丰度可能是反应肿瘤负荷的一个预测因子。该项研究结果表明,阿帕替尼可能可作为结直肠癌三线治疗选择之一,对 PS 0~1 或无肝转移的患者疗效更好,进一步需更大样本量的临床研究及Ⅲ期临床研究验证。

2. HER2 阳性转移性结直肠癌的临床病理特征及血浆循环肿瘤 DNA(ctDNA)中 HER2 的检测[13]

HERACLES 研究证明了曲妥珠单抗联合拉帕替尼治疗 HER2 阳性结直肠癌的疗效。因此对 HER2 阳性的结直肠癌患者进行筛选及 HER2 动态监测评估疗效一直是人们关注的焦点。HER2 状态通常通过免疫组化和荧光原位杂交来检测。然而,有些肿瘤无法进行活检,或由于临床风险、潜在手术并发症等原因很难获得组织样本。因此,从血浆中提取的 ctDNA 可作为一种新的实时评估 HER2 状态和评估治疗反应的方法。北京大学肿瘤医院的一项研究,旨在阐明 HER2 阳性转移性结直肠癌的临床病理特征,并采用 170 个基因靶向序列捕获法检测 HER2 拷贝数变异(HER2-CNV),探讨 IHC/FISH 检测肿瘤标本 HER2 与血浆 ctDNA 拷贝数变异结果(HER2-CNV)的一致性。此外,研究还探讨了 ctDNA 肿瘤负荷的变化与影像学疗效评估的关系。在纳入的 351 例晚期结直肠癌患者中,HER2 阳性率为 3.4%。HER2 阳性与 KRAS/BRAF 野生型(WT)状态相关,大部分 HER2 阳性肿瘤为 RAS-WT(91.7%),且多见于直肠或左侧结肠。HER2-CNV 与 IHC/FISH 检测肿瘤标本 HER2 阳性的一致率为 66.7%(20/30)。提示检测 ctDNA 中 HER2-CNV 可能是无创性检测 HER2 状态的一种选择。ctDNA 肿瘤负荷的变化和通过影像学评估的肿瘤反应相关,准确率为 80%。因此,对肿瘤特异性突变的 ctDNA 分析可能作为监测肿瘤进展和治疗反应的有效工具,对于补充基于 RECIST 的标准影像评估具有重要的潜力。

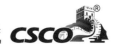

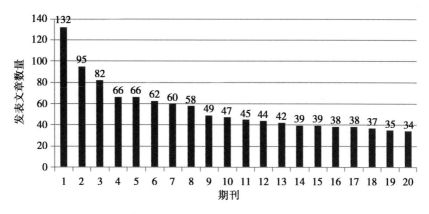

图1 2019年中国结直肠领域重点期刊文章发表量前20的期刊

1. ONCOLOGY LETTERS（IF：1.871）；2. ONCOTARGETS AND THERAPY（IF：3.046）；3. CANCER MANAGEMENT AND RESEARCH（IF：2.243）；4. JOURNAL OF CANCER（IF：3.182）；5. JOURNAL OF CELLULAR PHYSIOLOGY（IF：4.522）；6. FRONTIERS IN ONCOLOGY（IF：4.137）；7. MEDICINE（IF：1.870）；8. JOURNAL OF CELLULAR BIOCHEMISTRY（IF：3.448）；9. EUROPEAN REVIEW FOR MEDICAL AND PHARMACOLOGICAL SCIENCES（IF：2.721）；10. INTERNATIONAL JOURNAL OF CLINICAL AND EXPERIMENTAL MEDICINE（IF：0.181）；11. ONCOLOGY REPORTS（IF：3.041）；12. CELL DEATH & DISEASE（IF：5.959）；13. CANCER MEDICINE（IF：3.357）；14. BIOSCIENCE REPORTS（IF：2.535）；15. BMC CANCER（IF：2.933）；16. BIOCHEMICAL AND BIOPHYSICAL RESEARCH COMMUNICATIONS（IF：2.705）；17. MEDICAL SCIENCE MONITOR（IF：1.980）；18. JOURNAL OF EXPERIMENTAL & CLINICAL CANCER RESEARCH（IF：5.646）；19. MOLECULAR MEDICINE REPORTS（IF：1.851）；20. BIOMEDICINE & PHARMACOTHERAPY（IF：3.743）

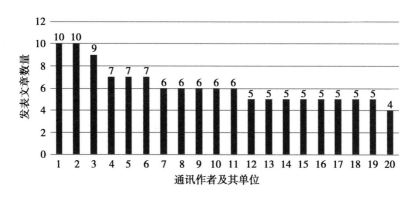

图2 2019年中国结直肠领域文章发表量前20名的作者及其单位

1. 王自强，四川大学；2. 徐瑞华，中山大学；3. 池畔，福建医科大学；4. 李卓玉，山西大学；5. 孙学军，西安交通大学；6. 章真，复旦大学；7. 杜晓辉，中国人民解放军总医院；8. 姚学清，广东省医学科学院；9. 于君，香港中文大学；10. 袁媛，中国医科大学；11. 张睿，中国医科大学；12. 冯继峰，南京医科大学；13. 兰平，中山大学；14. 李清国，复旦大学；15. 梁建伟，中国医学科学院；16. 潘志忠，中山大学；17. 王雷，长沙大学；18. 王锡山，中国医学科学院；19. 王振宁，中国医科大学；20. 蔡三军，复旦大学

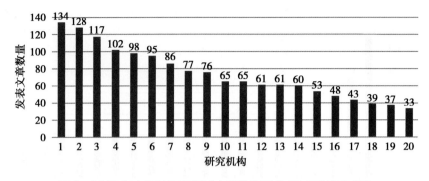

图 3　2019 年中国结直肠领域文章发表量前 20 名的研究机构

1. 中山大学；2. 复旦大学；3. 南京医科大学；4. 中国医学科学院；5. 暨南大学；6. 浙江大学；7. 中国医科大学；8. 上海交通大学；9. 中南大学；10. 首都医科大学；11. 北京大学；12. 华中科技大学；13. 四川大学；14. 南方医科大学；15. 山东大学；16. 温州医科大学；17. 福建医科大学；18. 广西医科大学；19. 东吴大学；20. 上海中医药大学

表 1　2019 年中国结直肠癌领域重点推荐的研究

通讯作者	第一作者	研究机构	研究概要	发表期刊	影响因子	临床实践意义	证据级别
汪建平[9]	邓艳红	中山大学附属第六医院	在局部进展期直肠癌新辅助治疗中，采用 mFOLFOX6 同步放疗或者单纯 mFOLFOX6 新辅助化疗对比标准治疗 5FU 同步放疗，长期随访结果显示，三组之间 3 年 DFS 及 OS 无明显差异，单纯新辅助化疗组的毒副作用及治疗相关并发症发生率更低	*Journal Of Clinical Oncology*	28.245	对于局部进展期直肠癌，全量化疗联合放疗较标准治疗显著提高 pCR 率，单纯化疗新辅助的生存预后未受损，并非所有患者均需要放疗	I 级
顾菁[4]	吴亚南	中山大学	基于广州社区的 CRC 筛查计划的 3 臂非随机对照研究，在初筛为阳性但未接受结肠镜检查的参与者被随机分为低频（每月一次短信息提醒），高频（每两周一次短信息提醒）干预组和对照组（无短信息提醒），高频干预组提高了结肠镜检查依从性	*Cancer*	6.102	通过高频的短信息提醒，对高危 CRC 人群进行观察，提高了肠镜检查依从性，进而提高早期肠癌的发现，降低肠癌死亡率	I 级
顾艳宏[2]	孙婧	南京医科大学附属第一医院	收集了 CRC 原发灶、癌旁组织及脑转移灶的配对组织进行了全外显子测序（WES）及全基因组测序（WGS）。发现 CRC 脑转移中存在 DNA 修复应答（DDR）缺陷的特征性突变，且其可能是 CRC 发生的早期事件	*Nature Communication*	11.878	该研究的发现揭示了 CRC 脑转移组织与原发灶之间存在巨大的基因组差异，这些驱动基因可能为靶向治疗提供生物标志物或靶标	III 级

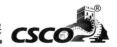

表 2　2019 年中国结直肠癌领域值得关注的研究

通讯作者	第一作者	研究机构	研究概要	发表期刊	影响因子	临床实践意义	证据级别
梁建伟[7]	周思成	中国医学科学院	利用近红外(near-infrared,NIR)摄像系统,通过吲哚菁绿(ICG)指导中低位直肠癌患者侧方淋巴结(LPLN)的检测,纳入 42 例中低位直肠癌患者,ICG 组术中失血量显著降低,并且检测的 LPLN 数量明显较多	*World Journal of Gastroenterology*	3.411	ICG 增强的 NIR 荧光引导成像可指导侧方淋巴结清扫,在手术的准确性和完整性以及安全性方面有特定优势	Ⅲ级
王晰程[13]	韦青	北京大学肿瘤医院	采用 170 个基因靶向序列捕获法检测 HER2 拷贝数变异(HER2-CNV),探讨 IHC/FISH 检测肿瘤标本 HER2 与血浆 ctDNA 拷贝数变异结果(HER2-CNV)的一致性。纳入的 351 例晚期结直肠癌患者中,HER2 阳性率为 3.4%。大部分 HER2 阳性肿瘤为 RAS-WT(91.7%),HER2-CNV 与 IHC/FISH 检测肿瘤标本 HER2 阳性的一致率为 66.7%(20/30)。	*Clinical colorectal cancer*	3.176	通过 ctDNA 检测 HER2-CNV 是无创性检测 HER2 状态的一种选择。ctDNA 肿瘤负荷的变化和通过影像学评估的肿瘤反应相关,准确率为 80%	Ⅲ级
章真[11]	姚晔	复旦大学附属肿瘤医院	通过直肠癌新辅助放化疗的Ⅲ期临床研究,建立局部晚期直肠癌患者的类器官生物库。直肠癌类器官(RCO)可以密切反映相应肿瘤的病理生理和遗传变化。患者的放化疗反应与 RCO 反应高度匹配,准确度为 84.43%,敏感性为 78.01%,特异性为 91.97%	*Cell stem cell*	21.464	源自患者的类器官可在临床上预测 LARC 患者的治疗反应,并且可能作为直肠癌治疗中的辅助诊断工具	Ⅲ级

参 考 文 献

[1] HUA F,SHANG S,YANG Y W,et al. TRIB3 interacts with beta-Catenin and TCF4 to increase stem cell features of colorectal cancer stem cells and tumorigenesis [J]. Gastroenterology,2019,156(3):708-721.

[2] SUN J,WANG C,ZHANG Y,et al. Genomic signatures reveal DNA damage response deficiency in colorectal cancer brain metastases [J]. Nat Commun,2019,10(1):3190.

[3] YANG R,CHENG S,LUO N,et al. Distinct epigenetic features of tumor-reactive CD8+ T cells in colorectal cancer patients revealed by genome-wide DNA methylation analysis [J]. Genome Biol,2019,21(1):2.

[4] WU Y,LIANG Y,ZHOU Q,et al. Effectiveness of a short message service intervention to motivate people with positive results in preliminary colorectal cancer screening to undergo colonoscopy:A randomized controlled trial [J]. Cancer-am Cancer Soc,2019,125(13):2252-2261.

[5] CHEUNG KS,CHEN L,CHAN E W,et al. Statins reduce the progression of non-advanced adenomas to colorectal cancer:A postcolonoscopy study in 187 897 patients [J]. Gut,2019,68(11):1979-1985.

[6] SUNG J,CHIU H M,JUNG K W,et al. Increasing trend in Young-Onset colorectal cancer in asia:More cancers

in men and more rectal cancers〔J〕. Am J Gastroenterol,2019,114(2):322-329.

〔7〕 ZHOU S C,TIAN Y T,WANG X W,et al. Application of indocyanine green-enhanced near-infrared fluorescence-guided imaging in laparoscopic lateral pelvic lymph node dissection for middle-low rectal cancer〔J〕. World J Gastroenterol,2019,25(31):4502-4511.

〔8〕 HAN J G,WANG Z J,GAO Z G,et al. Perineal wound complications after extralevator abdominoperineal excision for low rectal cancer〔J〕. Dis Colon Rectum,2019,62(12):1477-1484.

〔9〕 DENG Y,CHI P,LAN P,et al. Neoadjuvant modified FOLFOX6 with or without radiation versus fluorouracil plus radiation for locally advanced rectal cancer:Final results of the chinese FOWARC trial〔J〕. J Clin Oncol,2019,37(34):3223-3233.

〔10〕 DENG X,LIU P,JIANG D,et al. Neoadjuvant radiotherapy versus surgery alone for stage Ⅱ/Ⅲ Mid-Low rectal cancer with or without High-Risk factors:A prospective multicenter stratified randomized trial〔J〕. Ann Surg,2019.

〔11〕 YAO Y,XU X,YANG L,et al. Patient-Derived organoids predict chemoradiation responses of locally advanced rectal cancer〔J〕. Cell stem cell,2020,26(1):17-26.

〔12〕 CHEN X,QIU T,ZHU Y,et al. A Single-Arm,phase Ⅱ study of apatinib in refractory metastatic colorectal cancer〔J〕. Oncologist,2019,24(7):407-883.

〔13〕 WEI Q,ZHANG Y,GAO J,et al. Clinicopathologic characteristics of HER2-positive metastatic colorectal cancer and detection of HER2 in plasma circulating tumor DNA〔J〕. Clin Colorectal Cancer,2019,18(3):175-182.

中国临床肿瘤学肝胆胰肿瘤年度研究进展

2019 年 1 月—2019 年 12 月

中国临床肿瘤学会（CSCO）青年专家委员会

编　　者：包暄文[1]　方维佳[1]　龚新雷[2]　金科涛[3]　梁　磊[4]　刘秀峰[2]　穆鲁文[5]
　　　　　石金玉[6]　孙　婧[7]　唐庆贺[8]　汪进良[9]　王楠娅[6]　薛　军[10]　严文韬[4]
　　　　　杨　田[4]　赵　明[11]　郑　怡[1]　郑大勇[12]　朱　虹[13]

顾　　问：秦叔逵[2]

编者单位：[1] 浙江大学医学院附属第一医院　[2] 中国人民解放军东部战区总医院秦淮医疗区　[3] 浙江大学绍兴医院(绍兴市人民医院)　[4] 中国人民解放军海军军医大学附属东方肝胆外科医院　[5] 中山大学附属第三医院　[6] 吉林大学第一医院　[7] 南京医科大学第一附属医院　[8] 同济大学附属东方医院　[9] 中国人民解放军总医院　[10] 华中科技大学同济医学院附属协和医院肿瘤中心　[11] 中山大学肿瘤防治中心　[12] 南方医科大学中西医结合医院肿瘤中心　[13] 苏州大学附属第一医院

前　言

在中国医学论坛报和北大医院图书管的协助下,中国临床肿瘤学会(Chinese Society of Clinical Oncology,CSCO)青委会肝胆胰肿瘤组梳理了我国临床肿瘤学肝胆胰肿瘤年度进展。本次系统的总结,一方面有助于发现我国临床研究与国际上同行的领先或不足之处,另一方面也有助于促进国内不同研究机构之间优势互补,为多学科领域融合和交叉借鉴提供重要依据。

研究成果概要

汇总 2019 年 1 月 1 日至 2019 年 12 月 31 日中国学者发表的临床研究相关的肿瘤学文章,其中肝胆胰肿瘤领域为 5 673 篇,在各大瘤种中排名第一。

经筛选分析,遴选包括临床、基础及转化在内的代表性文章进行分析,从发表文章的期刊看,偏向于基础研究;从 *Gut*、*Hepatology*、*Journal of Hepatology* 等肝胆胰值得关注的期刊发表文章情况看,以及高影响因子的如 *Nature*、*Cell*、*Journal of Clinical Oncology*、*JAMA Oncology*、*JAMA Surgery* 等期刊上发表的文章来看,虽然大多集中在基础研究,但也有少量高质量的临床研究。改变临床实践的重要研究进展仍偏少。节末图 1 为文章发表数量前 14 名的重点期刊,图 2 为文章发表数量前 20 的作者及其单位,图 3 为文章发表数量前 20 名的机构。

主要研究进展

对所有入选的文章,综合分析以下三方面的指标来筛选年度重要研究进展:①文章在高影响因子杂志发表和被学科重要会议列入 oral presentation 或 poster discussion;②文章具有较高临床意义以及可实现性强的少量基础或转化文章;③文章的证据级别(Ⅰ类证据:多中心随机对照研究,有可能改变全球或中国的临床实践;Ⅱ类证据:单中心随机对照研究或较高影响力的转化医学研究;Ⅲ类证据:提出值得探索和争议的新问题研究)。

鉴于肝胆胰肿瘤中国研究的特点,我们将筛选后的文献内容分为肝脏、胆道及胰腺中国研究总结,并将经过专家集体讨论后指定的少数几项关键研究,选出 3 篇重点推荐的研究(见节末表 1)和 3 篇值得关注的进展(见节末表 2),并罗列相关研究者信息、研究概要以及证据级别。

(一)中国肝脏肿瘤领域的研究总结

1. 肝细胞癌的早期筛查与诊断

复旦大学附属中山医院樊嘉院士团队利用游离 DNA 筛选肝细胞癌(以下简称肝癌)早期诊断标志物。该研究对 2 544 例中国受试者的游离 DNA 样本中 5- 羟甲基胞嘧啶(5-HMC)进行全基因组图谱绘制,并利用弹性网络正则化进行病例对照分析。研究者建立了一个 32 基因诊断模型(5HMC 模型),根据巴塞罗那肝癌分期系统(BCLC)准确区分早期肝癌与非肝癌患者(AUC:0.884),结果显示其优于甲胎蛋白(α-fetoprotein,AFP)。同时,5HMC 模型在慢乙肝或肝硬化病史的高危受试者中发现早期肝癌的能力也显著优于 AFP(AUC:0.846),表明该方法具有早期检测肝癌的临床应用前景[1]。

肝癌的非侵入性临床诊断手段一直是研究的热点所在,浙江大学医学院附属第一医院郑树森院士和李兰娟院士团队通过分析我国不同地区人群肠道微生物菌群特点,建立了一种通过分析人体肠道微生物图谱诊断肝癌的非侵入性临床诊断方法。研究人员在华东、华中和西北地区采集了 486 份粪便样本,经过对捐赠者进行严格的病理诊断和调查,最终纳入的 150 例肝癌患者,131 例健康人和 40 例肝硬化患者随机分成诊断模型构建队列和验证队列。研究发现,肝硬化患者的肠道微生物多样性显著低于健康人群,而早期肝癌患者多样性则明显高于肝硬化患者。较肝硬化患者,早期肝癌患者放线菌门细菌明显增加;较健康人群,早期肝癌患者疣微菌门细菌明显减少。研究人员据此构建了一个诊断模型,并对该模型进行验证,证实了该模型的有效性(区分健康人和早期肝癌患者的 AUC 值达 0.768,区分健康人和晚期肝癌患者的 AUC 值达 0.804)。这项跨地区、多中心的临床研究从模型建立到验证都在中国人群中进行,对我国肝癌患者早期诊断方法研发具有重要的指导意义[2]。

在感染乙肝病毒的患者中及时发现肝癌仍然具有挑战性。中国人民解放军海军军医大学附属东方肝胆外科医院沈锋教授团队开发并验证了一款根据血清生物标志物检测乙肝患者是否患有肝癌的新型在线计算器。该研究从全国 11 家医院纳入共计 2 925 名研究对象,其中包括乙肝相关性肝癌患者、乙型肝炎患者、乙肝相关性肝硬化患者、良性肝肿瘤患者和健康对照人群。研究者对潜在的肝癌生物标志物、维生素 K 缺乏或拮抗剂 -Ⅱ诱导的蛋白(PIVKA-Ⅱ),AFP,甲胎蛋白异质体(AFP-L3)和 α-L- 岩藻糖苷酶(AFU)进行了评估。结果显示,与 AFP-L3 和 AFU 相比,PIVKA-Ⅱ和 AFP 显示出更好的诊断敏感性和特异性。与单独使用AFP 或 PIVKA-Ⅱ相比,PIVKA-Ⅱ和 AFP 的组合在区分乙肝相关性肝癌患者和乙型肝炎或

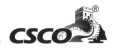

乙肝相关性肝硬化患者方面显示出更高的诊断准确性：训练队列的敏感性和特异性分别为88.3%和85.1%（AUC：0.922），而验证队列分别为87.8%和81.0%（AUC：0.902）。纳入AFP、PIVKA-Ⅱ、年龄和性别的列线图（ASAP模型）在预测乙肝相关肝癌时具有良好的校正和辨别性（AUC：0.929~0.952），并在验证队列中得到了证实（AUC：0.931）。该研究有助于及时发现感染乙肝病毒的肝癌患者，提升肝癌患者的预后[3]。

北京蛋白质组研究中心的Jiang Y等使用蛋白质组学和磷酸蛋白质组学分析了110个乙型肝炎病毒感染相关的早期肝癌组织。该团队利用其定量蛋白质组学数据将目前临床的早期肝癌患者分成3大蛋白质组亚型，即S-Ⅰ、S-Ⅱ和S-Ⅲ，每种亚型具有不同的临床预后。其中S-Ⅰ亚型患者仅需手术治疗，S-Ⅱ亚型患者则需要手术加辅助治疗，S-Ⅲ亚型患者则提示预后较差，易出现远处转移。随后研究者着重对S-Ⅲ亚型进行分析，发现S-Ⅲ亚型的最大特点是胆固醇稳态受损，甾醇O-酰基转移酶1（SOAT1）等调控胆固醇代谢的关键酶明显上调。在这些高表达的蛋白中，研究人员发现SOAT1的显著上调与患者术后生存率低及预后不良密切相关。当敲低该蛋白的表达后，可显著抑制胞外胆固醇的摄入，最终抑制肿瘤细胞的增殖和迁移。在阐明SOAT1上调与S-Ⅲ亚型患者预后不良之间的关系后，研究人员惊喜地发现SOAS1抑制剂——avasimibe可显著减少具有高水平SOAT1表达的肿瘤组织的大小。同时，研究人员还发现，SOAT1的高表达与甲状腺癌、胃癌、肾癌和前列腺癌患者的预后不良相关。因此，SOAS1抑制剂或可不仅限于S-Ⅲ亚型肝癌患者，或可用于其他类型的患者[4]。

中国人民解放军海军军医大学附属东方肝胆外科医院沈锋、杨田教授团队通过液相色谱-质谱法对肝癌代谢特征进行分析，并鉴定了结合肝组织和血清代谢物的肝癌诊断和预后生物标志物。该研究纳入了552名受试者标本，包括432份肝组织和120份血清标本。研究发现队列鉴定出了138种区分肝癌与正常组织的代谢物，其中视黄醇区分能力最强（AUC：0.991），且与Edmondson等级相关。研究者在验证队列中检查了视黄醇代谢途径中的所有代谢物，发现肿瘤组织和血清中的视黄醇和视黄醛水平随着病情加重而降低。视黄醇和视黄醛水平还可以区分肝癌和肝硬化，组织中AUC分别为0.996和0.994，血清中AUC分别为0.812和0.744。血清中视黄醇和视黄醛组合的AUC为0.852，单因素和多因素Cox回归将这一组合确定为肝癌的独立预测因素，并表明视黄醇和视黄醛的低表达与生存时间缩短相关。该研究揭示了视黄醇的代谢特征，对于肝癌患者具有重要的诊断和预后价值[5]。

复旦大学附属中山医院樊嘉院士团队收集了159例乙肝病毒阳性的肝癌和癌旁样本，开展了肝癌多维蛋白组学研究，绘制出目前全球最大规模的全景式肝癌队列的基因蛋白组学图谱，多维度揭示了从基因突变到转录以及蛋白质翻译的整个过程。首先，该研究发现马兜铃酸突变特征谱与肿瘤突变负荷、肿瘤新抗原和肿瘤微环境免疫耐受等临床指标显著相关，这些发现提示免疫治疗可能会对这类肝癌产生疗效。其次，该研究将肝癌患者的蛋白质组数据分为三类亚型，即代谢驱动型、微环境失调型和增殖驱动型。研究者发现这三类蛋白亚型与基因组稳定性、TNM分期、肿瘤大小、癌栓有无和AFP等临床特征显著相关。这三类亚型患者的预后具有极其显著的差别，这将为肝癌的临床预后判别，以及肝癌的个性化治疗起到重要的指导作用[6]。

中国人民解放军海军军医大学附属东方肝胆外科医院周伟平教授团队为了研究血浆环状RNA（circRNA）是否可以诊断乙肝相关性肝癌，使用微阵列和qPCR来鉴定乙肝相关性肝癌患者血浆中的circRNA。研究者使用训练集（n=313）构建逻辑回归模型，使用另外两个独立的集（n 分别为 306 和 526）进行验证。研究者确定了包含三个血浆 circRNA 的检测组合（CircPanel）。与 AFP 相比，CircPanel 区分所有三组肝癌患者的准确性更高（AUC：训练集为 0.863 vs. 0.790，验证集 1 为 0.843 vs. 0.747，验证集 2 为 0.864 vs. 0.769）。CircPanel 在检测小肝癌、AFP 阴性肝癌和 AFP 阴性小肝癌方面的表现也很出色[7]。

2. 肝细胞癌的外科手术治疗及预后

手术切除仍然是肝癌的主要治疗方法。四川大学华西医院李波教授团队通过回顾该中心 95 例行腹腔镜下解剖性左右半肝切除的肝癌患者，经倾向性配对分析后发现，两组整体并发症发生率无显著差异，然而 Glisson 法较 Hilar 法可显著减少手术时间及术中出血量。同时研究进一步表明，两种方法对患者术后 3 年整体生存率（overall survival，OS）及无疾病率（disease-free survival，DFS）无显著差异。该研究对指导腹腔镜下解剖性肝脏切除术具有一定指导意义[8]。针对腹腔镜下肝切除和传统开腹手术在肝癌中的应用对比，中山大学附属第一医院陈亚进教授团队通过回顾该中心 1 085 例肝癌术后患者，通过筛选，最终纳入 346 例伴有肝硬化且肝功能代偿患者，经倾向性配对分析后，腹腔镜组与开腹组各 86 例。结果显示，腹腔镜组除手术时间相对较长外，住院时间、整体并发症发生率及术后肝衰发生率均显著低于开腹组。然而，两组 OS 及 DFS 无显著差异。研究表明，腹腔镜手术可首选考虑应用于合适的肝癌患者肝切除手术[9]。

在中肝叶肝癌切除手术方式选择上，四川大学华西医院吴泓教授团队通过回顾分析该中心 348 例中肝叶肝癌术后患者，其中 307 例接受传统开腹手术，41 例接受了腹腔镜肝切除术。通过倾向性配对分析后，结果显示，腹腔镜组血管分离时间较开腹组显著延长，但住院时间及术后并发症发生率显著低于开腹组。此外，研究表明两组术后 OS 及 DFS 无显著差异[10]。

针对腹腔镜肝切除术中出血问题，浙江大学第一附属医院郑树森院士团队探究了内循环水冷 915MHz 微波在腹腔镜肝切除中的应用研究。该研究纳入了 30 例腹腔镜肝切除联合微波止血系统，同时纳入 30 例腹腔镜肝切除患者为对照组。研究结果发现，实验组出血量显著低于对照组（26.83ml vs. 186.33ml，$P<0.001$），此外，实验组切除肝实质所用时间、止血时间及整个手术时间较对照组均显著改善，并且术后并发症及住院时间也显著低于对照组。因此，该研究表明腹腔镜肝切除术中辅助微波凝血系统是有效且安全的[11]。间歇性肝门阻断（阻断 15min，间歇 5min）对肝癌切除术后的影响尚无相关报道，香港中文大学威尔士亲王医院赖俊雄教授团队分析了两项随机对照（RCT）研究数据（NCT00730743 和 NCT01759901），结果表明，间歇阻断和持续阻断 1、3、5 年 OS 分别为：92.0%，82.0%，72.1% 及 93.2%，68.8%，58.1%（$P=0.030$），而 DFS 分别为：73.6%，56.2%，49.7% 和 71.6%，49.4%，40.3%（$P=0.366$）。多因素分析结果表明，阻断时间在 16~30min 及对肝硬化患者采用间歇阻断可有效改善患者预后[12]。

肝癌破裂出血是一种少见的严重威胁患者生命的并发症。华中科技大学同济医院陈孝平院士团队进行了一项回顾性研究，在该中心的 137 例肝癌破裂出血患者中，53 例接受 TACE 治疗，45 例接受肝癌切除治疗，3 例行急诊开腹止血治疗，36 例行保守治疗。结果表明，手术切除可获得最佳预后。同时，MELD 评分 ≥12 分、AFP ≥1 000ng/ml、肿瘤直径 ≥10cm 是影响介入治疗后 30 天内死亡的独立危险因素；AFP ≥1 000ng/ml、肿瘤直径 ≥10cm 和肿瘤无包膜是影响介入后 OS 的独立危险因素。对手术治疗组，肿瘤直径 ≥10cm 和肿瘤无包膜

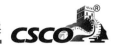

是影响术后 OS 和无复发率(recurrence-free survival, RFS)的独立危险因素,并且单独手术和介入联合手术治疗组间预后无显著差异。该研究表明,对于可切除的肝癌合并破裂出血应尽早手术治疗,而对不能切除的肝癌合并破裂出血应以介入治疗为首选[13]。

在肝癌切除术后复发类型方面的研究中,中国人民解放军海军军医大学东方肝胆外科医院 Xu XF,Yang T 等研究了肝癌术后远期复发(术后 2 年以上)的危险因素、模式及结局。该研究共纳入来自国内 6 个中心的 734 例患者,其中 304 例患者发生晚期复发。多因素分析显示,男性、肝硬化、多发肿瘤、卫星结节、肿瘤直径超过 5cm、大血管侵犯及微血管侵犯(microvascular invasion, MVI)是影响肝癌根治性切除术后远期复发的独立危险因素。进一步研究发现,在 303 例发生远期复发的患者中,273 例(90.1%)为肝内复发,30 例(9.9%)为肝内同时伴有肝外转移,无仅出现肝外转移患者。303 例复发患者中,165 例接受了手术切除、肝移植及微波消融等根治性治疗方案。进一步的多因素分析表明,术后无规律性复发监测、合并肝硬化、合并门脉高压、肝功能 Child-Pugh B~C 级、复发肝癌处于 BCLC B~C 期是影响远期复发性肝癌长期生存的独立危险因素。该研究表明,肝癌术后远期复发与患者性别、肝硬化及肿瘤相关特征有关,且根据远期复发的模式,复发监测应该首先重点关注有无肝内复发[14]。

中山大学肿瘤防治中心周仲国教授团队通过研究影响腹腔镜肝癌切除术后复发的危险因素,并通过建立列线图为术后复发检测提供评估工具。研究表明,乙肝表面抗原阳性、肿瘤数量、癌栓、癌细胞分化程度及 MVI 是影响腹腔镜肝癌切除术后复发的独立危险因素。并依据上述独立危险因素建立列线图,根据 C 指数表明,该列线图对术后复发的预测能力(0.786)较 TNM 分期(0.698)及 BCLC 分期(0.632)更优[15]。

近年来,学者提出患者肝癌术后真实生存率往往被高估。来自中国人民解放军海军军医大学东方肝胆外科医院沈锋教授团队研究了肝癌患者术后 10 年的真实生存率。该研究纳入了国内 7 个中心共 1 066 例乙肝相关肝癌术后患者,根据 K-M 统计 10 年生存率为 24.1%,然而在去除随访未到 10 年患者后,其实际 10 年生存率为 16.6%。进一步多因素分析表明,肝硬化、术前 HBV-DNA>10^4copies/ml、肿瘤最大直径 >5cm、多发肿瘤、大血管侵犯及 MVI、术后 HBV 再激活及早期复发(<2 年)是影响实际 10 年生存率的独立危险因素,而术后抗病毒治疗、常规复发监测和复发时根治治疗是独立的保护因素。该研究对肝癌患者真实生存情况及危险因素的分析,更有利于实际对患者预后的评估及管理[16]。

微血管侵犯(MVI)是影响肝癌患者预后的独立风险因素,目前还未有公认的标准用于肝癌患者术前 MVI 风险评估。南京医科大学第一附属医院刘希胜教授团队提出临床 - 影像 - 病理多维度整合,并利用机器学习,建立 MVI 术前预测模型。该研究证实,临床生化指标、影像评分及影像组学分析对于术前评价肝癌 MVI 风险具有重要的临床指导价值。利用该建模方法,术前预测 MVI 的敏感度为 88%~89.8%,特异性为 76.8%~79.2%,准确性为 80%~82.8%。该模型的预测概率、与病理 MVI 及 Edmondson-Steiner 分级是患者术后复发与死亡的独立风险因素。同时该研究发现,影像组学分析与基于专家经验的影像特征评价对比,并无显著提高预测准确性。因此,研究认为,传统影像评价特别是基于专家经验的认识,对肝癌精准化诊断及治疗具有重要的参考价值[17]。

中国人民解放军海军军医大学东方肝胆外科医院 Han J,Yang T 等做了一项关于肝癌手术切缘和 MVI 对肝癌切除术后长期预后影响的研究。通过分析来自国内 7 个中心共 801

例肝癌患者根治性切除术后的资料,其中宽切缘(≥1cm)且 MVI 阴性患者 302 例,宽切缘且 MVI 阳性患者 302 例,窄切缘(<1cm)且 MVI 阴性患者 147 例,窄切缘且 MVI 阳性患者 159 例。研究结果显示,中位 OS 和 RFS 分别为 109.8 个月和 74.8 个月、93.5 个月和 53.1 个月、79.2 个月和 41.6 个月以及 69.2 个月和 37.5 个月,四组间具有统计学差异。多因素结果表明,窄切缘且 MVI 阳性患者,其术后 OS 和 RFS 最差[18]。另外,中国人民解放军海军军医大学东方肝胆外科医院 Yang PH 等也回顾性分析了 2 508 例肝癌根治性切除术后患者,结果发现对有 MVI 患者,宽切缘(≥1cm)较窄切缘(<1cm)具有更好的预后,而对无 MVI 患者,两组间无显著差异,且经倾向性配对分析后结果与上述一致[19]。

针对术前营养状态是否影响肝癌预后仍有争议。近期,来自中国人民解放军海军军医大学东方肝胆外科医院 Yu JJ,Yang T 等通过分析国内 5 个肝脏中心的 1 524 例肝癌根治性切除术后患者,其中低体重患者 107 例(BMI≤18.4kg/m^2,7.0%),正常体重患者 891 例(58.5%)及肥胖患者 526 例(BMI≥25.0kg/m^2,34.5%)。通过多因素分析表明,低体重及肥胖是影响患者术后长期生存及肿瘤复发的独立危险因素。该研究表明,术前适当针对性减重或改善营养状态可改善预后[20]。

绝大多数多发性肝癌(超过 3 个以上肿瘤结节)均属于中期,按照 BCLC 分期指南只推荐进行 TACE 治疗,是否值得手术切除一直有争议。不过,在真实世界中,尤其是在东方国家,多发性肝癌行手术切除的比例并不低。中国人民解放军海军军医大学东方肝胆外科医院 Li ZL,Yang T 等通过研究来自国内 8 个中心共 1 066 例肝癌合并肝硬化患者根治性切除术后的资料,其中 906 例(85.0%)患者为单发或两个肝癌结节,160 例(15.0%)为多发肿瘤结节。两组资料对比发现,术后并发症发生率及围术期死亡率无显著差异,说明多发性肝癌行手术切除是安全的。然而,在 5 年 OS 及 RFS 方面,多结节组显著低于单发或两个结节组。进一步的多因素回归发现,肿瘤数量超过 5 个,肿瘤直径超过 8cm 及 MVI 是影响多发性肝癌切除术后 OS 及 RFS 的独立危险因素。该研究对多结节肝癌术后的抗复发治疗及预后预测具有一定指导意义[21]。

针对肝癌合并门脉癌栓预后较差的情况,中国人民解放军海军军医大学东方肝胆外科医院程树群教授团队通过建立东方肝胆门脉癌栓评分系统以帮助肝癌合并门脉癌栓患者的手术决策。该研究共纳入来自国内四个大型肝癌中心肝癌合并门脉癌栓(Ⅰ/Ⅱ级)患者术后数据,其中该中心 432 例用于建模组,285 例用于内部验证,另外来自三个中心的 286 例、189 例及 135 例用于建立三个外部验证组。根据影响生存的多因素分析结果,该评分系统基于总胆红素,AFP、肿瘤直径及卫星结节 4 个指标。随后将评分分为≤3 分和 >3 分两组,发现两组患者的预后差异显著。进一步研究表明,该评分系统较其他评分系统具有更好的预测能力,AUC 为 0.680~0.721[22]。针对肝癌双结节大小不同的特点,中国人民解放军海军军医大学东方肝胆外科医院 Yang T 等回顾了国内 8 个中心 263 例双肝癌患者术后资料,其整体术后 30 天内死亡率和并发症发生率分别为 1.5% 和 28.5%,1 年、3 年、和 5 年 OS 及 RFS 分别为 81.5%,52.4% 和 39.1% 及 57.1%,35.8% 和 26.6%。多因素结果表明,AFP>400μg/L、两个肿瘤直径之和 >8cm、两个肿瘤直径大小比值 >1.5、两个结节非分布同一半肝、两肿瘤间距≤3cm 和 MVI 是影响术后 OS 及 RFS 的独立危险因素。该研究对临床上治疗双肝癌患者及预后预测方面有重要指导价值[23]。

针对 BCLC B 期肝癌的异质性,中山大学附属第一医院彭宝岗教授团队通过依据

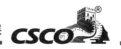

Bolondi 分类,将 BCLC B 期细分为四个亚类(B1~B4),随后对该中心 1 103 例肝癌术后患者分析,其中 B1 组 41 例(18.7%),B2 组 160 例(73.1%),B3 组 11 例(5.0%)和 B4 组 7 例(3.2%)。结果表明 B1 期患者 OS 及 RFS 较 B2、B3 及 B4 组显著延长,并且 B4 组与 B2 及 B3 组患者预后无显著差异。此外,研究进一步发现 B1 期患者术后 OS 及 RFS 与 BCLC A 期患者间无显著差异。该研究为 BCLC B 期患者个体化治疗方案的选择提供进一步依据[24]。

肝癌男性的发生率远远高于女性,男女比例为(3~4)∶1。对于行根治性切除的患者,在术后复发率方面,是否也同样存在性别差异呢?中国人民解放军海军军医大学东方肝胆外科医院 Zhang H,Yang T 等回顾了国内 5 个中心 1 438 例肝癌患者术后资料,其中男性患者 1 228 例,女性患者 207 例。结果表明,男性患者远期复发率(>2 年)及肿瘤相关死亡率显著高于女性(17.2% vs. 11.2%,P=0.044;42.8% vs. 34.3%,P=0.022),但早期复发率(≤2 年)两组间无显著差异(43.3% vs. 42.0%,P=0.728)。多因素分析表明,男性是影响术后晚期复发及肿瘤相关死亡的独立危险因素。该研究对基于性别进行术后治疗及监测具有一定指导意义[25]。AFP 是否为预后指标目前仍有争议,香港大学医学院 Cheung 等通过分析该中心 1 182 例肝癌术后患者,并将 AFP 分成 <20ng/ml,20~400ng/ml 和 >400ng/ml 三组。结果表明,AFP<20ng/ml 组预后最好。三组中位生存时间分别为 132.9 个月,77.2 个月和 38.4 个月,中位无病生存时间分别为 55.6 个月,25.0 个月和 8.4 个月。随后根据 UICC 分期进行亚组分析,发现在 Ⅰ/Ⅱ期,Ⅲ/Ⅳ期,肿瘤直径 ≤5cm 和肿瘤直径 >5cm 各个亚组中,AFP<20 组均预后最好,且随着 AFP 值升高,患者预后越差[26]。

术后感染并发症与肝癌切除预后相关性一直不明确。中国人民解放军海军军医大学东方肝胆外科医院沈锋教授团队通过分析国内 8 个肝脏中心的 2 442 例肝癌根治性切除术后患者,发现其中有 332 例(13.6%)患者术后发生感染并发症,同时发现年龄超过 60 岁、糖尿病、肥胖、肝硬化、术中输血、手术时间超过 3 小时及肝大切是并发症发生的独立危险因素。并且,多因素分析结果表明,发生感染并发症患者死亡风险及复发风险是未发生感染患者的 1.20 倍及 1.19 倍。研究结果表明,术后感染并发症与患者预后显著相关[27]。而且,炎症评分对肝癌预后有重要价值。而中山大学肿瘤防治中心元云飞教授团队通过对比不同炎症评分对肝癌术后早期复发患者预后的影响开展了研究,其研究共纳入该中心 580 例肝癌术后早期复发患者(<2 年),且分析了 7 个炎症评分指标,包括:Glasgow 预后评分(GPS),改良 GPS(mGPS),预后指数(PI),预后营养指数(PNI),中性粒细胞 - 淋巴细胞比值(NLR),血小板 - 淋巴细胞比值(PLR),淋巴细胞 - 单核细胞比值(LMR)和系统性免疫炎症指数(SII)。多因素分析表明,对比其他指标,SII 是影响肝癌术后早期复发患者预后的独立危险因素,且对生存的预测能力较其他炎症指标显著提高[28]。此外,中山大学附属第一医院彭宝岗教授团队通过基于炎症指标建立列线图来进行预测术后复发概率,研究纳入了两个中心共 889 例患者,通过中性粒细胞 - 淋巴细胞比(neutrophil to lymphocyte ratio,NLR)、γ- 谷氨胺转酞酶 - 血小板比值(gamma-glutamyl transpeptidase to platelet ratio,GPR),国际标化率(INR)、MVI、卫星结节、肿瘤数量、肿瘤直径和大血管侵犯建立预测术后复发列线图,且预测能力 C 指数为 0.701。同时,根据 GPR,总胆红素、INR、AFP、MVI、卫星结节、肿瘤直径和大血管侵犯建立预测术后总体生存列线图,且预测能力 C 指数为 0.761。随后通过内部及外部验证,表明该列线图预测能力稳定且较好[29]。

南方医科大学珠江医院方驰华教授团队通过结合影像组学建立术前预测术后肝衰竭

发生率的列线图。该研究共纳入112例肝癌根治性切除术后患者,其中80例用于建模组,32例用于验证组,另13例为前瞻性验证组。研究中,影像组学共纳入713个特征,并利用LASSO刷选并建立影像学特征新变量。随后,结合患者其他临床资料,经多因素分析结果显示,影像学特征、MELD评分及PS评分为影响术后肝衰竭的独立危险因素,并据此建立列线图。进一步研究表明,该列线图诊断能力为0.864,显著高于单纯影像学特征变量,Child-Pugh,MELD评分及ALBI。验证组中其诊断能力为0.896,前瞻性组中为0.833,结果表明该列线图诊断术后肝衰竭具有一定的稳定性和准确性[30]。同时,复旦大学附属中山医院曾蒙苏教授团队将影像组学用于肝癌术前诊断MVI,该研究纳入208例肝癌患者的MRI影像学特征,其中146例用于建模,62例用于验证。通过多因素分析临床放射学变量和放射学特征,结果发现AFP、肿瘤边缘是否光滑,癌周动脉强化,肝胆期T_1加权特征及肝胆期T1期特征是肝癌合并MVI的独立危险因素,通过上述因素建立列线图,其预测能力为0.943,验证组中为0.861,表明该结果对肝癌合并MVI具有较好的预测能力[31]。针对地塞米松在治疗肝癌术后高胆红素血症方面的应用,复旦大学附属中山医院孙惠川教授团队进行了一项开放、随机对照试验,该研究在2016年3月至2017年12月期间共纳入76例肝癌术后7天内高胆红素血症患者(胆红素>2.5倍且≤5倍正常值上限),实验组和对照组各38例,实验组连续三天分别给予10mg,10mg和5mg地塞米松。主要观察结局为胆红素降低到正常值上限1.5倍水平时间,次要观察结局为并发症发生率,住院时间及住院费用。研究结果表明,实验组较对照组更快恢复胆红素水平,同时并发症发生率,住院时间及住院费用与对照组无显著差异。该研究结果表明,对于肝癌术后高胆红素水平患者,地塞米松治疗具有保护肝功能、加快胆红素代谢作用[32]。

3. 肝移植治疗进展

影响肝移植术后复发性乙型肝炎病毒(HBV)感染及进展的因素尚未完全清楚,但供者特征(类型、年龄)、病毒特征(基因型、病毒载量)、移出肝脏的炎症分级,及患者的免疫状态和接受的免疫抑制方案,均可能对抗病毒治疗有重要影响,从而影响患者预后。浙江大学李兰娟院士团队的研究探讨了肝移植术后乙型肝炎核心相关抗原(HBcrAg)水平与HBV复发之间的关系[33]。该回顾性研究纳入了357名接受肝移植治疗的乙肝相关疾病患者。多变量分析表明HBcrAg水平升高与HBV复发显著相关;ROC曲线分析提示作为乙肝复发的预测指标,HBcrAg水平要优于临床常用的HBV DNA检测;临床随访还提示HBcrAg≥5.0logU/ml的患者5年HBV复发率明显高于HBcrAg<5.0logU/ml的患者。上述结果表明HBcrAg可作为乙肝及肝癌相关肝移植术后检测HBV状态的重要指标。

上海市第一人民医院孙红成等[34]探讨了移植后感染(PTI)在抑制肝癌复发和延长移植患者的总生存率中所起的作用。在纳入该回顾性研究的238例肝癌肝移植患者中,53例PTI患者的总生存率及无复发生存率均显著优于非PTI组;未发生PTI是总体生存率差的独立风险因素;亚组分析显示,PTI显著改善伴有血管侵犯移植患者的OS及RFS,在移植后肿瘤复发的患者中,PTI组的OS和PRS明显高于非PTI组。尽管术后感染是影响肝移植预后的短期不利因素,但从长期角度来看,由感染导致的炎症状态对肿瘤的抑制作用仍值得深入探讨。

4. 肝细胞癌的肝动脉栓塞化疗与局部治疗

(1) TACE预后模型及预后因子进展:肝癌具有较大的异质性,就疾病特征和对预后的

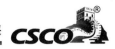

影响来说,其主要包括肝功能、肿瘤负荷和患者体能状态的异质性,正是由于存在较大的异质性,导致其治疗方式的选择也较多。如何为患者选择适合的治疗方案是目前迫切需要解决的难题。2019 年,韩国宏教授团队在 *Journal of Hepatology* 上发表了国际上首个针对经动脉化疗栓塞(transarterial chemoembolization,TACE)标准人群的预后"Six-and-twelve"模型研究[35]。该研究历时 3 年,共 24 家中心参与,筛选 3 819 例患者,最终纳入 1 604 例。"Six-and-twelve"模型中,通过患者肿瘤的最大径和肿瘤数目建立模型,根据等高线图及 Nomogram 就可以预测患者接受 TACE 治疗 3 年的生存率。模型将肿瘤最大径和肿瘤数目之和分成了 ≤6、6~12 和 >12 三组,分别将其定义为低负荷、中等负荷和高负荷的肿瘤。通过危险分层,三组患者的生存曲线存在明显的差异,低负荷的患者的中位生存时间可以达到 49 个月,中等负荷的患者为 32 个月,而高负荷的患者只有 16 个月。该模型对接受 TACE 治疗的肝癌患者进行个体化预后评估和危险分层,患者的风险分层不同,其中位生存时间差异显著。通过动态 ROC 曲线分析发现,"Six-and-twelve"模型对于肝癌疗效的预测能力优于既往已发表的其他预测模型。

同年,另一则报道所构建的生存预测模型[36],是基于 848 例接受过 cTACE 作为一线治疗的 BCLC B 肝癌初治患者的数据,预后模型的变量来自单变量和多变量 Cox 回归分析。通过交叉验证和 bootstrap 重采样计算出的一致性指数(C-index)用于模型选择。该预测模型因子有年龄、性别、白蛋白、胆红素、GGT、肿瘤大小和联合治疗方式。该模型显示出与 Bolondi 的 BCLC B1~B4 亚分期系统相比具有更好的判别能力,可预测 BCLC B 患者的预后(C-index:0.66 vs. 0.60;差异:0.05,95%CI=0.03~0.07)。在交叉验证中,bootstrap 重采样表明该模型保持了足够的判别力(C-index 的平均值为 0.66;95%CI 的平均值为 0.65~0.68)。该模型为 cTACE 后中期肝癌患者开发了一种替代预测模型,其性能优于 Bolondi 亚分期系统,这有助于确定适合的 BCLC B 患者的不同亚组用于 cTACE 治疗。

晚期肝癌患者是否可以从 TACE 治疗中获益尚存争议,从大群体中选出优势群体仍未为解决的难题。Le Y 等[37]回顾性分析了 2009 年 1 月至 2013 年 12 月间单中心首诊即 TACE 治疗的 303 例巴塞罗那临床肝癌(BCLC)C 期肝癌患者,对预后因素进行了 Kaplan-Meier 和 Cox 比例风险模型分析。结果显示:整个队列的中位生存期为 8.4 个月。多变量 Cox 回归分析证实了四个危险因素,即血清高水平的 γ-谷氨酰转肽酶(GGT),C 反应蛋白(CRP),碱性磷酸酶(ALP)和门静脉肿瘤血栓形成(PVTT)是独立的预后因素。0~1 和 2~4 个危险因素患者的预期中位生存期分别为 18.1(95%CI=15.5~20.7)和 6.8(95%CI=5.8~7.8)月。0~1 和 2~4 个危险因素患者的客观肿瘤反应分别为 38.9% 和 17.3%。因此,具有 0~1 个危险因素的晚期肝癌患者,可以从 TACE 中获益。

Wei J 等[38]报道了一种可以预测中晚期肝癌接受 TACE 后耐药的模型,基于多因素分析的结果,在三个月中连续三次 TACE 治疗后,有四个独立因素影响 TACE 耐药患者的预后,包括红细胞(RBC),中性粒细胞计数(NC),终末期肝病(MELD)和载脂蛋白 A1 模型。模型组的特异性为 86.3%,敏感性为 70.4%,使临床医生可以准确地预测 TACE 的疗效并提出个性化治疗方案,以进一步优化多学科团队计划。

2019 年,国内学者在肝癌介入治疗预后因子方面进行一些探索。Wang BL 等[39]研究表明 TACE 治疗前基线血小板水平可能是预测肝癌患者预后的潜在生物标志物。Yang ZW 等[40]回顾性研究发现,合并 PVTT 的肝癌,TACE 术后 PVTT 中碘油沉积阳性的患者比碘油沉积阴性的 OS 更长,多变量分析显示 PVTT 中的碘油沉积阳性是 OS 良好的独立预后因素 (P=0.001)。阴性和阳性碘油沉积组的 OS 和 PFS 中位数分别为 4.70 个月 vs.8.97 个月(P=0.001) 和 3.1 个月 vs. 5.8 个月(P<0.001)。在亚组患者中,碘油沉积阴性和阳性组的中位 OS 和 PFS 分别为 4.7 个月和 10.5 个月(P<0.001)以及 3.5 个月和 7.0 个月(P<0.001)。对于接受 TACE 的肝癌生存预测而言,ALBI 评分至少不低于 CTP 评分。考虑到易于应用,ALBI 等级有可能 被视为 CTP 评分的替代方案[41]。也有研究显示[42],术前 MRI 特征和实验室指标亦可预测 TACE 联合高强度聚焦超声(HIFU)治疗的近期客观疗效。2~5cm 组的肿瘤不规则边缘与早 期 NCR 密切相关。>5cm 组中,早期 NCR 的独立预测因素是边缘不规则,动脉瘤周围增强 和异常的甲胎蛋白(AFP)。该组的预测模型表明,不规则切缘结合动脉瘤周围增强以及异 常 AFP 结合不规则切缘和动脉周围肿瘤增强预示了早期 NCR 的风险增加。根据术前常规 MRI 特征和实验室指标,预测 TACE/HIFU 治疗后肝癌的反应是可行的,多种特征的结合预 示了不完全反应的高风险。以上肝癌介入治疗预后模型及预后因子均对临床实践产生积极 的指导作用,有待后续进一步拓展。

(2) TACE 在特殊类型的肝细胞癌治疗中的探索:经肝动脉血管介入治疗是肝癌临床实 际中运用最为广泛的治疗方式。在真实世界中,TACE 不仅运用于巴塞罗那分期中期肝癌患 者群体,还有部分超适应证及特殊类型的病例也进行了 TACE 治疗探索,例如合并肝-动门 脉瘘、合并癌栓、合并腔静脉或右心房癌栓以及合并肝外转移的肝癌患者,诸如此类的肝癌 患者 TACE 治疗一般不被指南所推荐,甚至被部分临床研究纳为禁忌证。然而,此类患者异 质性较大,部分回顾性临床研究进行了相关探索和研究,为临床个体化实践提供了循证医学 参考。

Xiao YD 等[43]分析 DEB-TACE 在肝癌合并肝动-门瘘(arterioportal shunts,APSs)患者 中的可行性和安全性,该回顾性研究纳入了 58 例接受 DEB-TACE(n=26)或聚乙烯醇(PVA) 加 TACE(PVA-TACE,n=32)治疗的无法切除的合并 APS 的肝癌。结果显示:DEB-TACE 组的疾病控制率优于 PVA-TACE 组,DEB-TACE 组和 PVA-TACE 组的中位生存时间分别 为 346 天和 274 天,两组的生存率无显著差异(P=0.081)。与 PVA-TACE 治疗的患者相比, DEB-TACE 治疗后患者的发热(P=0.048)或转氨酶升高(1~2 级)发生率明显降低(P=0.046), APS 分级是 DEB-TACE 组独立预后因素之一。DEB-TACE 在肝癌 APS 患者中是可行和安 全的。该研究还提倡,对于此类亚群患者,碘化油是理想的栓塞材料。栓塞材料经动门脉 瘘流失所造成的异位栓塞,仍是潜在风险之一,临床需谨慎选择病例,避免严重不良反应的 发生。

Xiao X 等[44]比较 TACE 与最佳支持治疗(best supportive care,BSC)治疗的合并 PVTT 的肝癌的有效性和安全性,这项回顾性研究针对 1 040 例接受 TACE(n=675)或 BSC(n=365) 治疗的肝癌合并 PVTT 患者进行,采用倾向评分匹配方式配平基线指标,随后根据程氏门静 脉癌栓分级对患者进行分层,进行亚组分析。结果显示,在 PVTT I~III 型患者中,TACE 组总 生存期(OS)优于 BSC 组(P<0.05)。在接受 TACE 或 BSC 的每种 PVTT 患者中,PVTT IV 患 者的预后较差,无显著获益。该研究提示临床,在 I~III 型肝癌合并 PVTT 患者中,TACE 较 BSC 可得到 OS 获益,然而对于 IV 型 PVTT 患者不论使用 TACE 或 BSC,预后均差。

Zhu LZ 等[45]回顾性分析了 TACE 治疗合并下腔静脉或/右心房瘤栓的 18 例肝癌患者, 该研究中所有患者均成功进行了 TACE,1 例死于肺炎,其他 17 例未见严重不良反应。1 年

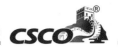

和 3 年总生存率分别为 50% 和 16.7%。诊断为右房肿瘤瘤栓的平均生存时间为 15.2 个月。所有右心房瘤栓的血液供应都很丰富,有 7 例来自肝内或肝外动脉的单支供血动脉,有 11 例有 2 或 3 支供血动脉,包括右膈下动脉(8/18),左膈下动脉(1/18)和胃左动脉(2/18)。对合并腔静脉或右心房瘤栓的肝癌,TACE 可以安全地改善这些患者的预后。术中寻找多支供血动脉对于确保疗效至关重要。

Ning Lyu 等[46] 对比 FOLFOX 方案经肝动脉灌注化疗(hepatic arterial infusion of chemotherapy, HAIC)治疗合并肝内外病灶(肝外转移, extrahepatic spread, EHS)及肿瘤局限于肝内的两组患者生存数据。这项单中心回顾性研究纳入了自 2014 年 6 月至 2016 年 7 月期间的 116 例晚期肝癌患者,其中 EHS 组 50 例,非 EHS 组 66,均接受 FOLFOX 方案 HAIC 治疗。确定了两组的总生存期(OS)和对治疗的放射学反应并进行了比较。结果显示:非 EHS 组的客观缓解率和临床获益率均高于 EHS 组(客观缓解率:37.9%vs.16%, $P=0.010$;临床获益率:81.8%vs. 62%, $P=0.017$)。两组之间的 OS 中位数无统计学差异(14.8 个月 vs. 9.8 个月, $P=0.068$)。OS 的亚组分析发现,肺转移患者的存活时间(OS 7 个月)比其他转移部位的患者($P=0.003$)和无转移患者的存活时间短($P=0.001$)。该研究提示,肝癌合并肝外寡转移时仍可从单纯肝动脉介入治疗中得到生存获益。

(3)经肝动脉介入治疗联合外科、消融或靶向治疗进展:肝癌合并微血管浸润(MVI)患者的术后预后不良。然而,辅助性经动脉化疗栓塞(TACE)是否可以改善其预后尚不清楚。Liu S 等[47]回顾性分析了 549+444 例患者群体,通过分层分析和多组 Cox 分析在两个队列中评估了辅助性 TACE 的作用。结果显示,就整体生存而言,肿瘤大小与辅助 TACE 之间存在显著相关。在配对队列中,接受辅助 TACE 的患者显示 5 年生存率(72.4% vs. 50.9%, $P=0.005$)和 5 年无复发生存率(50.5% vs. 36.4%, $P=0.003$)更高。肿瘤≤5cm 的患者观察到辅助 TACE 对 OS 的独立保护作用,但在肿瘤 >5cm 的患者(校正后)中没有观察到。因此,除肿瘤 >5cm 的患者外,辅助性 TACE 可改善合并微血管浸润肝癌患者的预后。

然而,也有与之相反的观点。Wang YY 等[48]纳入自 2004 年 9 月至 2015 年 12 月间合并 MVI 的肝癌并接受肝切除的患者进行分析。在整个人群和倾向匹配人群中,PA-TACE 组的 OS 和 DFS 均高于非 TACE 组。在亚组分析中,PA-TACE 能够改善超出米兰标准和中期的肝癌患者 OS 和 DFS,但对符合米兰标准的患者无效。多变量分析表明,对于米兰标准以外的患者,PA-TACE 是 OS 和 DFS 的有利因素,但对于超米兰标准的患者则不是。辅助性 TACE 究竟能够使得哪些患者亚组受益,尚未可知,仍待将来进一步探索研究。

手术切除是肝癌根治性治疗方式之一,但长期生存率仍不能令人满意。目前尚无有效的新辅助疗法或辅助疗法。中国人民解放军海军军医大学附属东方肝胆外科医院 Li C, Yang T 等[49]探索术前辅助 TACE 对巨大肝癌(≥10cm)根治性切除术后预后的影响。在 377 例入组患者中,有 88 例患者(23.3%)接受了术前 TACE。在接受和未接受术前 TACE 的患者中,围术期死亡率和发病率相当(死亡率:3.4% vs. 2.4%, $P=0.704$;发病率:33.0% vs. 31.1%, $P=0.749$)。在对多变量分析中的其他混杂因素进行调整后,术前 TACE 在切除巨大的肝癌后仍独立与良好的 OS 和 RFS 相关。因此,术前辅助 TACE 不增加围术期的发病率或死亡率,却能改善肝癌切除术(≥10cm)后 OS 和 RFS。

Yuan HJ 等[50]报道了 TACE 联合射频消融(RFA)治疗孤立性肝癌(最大直径 >5cm)的有效性及安全性。该研究回顾了 2012 年 1 月至 2016 年 8 月间接受 TACE 联合 DynaCT 引导的 RFA 治疗单独的大型肝癌的 46 例患者,技术成功率为 100%,DynaCT 引导的 RFA 的平均手术时间为 (45.3 ± 4.8) 分钟,平均放射剂量为 (730.5 ± 78.8) mGy,未观察到危及生命的并发症。在 1 个月的增强 MRI 随访中,82.6% 的患者完全缓解(38/46),部分缓解的 17.4% (8/46)。中位随访期为 29.5 个月(四分位间距为 4.0~69.0 个月)。术后 1、2 和 3 年,LTP 率分别为 4.3%、13.1% 和 30.4%,OS 率分别为 89.1%、71.7 和 56.5%。DynaCT 引导的 TACE+RFA 治疗单独的大型肝癌 S 是安全可行的。TACE 与同时 RFA 结合为 DynaCT 具有重要临床价值的孤立大型肝癌提供了新的治疗选择。

目前,晚期肝癌的标准治疗是索拉非尼或仑伐替尼,其对肿瘤负荷低的患者控制效果显著,但对于肿瘤巨大或伴有门静脉主分支及以上癌栓的患者,单纯口服这类药物疗效欠佳,中位生存时间仅半年左右。针对这个临床问题,石明教授牵头国内多家研究单位,开展了一项前瞻随机Ⅲ期研究,研究结果显示接受索拉非尼联合奥沙利铂 + 氟尿嘧啶 + 甲酰四氢叶酸(FOLFOX)方案的肝动脉灌注化疗的患者,疗效显著优于单用索拉非尼的患者,而且安全性可接受[51]。研究成果发表于国际肿瘤学顶尖期刊 *JAMA Oncology*。该研究共纳入 247 例患者,索拉非尼联合肝动脉灌注化疗(联合组)将晚期肝癌的患者的生存时间从 7.13 个月延长至 13.37 个月。此外,联合组中有 16 例患者后续接受根治性手术切除,其中 3 例患者肿瘤完全坏死。在安全性方面,联合组的患者出现更多的粒细胞减少、血小板降低和呕吐等副作用,但这些不良反应均可在对症处理后好转。

5. 肝细胞癌的局部消融治疗进展

复旦大学附属中山医院肝癌研究所的 Zhou C 等[52]比较了手术切除联合射频消融(surgical resection plus radiofrequency ablation,SR-RFA)和肝动脉化疗栓塞(TACE)治疗超出米兰标准的多灶性肝癌的疗效和安全性。该研究回顾性分析了 469 例肝癌患者(SR-RFA: $n=59$,TACE: $n=410$)。结果表明,SR-RFA 组和 TACE 组术后 30 天的死亡率分别为 0 和 1.22% ($P=0.861$)。在倾向评分匹配调整前,SR-RFA 组获得了显著较长的 OS($P<0.001$),SR-RFA 组和 TACE 组的 1 年,2 年,3 年的 OS 率分别为 81.5%,68.3%,64.3% 和 58.7%,35.5%,24.4%。在倾向评分匹配调整后,SR-RFA 组的 OS 显著长于 TACE 组($P<0.001$),两组患者的 1 年,2 年,3 年的 OS 率分别为 81.8%,68.7%,63.4% 和 59.3%,36.1%,19.4%。亚组分析显示,在所有的亚组中 SR-RFA 较 TACE 均具有生存优势。多因素 Cox 比例风险模型分析显示 TACE 是较差 OS 的独立预测因子($HR=4.651,95\%CI=2.427~8.929,P=0.000$)。研究提示,对于超出米兰标准的多灶性肝癌患者,SR-RFA 较 TACE 带来了更好的长期生存预后。因此 SR-RFA 可作为该类患者的治疗选择之一。

由于 BCLC 中期肝癌患者具有明显的异质性,进一步将中期肝癌患者分为 B1~B4 四个亚分期。B1 期为肿瘤负荷超出米兰标准且未超出 up-to-7 标准的患者。TACE 与 RFA 联合治疗是否优于 TACE 治疗目前尚不明确。中山大学肿瘤防治中心的 Liu F 等[53]比较了初次接受 TACE 联合 RFA(TACE-RFA)和单用 TACE 治疗的 B1 期肝癌患者的生存情况。该研究回顾性分析了 404 例 B1 期肝癌患者(TACE-RFA: $n=209$,TACE: $n=195$)。结果显示,TACE-RFA 组和 TACE 组患者的 1 年,3 年,5 年 OS 率分别为 83.7%,45.8%,24.8% 和 80.7%,26.4%,16.7%($P=0.003$),相应的无进展生存(progression free survival,PFS)率分别为 71.8%,26.6%,13.0% 和 59.1%,11.0%,2.2%($P<0.001$)。亚组分析提示对于肿瘤≤3cm 和孤立性肿瘤患者,TACE-RFA 组的 OS 优于 TACE 组($P=0.024$ 和 $P=0.016$);且 TACE-RFA 在

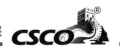

所有亚组中的 PFS 均较 TACE 更长。多因素 Cox 比例风险模型分析表明 TACE-RFA（OS：HR=0.701，P=0.003；PFS：HR=0.620，P<0.001）和肿瘤≤3cm（OS：HR=0.683，P=0.001；PFS：HR=0.761，P=0.013）是较长 OS 和 PFS 的独立预测因素。在 B1 期肝癌患者，尤其是肿瘤≤3cm 或孤立性肿瘤患者，TACE 与 RFA 联合治疗的生存预后优于单用 TACE 治疗。

6. 肝细胞癌系统治疗

（1）免疫治疗：基于 Check-Mate040 的研究结果，FDA 于 2017 年 9 月有条件批准了纳武利尤单抗（nivolumab）用于晚期肝癌的二线治疗。中国香港的 Yau 等[54]报告了 Check-Mate040 的研究中索拉非尼经治的、亚洲患者的亚组结果，并与总体意向性治疗（ITT）人群进行了比较。在 Check-Mate040 的研究中，索拉非尼经治的 ITT 人群和亚洲人群分别有 182 名和 85 名患者，在这两个人群中，大多数患者年龄均超过 60 岁且 BCLC 分期为 C 期。相对于 ITT 人群，亚洲人群中合并 HBV 感染、有肝外转移和既往接受过治疗的患者比例更高。ITT 人群和亚洲患者的中位随访时间分别为 31.6 和 31.3 个月，客观缓解率（ORR）分别为 14% 和 15%。在亚洲人群中，合并 HBV、HCV 或无肝炎病毒感染者的 ORR 分别为 13%、14% 和 21%。ITT 人群的中位反应持续时间更长（19.4 个月），而亚洲人群则为 9.7 个月。ITT 人群和亚洲人群的中位生存期（15.1 个月 vs. 14.9 个月）相似，并且不受亚洲患者病因学不同的影响。在两个人群中，纳武利尤单抗的安全性特征相似且可控。研究结果说明，对于索拉非尼经治的患者，纳武利尤单抗在亚洲人群的安全性和疗效，与总体 ITT 人群相当。

卡瑞利珠单抗已经在中国获批晚期肝癌二线治疗的适应证。Xu 等[55]报告了一项卡瑞利珠单抗联合阿帕替尼治疗晚期肝癌、胃癌和食管胃结合部癌的剂量爬坡和剂量扩展研究，在其中的肝癌队列中，获得了 50% 的 ORR，疾病控制率（DCR）高达 93.8%，提示血管靶向治疗联合 PD-1 单抗治疗晚期肝癌有可能进一步提高治疗效果，带来更多获益。

浙江大学附属第一医院方维佳教授团队[56]报告了肝癌患者在接受抗 PD-1 免疫治疗期间肠道微生物的动态变化特征和其特异性。研究者发现，对免疫治疗有应答的患者，其粪便样本显示出比无应答者更丰富的类群和更多的基因计数。在 PD-1 单抗免疫治疗的期间进行动态分析显示，早在第 6 周，肠道微生物 β 多样性的差异就在患者中变得显著；在无应答的患者中，变形菌从第 3 周开始增加，在第 12 周的时候开始成为优势菌群。作者又进一步鉴定了 20 个出现应答患者富含的菌群种类，包括阿克曼斯菌和瘤球菌科等；对这些菌群相关功能基因和代谢途径的分析，如糖代谢和产甲烷作用等，证实了它们的潜在生物活性。研究提示，肠道微生物群的动态变化特征可为肝癌患者免疫治疗的效果提供早期预测，对监测病情变化和进行治疗决策具有重要意义。

（2）分子靶向治疗：超过一半的晚期肝癌患者对索拉非尼的初始治疗无效，后续的治疗方案尚无统一方案。中山大学附属第七医院的 Zhang 等[57]开展了一项旨在评估阿帕替尼治疗索拉非尼耐药肝癌患者安全性和有效性的研究。该研究回顾分析了在 2015 年 1 月到 2017 年 5 月期间 43 例索拉非尼耐药晚期肝癌患者接受阿帕替尼治疗的情况。采用改良实体瘤反应评估标准评估客观缓解率（ORR）和疾病控制率（DCR）。至疾病进展时间（TTP）和总生存期（OS）采用 Kaplan-Meier 法测定。本研究也评估了阿帕替尼毒性。所有患者均为乙型肝炎病毒（HBV）相关肝癌。中位随访时间为 11 个月（3~37 个月），阿帕替尼平均治疗时间为 7.6 个月（1~32 个月）。11 例患者出现部分缓解（PR），18 例疾病稳定（SD），14 例疾病进展（PD）。ORR 和 DCR 分别为 25.6% 和 67.4%。中位 TTP 和 OS 分别为 3 个月（95%CI：1.9~4.1）和 8

个月（95%*CI*=6.9~9.0）。PR、SD 和 PD 患者的中位 OS 时间分别为 19 个月（95%*CI*=15.8~22.2）、8 个月（95%*CI*=7.3~8.7）和 4 个月（95%*CI*=3.1~4.9）（*P*<0.001）。PR、SD 和 PD 患者的中位 TTP 分别为 14 个月（95%*CI*=11.9~16.1）、3 个月（95%*CI*=2.3~3.7）和 1 个月（*P*<0.001）。无药物相关性死亡。最常见的毒性反应是体重减轻、手足皮肤反应和高血压。12 名患者有 3 级以上不良反应。基于上述结果，阿帕替尼是索拉非尼耐药的晚期 HBV 相关肝癌患者的可选治疗方案。

中山大学附属第一医院的 Dong 等[58]探讨使用术前钆塞酸增强磁共振成像（MRI）预测肝癌靶向治疗相关基因表达的可行性。该项目回顾性分析了接受术前增强 MRI 检查的 91 例单发肝癌患者（81 名男性，平均年龄 53.912 岁）。评估内容包括肿瘤大小、信号均匀性、肿瘤包膜、肿瘤边缘、瘤内血管、瘤周强化程度、瘤周低信号带、DWI 信号高低强度、T_1 弛豫时间、增强前后的降低率等特征。在 MRI 检查后的 2 周内（平均 7 天）进行手术和病理检查。检测 BRAF、RAF1、VEGFR2 和 VEGFR3 的表达水平。研究了这些影像学特征与基因表达水平之间的关联。结果显示：肿瘤包膜不完整或无包膜（*P*=0.001）和瘤内血管（*P*=0.002）与 BRAF 表达显著相关，肿瘤包膜不完整或无包膜（*P*=0.001）和瘤内血管（*P*=0.013）与 RAF1 表达相关。VEGFR2、VEGFR3 的表达与所有检查的 MRI 特征之间没有显著关联。多元逻辑回归分析显示肿瘤包膜不全（*P*=0.002）和非包膜的肿瘤（*P*=0.004）是 BRAF 高表达肝癌的独立危险因素。肿瘤包膜不全（*P*<0.001）和非包膜（*P*=0.040）是 RAF1 高表达肝癌的独立危险因素。本研究最终得出的结论是：存在包膜不全或瘤内血管以及无包膜是高 BRAF 和 RAF1 表达的潜在标志。钆塞酸增强 MRI 可能有助于肝癌患者基因治疗的选择。

索拉非尼是晚期一线全身治疗晚期肝癌的首选药物。然而，目前还没有可用于临床的生物标志物来预测索拉非尼的疗效。中山大学的 Fang 等[59]证明了一种名为 VETC（包埋肿瘤细胞团块的血管）的模式有助于将整个肿瘤细胞簇释放到血流中；VETC 介导的转移依赖于血管模式，而非癌细胞的迁移和侵袭。在这项研究中，研究者旨在探讨该种血管模式是否可以预测索拉非尼的获益。从四所教学医院招募了两组患者，研究了索拉非尼治疗对有无 VETC 模式（VETC⁺/VETC⁻）患者的生存获益。Kaplan-Meier 分析显示，索拉非尼治疗显著降低了 VETC⁺ 患者死亡风险并延长了总生存期（OS；在队列 1/2 中，*P*=0.004/0.005；*HR*=0.567/0.408）和复发后生存率（PRS；在队列 1/2 中，*P*=0.001/0.002；*HR*=0.506/0.384）。尽管如此，索拉非尼治疗对 VETC⁻ 患者并无益处（OS；在队列 1/2 中，*P*=0.204/0.549；*HR*=0.761/1.221；PRS；在队列 1/2 中，*P*=0.121/0.644；*HR*<0.728/1.161）。单因素和多因素分析证实，索拉非尼治疗显著改善了 VETC⁺ 患者的 OS/PRS，但对 VETC⁻ 患者无效。进一步的机制研究表明，VETC⁺ 和 VETC⁻ 的肝癌患者在肿瘤组织（pERK）或内皮细胞（EC-pERK）中显示出相似水平的轻链 3（LC3）和磷酸化的细胞外信号调节激酶（ERK），并且不论 pERK/EC-pERK/LC3 的水平如何，在 VETC⁺ 肝癌患者中始终观察到索拉非尼获益大于 VETC⁻ 患者。提示 VETC⁺ 与 VETC⁻ 肝癌不同的索拉非尼获益可能并不是因为 Raf/MEK/ERK 和（VEGF）A/（VEGFR2）/ERK 信号通路的激活或诱导自噬。本研究的结论是：索拉非尼能有效延长 VETC⁺ 患者的生存期，但对 VETC⁻ 患者无效。VETC 模式可作为预测索拉非尼对肝癌疗效的指标。

微血管侵犯（MVI）是肝癌生存预后的主要决定因素。中国人民解放军海军军医大学附属东方肝胆外科医院的 Zhang 等[60]开展了一项旨在探讨合并 MVI 的 R0 肝切除（LR）肝

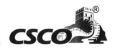

癌患者术后使用索拉非尼进行辅助治疗的研究（PA- 索拉非尼）。该研究回顾性分析了东方肝胆外科医院经组织学证实为 MVI，接受 R0-LR 手术的肝癌患者资料。将接受 PA- 索拉非尼治疗患者与仅接受 R0-LR 治疗患者的生存预后进行比较，进行倾向评分匹配（PSM）分析。728 例肝癌患者 R0 切除术后标本有 MVI，其中 581 例仅接受 LR 治疗，147 例接受辅助索拉非尼治疗。在这两组中，PSM 匹配了 113 名患者。PA- 索拉非尼组的患者总生存期（OS）和无复发生存期（RFS）明显更好（OS：PSM 之前，P=0.003；PSM 之后，P=0.007），（RFS：PSM 之前，P=0.029；PSM 之后，P=0.001）。在 BCLC 0-A、BCLC-B 和 Child-Pugh-A 分期的患者中也得到了类似的结果。在伴有 MVI 的肝癌患者中，辅助 PA- 索拉非尼治疗明显优于单用 LR。

苏州大学附属第一医院的 Ren 等[61]对比了经动脉化疗栓塞（TACE）联合索拉非尼与单独使用 TACE 治疗不可切除肝癌的疗效。该研究回顾性分析了 2008 年 2 月至 2015 年 8 月在苏州大学第一附属医院接受 TACE+ 索拉非尼治疗或单用 TACE 治疗的所有不可切除肝癌患者。使用倾向评分匹配（PSM），以减少由混杂因素引起的偏差。主要观察指标是总生存期（OS），从首次 TACE 治疗当日至任何原因导致的死亡日期。采用多元 Cox 比例风险分析检查 OS 的决定因素。共 308 例患者被纳入研究：61 例接受 TACE 联合索拉非尼治疗，247 例接受单纯 TACE 治疗。PSM 队列包括 61 位接受 TACE 联合索拉非尼患者和 122 位 TACE 患者。在包含所有患者的整体分析中，联合用药组中位 OS 明显长于单药治疗组（29.0+/-7.2 vs. 14.9+/-1.1 个月；P=0.008）。在 PCM 队列中，联合组的中位 OS 也明显更长（29.0+/-7.2 vs. 14.9+/-1.5 个月；P=0.018）。亚组分析显示，在 BCLC B 和 BCLC C 亚组中接受联合用药的患者 OS 更长（两者均 P<0.05）。PSM 队列多变量分析显示治疗方法（P=0.003），淋巴结数目（P=0.010），肿瘤大小（P=0.012），血管侵犯（P=0.005）和 TACE 数目（P=0.029）是 OS 的独立预后因素。联合用药组中最常见的不良反应是手足皮肤反应（75.4%）和腹泻（47.5%），单纯治疗组是疲劳（19.0%）和肝功能异常（18.2%）。两组患者均未出现治疗相关性死亡。因此，本研究认为 TACE 和索拉非尼的联合使用具有良好的耐受性，并且可以显著增加不可切除肝癌患者的 OS。

在针对晚期肝癌的 CELESTIAL 试验中，卡博替尼与安慰剂相比，生存率有所提高，但价格昂贵。四川大学华西医院的 Liao 等[62]开展了一项从美国、英国和中国的患者角度研究卡博替尼对索拉非尼耐药的肝癌患者成本效益的研究。研究者开发了 Markov 模型，模拟在 CELESTIAL 试验后用一线索拉非尼预治疗的患者。使用质量调整生命年（QALYs）和增量成本效益比（ICER）来计算卡博替尼治疗或最佳支持治疗的患者支付意愿。药品的价格来自红皮书、英国国家处方集、华西医院和文献报道。不良事件、效用权重和国家之间的转换可能性来源于已发表的随机Ⅲ期试验。在美国，愿意支付的门槛是 150 000 美元 /QALY，在英国是 70 671 美元 /QALY（50 000 英镑 /QALY），在中国是 26 481 美元 /QALY（3 倍于人均 GDP）。本研究使用确定性和概率敏感性分析来检验模型的不确定性。在基本情况下，卡博替尼治疗的效能提高了 0.13 个 QALYs，这就使得在 ICER 相比最佳支持治疗方面，美国为 83 3497 美元 /QALY，英国为 304 177 美元 /QALY，中国为 156 437 美元 /QALY。该模型对卡博替尼和最佳支持治疗的进展过渡假设都最为敏感。这些结果在各种场景和敏感性分析（包括确定性和概率性分析）中均十分可靠。因此，从支付者的角度来看，在美国、英国或中国，按目前价格，卡博替尼对索拉非尼耐药的肝癌患者而言并不是一种经济有效的治疗选择。

为了达到常规的成本效益阈值，必须进行大幅度降价。

中国人民解放军东部战区总医院的秦叔逵教授团队[63]开展了一项有关MET酪氨酸激酶抑制剂卡帕替尼（INC280）的Ⅱ期临床研究，旨在观察其在MET异常晚期肝癌患者的治疗效果，并评估其安全性，药代动力学以及疗效相关的生物标志物。这项Ⅱ期、非盲、单臂研究在剂量确定阶段每天2次（BID）口服卡帕替尼，使用贝叶斯Logistic回归模型（BLRM）进行剂量爬坡，并采用过量控制标准、安全性、药代动力学和药效动力学信息，以确定推荐扩展剂量（RDE）。共38例患者接受治疗。基于BLRM和其他相关的临床数据，在剂量测定阶段，给予患者卡帕替尼胶囊300mg，每天2次（8例），在剂量爬坡阶段，给予患者胶囊600mg，每天2次（28例）或片剂400mg，每天2次（2例）。在治疗的第一个28天未观察到预先确定的合格不良事件（AEs），RDE为胶囊600mg，每天2次（药代动力学相当于片剂400mg，每天2次）。最常见的不良事件是恶心（42%），呕吐（37%）和腹泻（34%）。在扩展阶段，10例MET高表达的肝癌患者亚组中，总缓解率为30%，包括1例持续完全缓解（>600天）和2例部分缓解[1例持续（>600天）]。单药卡帕替尼在RDE对MET异常肝癌患者是可耐受的，且安全可控。

（3）系统化疗：在肝癌的系统治疗中，随着靶向和抗血管生成药物的进步，免疫治疗的兴起，以及经皮血管栓塞、射频、微波等局部治疗技术的推广应用，使得系统化疗的研究和受到的关注越来越少。北京大学肿瘤医院Yang等[64]开展的一项热敏脂质体多柔比星联合射频消融术治疗3~7cm不可切除肝癌的单中心随机临床试验结果显示，随访时间11~80个月（平均49.1个月 ±24.8个月），联合治疗组局部进展率为6.7%（1/15个肿瘤），单纯射频治疗组为22.2%（2/9个肿瘤），联合组的平均OS为68.5个月 ±7.2个月，与单纯射频治疗组相比（46.0个月 ±10.6个月，P=0.045）明显更高。该研究表明热敏脂质体多柔比星联合射频消融术能促进肿瘤凝固性坏死，延长中大型肝细胞肝癌患者生存期。该研究也提示了局部治疗与全身系统性化疗的结合，可能也是未来肝癌系统化疗研究的一个方向。

7. 肝细胞癌放射治疗

门静脉癌栓（PVTT）是肝癌预后较差的重要因素之一，既往的回顾性分析显示，放疗可以降低肝癌患者PVTT的侵犯范围，改善术后生存。中国人民解放军海军军医大学附属东方肝胆外科医院程树群教授[65]发表于*JCO*的一项多中心随机研究，在肝癌伴PVTT患者中前瞻性评估了新辅助放疗的价值。2016年1月至2017年12月期间的共164例患者参与随机分配（1∶1），新辅助放疗组与单纯手术组相比，6个月、12个月、18个月和24个月的OS率分别为89.0% vs. 81.7%、75.2% vs. 43.1%、43.9% vs. 16.7%、27.4% vs. 9.4%（P<0.001）。6个月、12个月、18个月和24个月的DFS率分别为56.9% vs. 42.1%、33.0% vs. 14.9%、20.3% vs. 5.0%、13.3% vs. 3.3%（P<0.001）。新辅助放疗可以显著提高OS和DFS率，降低肝癌相关的病死率和复发率（HR=0.35和0.45，P<0.001）。研究同时发现在新辅助放疗后出现PD的患者较PR和SD的患者，基线血浆IL-6水平显著更高（P=0.047）。在肝癌组织中，取得SD对比取得PR的患者，IL-6表达水平显著更高（P=0.018）。因此研究者认为对于大多数肝癌伴PVTT患者而言，新辅助放疗是有效的，可以显著改善伴PVTT的肝癌患者的OS和DFS。IL-6可以作为放疗疗效的预测指标。Sun J等[66]则进一步探讨了PVTT术后放射治疗的价值，2013年7月至2016年6月，连续接受部分肝切除术的肝癌和PVTT患者被随机分为2组：对照组和IMRT辅助组，比较两组的总体生存率。辅助RT组的DFS和OS分别为9.1个月

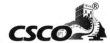

±1.6 个月，18.9 个月 ±1.8 个月和对照组的 4.1 个月 ±0.5 个月，10.8 个月 ±1.3 个月。辅助 IMRT 组的 1 年，2 年和 3 年总生存率（分别为 76.9%，19.2% 和 11.5%）明显优于对照组（分别为 26.9%，11.5% 和 0%，P=0.005）。作者认为术后 IMRT 显著改善了部分肝切除 +/− 血栓切除术后肝癌和 PVTT 患者的总体生存率。

对于复发性或不适合手术 / 消融术的肝癌患者，放疗的效果逐步得到认可。Pan YX 等[67]研究射频消融（RFA）和立体定向放射疗法（SBRT）治疗残留肝癌（R 肝癌）的临床结果。研究选取 139 例经术后检查诊断为 R 肝癌的患者，其中 39 例接受 RFA，33 例接受 SBRT 作为救治方法，应用倾向得分匹配（PSM）来调整治疗分配中的失衡。结果显示，SBRT 组显示出较低的局部复发率（6/33 vs. 23/39，P=0.002），更好的 PFS（1 年和 3 年 PFS 分别为 63.3% 和 49.3% vs. 41.5% 和 22.3%，P=0.036）和更优的 OS（1 年和 3 年 OS 为 85.4% 和 71.1% vs. 97.3% 和 57.6%，P=0.680）。位于中心部位的肿瘤预示着较差的 OS，两组均未观察到急性Ⅲ级及以上毒性。提示 SBRT 可能是 R 肝癌的首选治疗方法，特别是对于较大肿瘤或毗邻主要血管的肿瘤患者，而不是重复 RFA。Wong TC 等[68]认为 TACE+ SBRT 是安全的，可在不可切除的肝癌患者中提高生存率。TACE+SBRT 组的 1 年和 3 年 OS 更好（67.2 vs. 43.9% 和 36.5 vs. 13.3%，P=0.003）。TACE+SBRT 组的 1 年和 3 年 PFS 也更好（32.5 vs. 21.4% 和 15.1 vs. 5.1%，P=0.012）。Li Y 等[69]认为对于具有下腔静脉 / 右心房瘤栓，以及肝内肿瘤小于 10cm 的肝癌患者，采用外放射疗法可能预示更长的 TTP。与复杂的手术相比，放疗作为一种非侵入性治疗方式，可能更容易被接受。He J 等[70]研究显示与常规放疗相比，超分割放疗对肝癌骨转移患者是安全的，并且可以较早地缓解疼痛。对于预期生存时间较短的患者，应考虑使用该方案。Su F 等[71]认为 3DCRT 进行更高剂量的放射治疗是有效的，因为它不仅能提高小至中型肝癌肿瘤生存获益，而且又不增加毒性。Song Z 等[72]认为 CT 引导的碘 125 近距离放射治疗可能是一种有效且安全的替代方法，在无法切除的肝癌治疗中可以提高生存率和局部控制率。

肝癌放疗疗效预测以及预后指标一直是临床医生关注的重点。Zeng ZC 等[73]调查了 SBRT 前后的肝癌患者循环淋巴细胞群（CLP）与 OS 之间的关联。分析 2013 年 1 月至 2017 年 6 月间接受 SBRT 治疗的 78 例肝癌患者。结果显示 1 年，2 年和 3 年的 OS 率分别为 94.8%，75.9 和 63.3%。SBRT 前后的平均 TPLC 分别为 1.4×10^9/L 和 0.7×10^9/L。SBRT1 年后，TPLC 恢复到其基准值。多因素分析结果表明，包括肿瘤坏死因子 -α（TNF-α）水平 <5.5ng/ml 和治疗后 TPLC<0.45×10^9/L 在内的变量是导致 OS 降低的独立因素。单因素分析表明，基线和治疗后 TPLC 和 CLP（治疗后 B 细胞除外）计数均与患者 OS 显著相关（P<0.05）。提示 SBRT 后外周血淋巴细胞减少可能是肝癌患者预后较差的独立预后因素。治疗后淋巴细胞亚群，包括 $CD8^+$ T 细胞和 NK 细胞计数，与 2 年 OS 率相关。Zhang L 等[74]认为种族，T 期，N 期，M 期和化疗是接受放疗但未接受手术的肝癌患者生存的独立危险因素，通过制定有效的列线图可以根据个体临床特征预测这些患者的 1 年和 3 年 OS。Su TS 等[75]通过评估 SBRT 之前肝癌患者的肝功能状况，发现传统的 Child-Turcotte-Pugh（CTP）分类是评估肝癌肝损伤的必要但不完善的工具。在 CTP-A 组中，白蛋白 - 胆红素（ALBI）等级是一种更客观，更具可比性和基于证据的方法，但需要在 CTP≥B7 级中进行验证。Zhuang Y 等[76]则认为 SBRT 治疗的患者治疗后血小板与淋巴细胞之比（PLR）升高和中性粒细胞与淋巴细胞之比（NLR）≥2.7 倍与预后不良有关，可能被认为是肝癌患者可靠且独立的预后生物标志物。

（二）中国胆系肿瘤领域的研究总结

1. 手术治疗

中国人民解放军海军军医大学东方肝胆外科医院沈锋等通过回顾 720 例肝内胆管癌患者,以明确解剖性切除与非解剖性切除对肝内胆管癌预后的影响。通过倾向性配对分析,研究结果发现解剖性切除较非解剖性切除 1 年,3 年,5 年 DFS 和 OS 显著延长(P 均为 0.002),且两组术后并发症发生率无显著差异。此外,该研究进一步根据 TNM 分期进行分层分析,结果提示:与非解剖性切除相比,解剖性切除在 TNM 分期为 IB 或无血管浸润的 II 期患者中具有更好的生存结局[77]。肝癌解剖性肝切除目前主要包括 Glisson 蒂横断式肝切除术(Glisson 法)和 Hilar 肝门解剖后肝切除术(Hilar 法),前者指根据 Glisson 鞘同时阻断肝动脉、门静脉和胆管,而后者是指解剖肝门部血管及胆管,随后分别阻断动脉及静脉。两种方法对腹腔镜左右半肝切除的影响尚无报道。开放手术治疗肝门部胆管癌已被广泛认可。然而,腹腔镜手术治疗肝门部胆管癌由于对无法直接触诊的肝门部结构的可切除性评估较差,其根治性仍然存在争议。河北医科大学第二医院的刘建华教授等报道了腹腔镜在术前和术中评估肝门部胆管癌的可切除性,并进一步确认腹腔镜切除 III 型和 IV 型肝门部胆管癌的治疗效果[78]。研究纳入了自 2016 年 11 月至 2018 年 11 月在河北医科大学第二医院接受腹腔镜下切除的 III、IV 型肝门部胆管癌患者 9 例,其中 4 例行腹腔镜右半肝切除术,5 例行腹腔镜左半肝切除术。研究发现所有患者的切缘术后病理检查报告均为阴性,共出现并发症 2 例,胆漏和肝功能不全各 1 例,其中发展为肝功能不全的患者出现持续性肝衰竭,并最终死亡。研究提示在腹腔镜手术治疗 III 型或 IV 型肝门部胆管癌时,外科医生在切除前应解剖肝门,并在直视下评估可切除性。结合冷冻切片报告,同时扩大淋巴结清扫,以清除所有可能累及的淋巴结(包括第 8、9、12、13、14 和 16 组淋巴结),以提高 III、IV 型肝门部胆管癌腹腔镜手术的根治性,进而延长这些患者的生存时间。

2. 放疗和局部治疗

约 70% 的肝内胆管癌患者无法手术,对不能切除的患者积极进行其他手段的治疗是改善生存率的关键。湖南省肿瘤医院的周辉教授等通过筛选并分析了 SEER 数据库在 2004 年—2013 年间收录的肝内胆管癌患者的临床资料[79]。该研究评估了肝内胆管癌患者预后的影响因素,并探讨了不能行手术治疗的患者的潜在治疗策略。结果显示接受射频消融治疗的患者在 2004 年至 2009 年间的生存率较低,但其在 2010 至 2013 年间的生存率与接受肿瘤切除的患者几乎相同,表明近年来射频消融的治疗效果较好。淋巴结清扫对不能切除的患者有保护性作用。放疗提高了非手术患者的肿瘤特异性生存率,IV 期患者的比例从 2004 年至 2009 年间的 37.4% 大幅增加到 2010 年至 2013 年间的 58.7%。在 1 319 名 IV 期患者中,针对远处转移部位的手术提高了患者的肿瘤特异性生存率。

3. 转化医学及基础研究

基于 PD1/PD-L1 的免疫检查点抑制剂在胆管癌中的疗效及生物学效应还处于不断探索的阶段。复旦大学附属中山医院施国明教授团队考察了 CD3 及 PD1/PD-L1 在 320 名胆管癌患者中的表达,同时分析了 7 名接受 PD1 抗体治疗的进展期胆管癌患者的疗效[80]。团队发现 PD-L1 主要表达于胆管癌细胞,而 CD3 与 PD1 主要表达于肿瘤浸润性淋巴细胞。在胆管癌组织中,PD1/PD-L1 信号被激活,且与 HBV 感染及淋巴结转移高度相关。HBV 感染的患者胆管癌组织中存在更多 PD1 阳性的 T 细胞及更高的 PD-L1 表达,且提示患者预后不良。

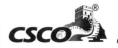

多因素生存分析结果表明 PD1/PD-L1 表达是胆管癌患者预后的不良因素。低 PD1 阳性 T 细胞比例的进展期 HBV 感染的胆管癌患者可能对免疫治疗有更好的反应。

复旦大学附属中山医院肝外科史颖弘教授团队开发了一种基于组织病理学的免疫分数来预测胆管癌切除术后复发风险的方法[81]。团队纳入了 280 名胆管癌患者的组织样本,通过基于免疫组化芯片的方法评估了 16 种免疫相关生物标志物的表达。LASSO 回归分析得到和复发相关性最高的免疫标志物,基于此为每个患者构建了组织病理学免疫分数。最终 9 种免疫相关生物标志物被纳入构建组织病理学免疫分数,并据此将患者分成高低分数组。生存分析揭示组织病理学免疫分数能很好地区分患者的复发情况,多因素分析提示淋巴结转移情况、肿瘤数目、血清 γ- 谷氨酰转肽酶、CA19-9 以及组织病理学免疫分数是胆管癌患者无复发生存的独立危险因素。以上结果说明组织病理学免疫分数可能是胆管癌患者无复发生存期的有效预测指标。

南京医科大学附属第一医院王学浩院士团队通过构建一个基于放射组学的模型,预测了胆管癌的淋巴结转移及患者的无疾病生存期及无复发生存期[82]。研究纳入了 177 名胆管癌患者的生存及淋巴结转移相关资料,并提取了患者门静脉相 CT 扫描图片的放射组学特征,通过 LASSO 回归构建了一个放射组学特征模型。该放射组学特征模型能很好地预测患者的淋巴结转移情况。团队通过此放射组学特征模型及 CT 得到的淋巴结状态构建临床基线图,通过 ROC 曲线下面积区分淋巴结转移与否有效率达到 80%。团队亦提出有高危淋巴结转移风险的患者通常有更短的无疾病生存期与无复发生存期。高危淋巴结转移风险是无疾病生存期与无复发生存期的独立危险因素。

安徽医科大学钱叶本教授团队通过高通量筛选发现肽酶抑制剂 15(peptidase inhibitor 15,PI15)可能是胆管癌的特征性标志物[83]。团队进而采用 ELISA 法,评估胆管癌、肝癌、良性肝病、慢性乙肝患者及健康人血浆中 PI15 的表达,通过 ROC 曲线法分析,表明 PI15 作为一种特殊的分泌蛋白,可作为胆管癌的血液标志物。PI15 在胆管癌中阳性率高达 70%,在肝癌中仅有 15%,且在正常肝组织中检测不到 PI15 表达。血浆 PI15 水平在术后显著降低,通过 ROC 曲线下面积区分胆管癌和肝癌有效率达 73.5%,结合 CA19-9 与 PI15 的分析法,可以使区分胆管癌和肝癌特异性达到 94.44%,敏感性达到 80.39%。

中国人民解放军海军军医大学东方肝胆外科医院王红阳院士团队对胆管癌的发生及耐药机制进行了深入探索,发现 PRB5 介导的蛋白通过与 NRF2 竞争结合 KEAP1,导致胆管癌的发生[84]。癌细胞生存依赖于由 NRF2 介导的活性氧产生与消除平衡。团队通过敲除 NRF2 基因,延迟了小鼠胆管癌模型的肿瘤发生。RMP 过表达的肿瘤细胞具有对活性氧更高的耐受性,RMP 通过 E**E 模序与 NRF2 竞争性结合 KEAP1 蛋白的 Kelch 结构域,导致 NRF2 泛素化,减少其降解,进而增加了 NRF2 的核转位与下游抗氧化基因簇激活。RMP-KEAP1-NRF2 轴促进了胆管癌的发生、侵袭与耐药,RMP 高表达与胆管癌患者的生存呈负相关。

4. 内科治疗

免疫治疗联合化疗已在多种恶性肿瘤中显示出良好的抗肿瘤作用和治疗耐受性,但其在晚期胆管癌中的研究很少。中国人民解放军总医院胡毅教授团队报道了一项回顾性研究,旨在探讨接受 PD-1 抗体联合化疗、PD-1 抗体单药治疗或单纯化疗的胆管癌患者的生存差异[85]。从 2015 年 12 月至 2018 年 5 月,该研究共纳入 77 名患者(PD-1 抗体联合化疗组 38 例,

PD-1 抗体单药治疗组 20 例,单纯化疗组 19 例),发现联合治疗组的中位生存期为 14.9 个月,显著长于 PD-1 抗体单药治疗组的 4.1 个月和单纯化疗组的 6.0 个月。联合治疗组的中位无进展生存期为 5.1 个月,显著长于 PD-1 抗体单药治疗组的 2.2 个月和单纯化疗组的 2.4 个月。安全性方面,联合治疗组和单纯化疗组的Ⅲ级或Ⅳ级 AE 相似(分别为 34.2% 和 36.8%)。研究结果表明,PD-1 抗体联合化疗可显著改善晚期胆管癌患者的生存,且治疗相关不良反应可控。

(三) 中国胰腺癌领域的研究总结

1. 少见组织类型的胰腺癌的临床特征

胰腺癌的病理类型很多,常见的为导管腺癌,占胰腺癌的 80%~90%,其他少见类型的还有胰腺神经内分泌肿瘤(pNET)、腺鳞癌、浸润性黏液性囊性肿瘤(MCN)、浸润性导管内乳头状黏液肿瘤(IPMN)、腺泡细胞癌(ACC)、鳞状细胞癌(SCC)和浸润性实性假乳头状瘤(SPT)等。然而,这些少见类型的胰腺癌的临床病理特征既往并没有系统分析。复旦大学上海市癌症研究所的 YU XJ 等[86]从 SEER 数据库中检索出不同组织亚型的胰腺癌患者,分析了少见亚型的临床特征和生物学行为。结果发现,原发性胰腺癌以胰腺导管腺癌最多(占 85.8%),其他亚型少见(占 14.2%)。在少见亚型中,MCN(69.3%)和 SPT(83.1%)在女性中更为常见;pNET(46.8%)、MCN(66.9%)、腺鳞癌(36.0%)、SPT(85.2%)以及 ACC(40.5%)的手术切除率较高;pNET(46.0%)、MCN(52.0%)和 SPT(63.8%)常见于胰体 / 尾部;腺鳞癌(74.3%)和鳞状细胞癌(71.8%)的 3、4 级肿瘤比例较高;肿瘤体积较大的有 MCN(平均值 =7.0cm)、SPT(平均值 =6.3cm)和 ACC(平均值 =6.1cm)。腺癌、腺鳞癌和 SCC 具有侵袭性,而 pNET、IPMN、MCN、SPT 和 ACC 型常为惰性肿瘤。对于这些惰性亚型,局限性和区域性肿瘤患者的预后比远处转移的好得多[中位生存时间:pNET,226.0 个月(局限性),94.0 个月(区域性),23.0 个月(远处);IPMN,30.0 个月(局限性),11.0 个月(区域性),4.0 个月(远处);MCN,113.0 个月(局限性),14.0 个月(区域性),5.0 个月(远处);SPT,未计算(局限性),未计算(区域性),81.0 个月(远处);ACC,56.0 个月(局限性),32.0 个月(区域性),7.0 个月(远处)],这说明早期发现这些亚型的重要性。在多变量分析中,年龄 >60 岁并不是预测 SPT(HR=2.96,P=0.221)或 SCC(HR=1.22,P=0.197)患者预后不良的因素。女性与腺癌(HR=0.98,P=0.001)或 ACC(HR=0.74,P=0.036)的预后较好相关。黑色人种与腺癌(HR=1.09,P<0.001)、IPMN(HR=1.10,P=0.019)或 MCN(HR=1.45,P=0.022)的预后不良相关。手术切除与所有胰腺癌患者的预后较好相关。对于腺鳞癌(HR=0.93,P=0.617)、SPT(HR=0.05,P=0.186)、ACC(HR=0.90,P=0.678)或 SCC(HR=1.17,P=0.465),Ⅲ级和Ⅳ级不是预后不良的预测因素。胰腺体 / 尾部与腺癌(HR=1.06,P<0.001)和 IPMN(HR=1.09,P=0.012)预后不良相关,而与 SPT(HR=0.12,P=0.023)预后较好相关。对于 MCN(HR=0.94,P=0.787)、SPT(HR=0.61,P=0.703)、ACC(HR=1.25,P=0.325)和 SCC(HR=1.09,P=0.692)患者,肿瘤大小 >4cm 不是预后不良的预测因素。区域性与腺鳞癌(HR=1.12,P=0.462)、ACC(HR=1.31,P=0.195)或 SCC(HR=1.40,P=0.259)患者预后不良无关。该研究按组织学亚型系统总结了少见类型胰腺癌的特点和生物学行为,有助于对少见类型胰腺癌的认识和制定治疗决策。但受限于 SEER 数据库的回顾性特质,仍需要进一步的前瞻性设计研究来证实上述结论。

2. 胰腺癌外科手术治疗

胰腺癌是一种诊断和治疗困难的恶性肿瘤,在中国男性和女性癌症死亡中均居第六位。

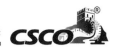

我国胰腺癌的 5 年生存率仅为 7.2%，在所有癌症中处于最低水平[87]。我国胰腺癌的新发病例在华东、东北、华北、西北地区的比例较高，而在华中、西南、华南相对较低，具有明显的地域特征。目前手术切除仍是治疗胰腺癌的首选方法，全胰腺切除术有时对实现胰腺癌手术切缘阴性是必要的。在这类手术中，对于肿瘤累及胰颈或胰体近端者，保脾全胰切除术的可行性、安全性和疗效尚未得到验证。复旦大学附属华山医院的 Yang F 等[88]开展了一项相关研究，拟探索采用 Warshaw 技术行保脾全胰切除术治疗胰腺癌的安全性及疗效。该研究回顾性分析了 2006 年 12 月至 2018 年 1 月间因胰腺癌行全胰腺切除术的 59 例病例。在 21 例常规脾胰腺切除术和 38 例采用 Warshaw 术的保脾全胰腺切除术之间进行了比较。结果发现在保留脾脏组，切除的胰腺导管腺癌肿瘤体积虽然较小，但血管侵犯较多，因此血管切除率较高。没有患者发生需进行脾切除的脾脏并发症，但有 2 例计划行 Warshaw 术式者因脾脏灌注不良而转为脾切除术，有 4 例患者出现无症状的胃周静脉曲张。手术时间、失血量和输血率与传统手术相似，主要手术并发症如乳糜漏，胃排空延迟，胆瘘，肝、肾功能不全，手术出血等也无显著差异，只是常规手术出血的发生率更高，且两组之间的术后死亡率以及术后住院时间长短相当，两组的术后 OS 及 RFS 也相当。该研究证明了 Warshaw 术式的保脾全胰腺切除术在临床上不劣于脾切除全胰切除术。但由于这项研究为回顾性、非随机研究，且样本来自单一机构、样本量较少，随访数据 / 时间有限，两组患者间也存在异质性，因此还需要大样本的前瞻性研究来进一步证实本研究结果。

胰腺癌手术难度及风险大，术前需充分评估患者术后可能的预后及生存情况。对胰腺导管腺癌（PDAC）手术可切除性的评估目前仅基于影像学，具有较强的主观性，因此需要建立一种相对客观的评估方法。北京大学的 Sun Y 等[89]报告了基于循环肿瘤细胞（CTC）的血液检测和分型对 PDAC 患者进行肿瘤转移和总生存期（OS）预测的临床价值。该研究前瞻性采集了 46 例经手术病理证实的 PDAC 患者术前静脉血标本（对照组为 35 例局限期患者，研究组为 11 例转移患者），并使用专门设计的 TU-chip™ 微流控芯片对标本进行捕获分离，用免疫荧光染色技术鉴定 CTCs，将 CTC 分为上皮型 E-CTC（DAPI+/CD45−/E-cad+/vimentin−）、间叶型 M-CTC（DAPI+/CD45−/E-cad−/vimentin+）和混合型 H-CTC（DAPI+/CD45−/E-cad+/vimentin+）。另有 45 名非肿瘤健康者提供了血液，其中 20 人作为阴性对照，用于排除 CTC 假阳性问题，其余 25 人用于进行芯片特征化峰值实验。经验证，由两种肿瘤细胞表型（H-CTC≥15.0 CTCs/2ml 或 E-CTC≥11.0 CTCs/2ml）组成的多变量模型对转移有最佳预测价值，其灵敏度为 1.000（95%CI=0.889~1.000），特异度为 0.886（95%CI=0.765~0.972）。单因素 Cox 回归分析显示，TNM 分期、E-CTC、M-CTC、H-CTC 和 T-CTC 计数与 OS 显著相关。随后，多因素分析显示，E-CTC 是一个显著的 OS 独立预测因子（HR=0.050,95%CI=0.004~0.578）。调整后的 Kaplan-Meier OS 以 E-CTC=11 CTCs/2ml 为临界值分层，E-CTC<11.0 CTCs/2ml 层的中位 OS 为 16.5 个月，E-CTC≥11.0 CTCs/2ml 层为 5.5 个月（HR=0.050,95%CI=0.004~0.578，P=0.016），单因素分析显示癌细胞栓子的存在，E-CTC、M-CTC、H-CTC 和 T-CTC 计数与较低的 RFS 显著相关。然而，多因素分析发现没有一个变量是 RFS 的显著独立预测因子。综上所述，考虑到每个 CTC 表型的特殊性，E/H-CTC 的组合被认为是较好的转移预测因子，而 E-CTC 是更好的 OS 预测因子。该研究结果表明，基于 CTC 表型的血液检测有可能成为局部和转移性 PDAC 肿瘤术前预后预测的可靠手段，用于补充以传统影像学和肿瘤分期为基础的预后判断。

3. 胰腺癌放射治疗

胰腺癌患者初诊率通常较低,因为其早期症状不典型,且胰腺位于后腹膜,常规检查容易漏诊。在胰腺癌中,即使是交界性可切除胰腺癌(BRPC),手术前也可能发生微转移。因此,新辅助化疗以及放疗对于提高生存率至关重要,这在既往研究中已经得到证实。与直接手术相比,新辅助化疗加或不加放疗提供了更好的总体疗效。然而,与单纯术前化疗相比,新辅助放疗联合化疗是否能改善预后是一个具有挑战性的问题。此外,尽管立体定向放射治疗(SBRT)已被证明在胰腺癌中有效且普遍使用,但以往的研究大多只采用常规放射治疗模式。

上海长海医院的 Gao S 等[90]进行了一项前瞻性随机 II 期研究(BRPCNCC-1),即不同新辅助化疗方案加或不加 SBRT 治疗交界性可切除胰腺癌的比较,同时也比较了不同的化疗方案——吉西他滨 + 白蛋白结合型紫杉醇、S-1+ 白蛋白结合型紫杉醇均与 SBRT 联合的疗效差异。入组患者需经活检和影像学证实为 BRPC,且既往无治疗史和严重并发症。患者随机分为 3 组:新辅助吉西他滨 + 白蛋白结合型紫杉醇组、新辅助吉西他滨 + 白蛋白结合型紫杉醇 +SBRT 组、新辅助 S-1+ 白蛋白结合型紫杉醇 +SBRT 组。使用标准剂量的吉西他滨和白蛋白结合型紫杉醇。SBRT 照射剂量为 7.5~8Gy/ 次,共 5 次。术后 3 周进行手术切除。对胰头、胰体、胰尾肿瘤分别采用动脉先入路胰十二指肠切除术或根治性顺行整体胰脾切除术。主要研究终点是 OS,次要研究终点为 DFS、pCR、R0 切除率和不良反应发生率。目前研究结果尚未公布,如果研究结果显示新辅助化疗加术前 SBRT 有生存获益,以及 S-1+ 白蛋白结合型紫杉醇与吉西他滨 + 白蛋白结合型紫杉醇两者有效性相似,可能会为这种方式治疗 BRPC 的临床实践提供新的证据。该研究已在 ClinicalTrial.gov(NCT03777462)上注册。

4. 胰腺癌内科治疗

奥沙利铂、伊立替康、5- 氟尿嘧啶和 L- 亚叶酸(FOLFIRINOX)三药联合方案已成为晚期胰腺癌(PC)的一线治疗选择之一。但是,与 FOLFIRINOX 标准剂量相关的 III 级或 IV 级不良事件发生率相对较高,限制了其在临床实践中的广泛使用。为了评估改良的 FOLFIRINOX 方案作为中国转移性 PC 患者一线化疗的疗效和安全性,中山大学肿瘤防治中心 Li YH 等[91]招募了一批经组织学确认为转移性胰腺癌且 ECOG 评分为 0~2 的患者。这些患者接受了改良的 FOLFIRINOX 方案(静脉输注奥沙利铂 65mg/m²;伊立替康 150mg/m²;L- 亚叶酸 200mg/m²;5-FU 2 400mg/m²,每 2 周重复 1 次)。除非患者出现疾病进展(PD)、疾病稳定(SD)但症状恶化、不能耐受的不良事件或要求过早终止治疗,否则治疗应持续 12 个周期。主要研究终点是客观缓解率(ORR)。结果发现,从 2012 年 7 月至 2017 年 4 月,共有 65 名患者在三家机构登记并接受了至少一个周期的化疗,中位周期为 8 个周期(范围 1~12 个周期)。无影像学完全缓解(CR)患者,21 名(32.3%)患者部分缓解(PR),27 名(41.5%)患者 SD。研究队列的 ORR 和 DCR(疾病控制率)分别为 32.3% 和 73.8%,中位生存期和无进展生存期分别为 11.60(95%CI=8.76~14.44)个月和 5.77(95%CI=5.00~6.54)个月。主要 3、4 级不良反应包括中性粒细胞减少(12.3%)和腹泻(6.2%),未观察到与治疗相关的死亡。因此,改良的 FOLFIRINOX 具有良好的耐受性,可能成为中国转移性 PC 患者一线治疗的选择之一。

来自浙江大学医学院附属第二医院的梁廷波教授团队[92]报道了另一项关于改良 FOLFIRINOX 方案的研究,即评估了改良 FOLFIRINOX 方案对中国局部晚期胰腺癌(LAPC)患者的疗效,并比较以改良 FOLFIRINOX 为基础的新辅助治疗(LAPC-N)和直接手术

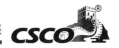

（LAPC-S）对 LAPC 患者的疗效。该研究前瞻性地纳入了 41 例 LAPC-N 患者,患者接受改良的 FOLFIRINOX 方案化疗（奥沙利铂 68mg/m², 亚叶酸 400mg/m², 伊立替康 135mg/m²、5- 氟尿嘧啶 2 400mg/m²）,并对患者的影像学特征、化疗反应、不良事件、围术期并发症、组织学和生存时间进行了分析。将 74 例可切除胰腺癌（RPC）患者（2012 年 4 月至 2017 年 11 月）和 19 例 LAPC-S 患者（2012 年 4 月至 2014 年 3 月）设为观察队列,并回顾性收集数据作为对比。对反应良好的 LAPC-N 患者进行手术治疗,而对治疗后不能切除的 LAPC-N 患者进行连续化疗,并每 2 个月重新评估疗效。结果显示,在前瞻性研究的 41 例 LAPC 患者（LAPC-N）中,新辅助化疗的客观缓解率和疾病控制率分别为 37.1% 和 77.1%。最常见的严重不良事件是中性粒细胞减少和贫血。以改良 FOLFIRINOX 为基础的新辅助治疗可显著降低 CA19-9 水平和肿瘤大小。其中 14 例 LAPC-N 患者降期后可接受手术治疗（LAPC-N-S）。与 LAPC-N-S病例相比,LAPC-S 患者手术时间更长,失血更多,并且发生并发症的风险更高。LAPC-N-S组的中位总生存期（OS）和无进展生存期（PFS）分别为 27.7 个月和 19.3 个月,与 RPC 组（30.0个月和 23.0 个月）相近,明显长于 LAPC-S 组（8.9 个月和 7.6 个月）。综上,在剂量调整后,改良 FOLFIRINOX 方案可作为新辅助化疗方案推荐给中国 LAPC 患者,与没有接受新辅助治疗的 LAPC-S 观察队列患者相比,接受手术的 LAPC-N 患者生存率显著提高。

5. 疗效评估

为了探讨胰腺癌的诊断和预后标志物,广州市妇女儿童医疗中心 Gong ST 等[93]从 GEO数据集 GSE62452、GSE28735 和 GSE16515 的 mRNA 表达谱中,鉴定出差异表达基因（DEGs）。通过功能分析和蛋白质相互作用网络分析,探讨了所鉴定的 DEGs 的生物学功能,在临床组织标本中验证了所鉴定基因的蛋白表达模式。通过回顾性临床研究,探讨候选蛋白的表达与患者生存时间的关系;体外研究旨在阐明这些生物标志物在胰腺癌细胞增殖和侵袭转移中的潜在作用。结果共鉴定出 389 个 DEGs,这些基因主要与胰腺分泌、蛋白质消化吸收、细胞色素 P450 药物代谢和能量代谢途径有关。根据 Fisher 精确检验,筛选出前 10 个基因。ROC 曲线分析表明,TMPRSS4、SERPINB5、SLC6A14、SCEL 和 TNS4 可作为诊断胰腺癌的生物标志物。TCGA 和临床资料的生存分析表明,TMC7、TMPRSS4、SCEL、SLC2A1、CENPF、SERPINB5 和 SLC6A14 可作为预测胰腺癌预后的潜在生物标志物,这些候选蛋白可能与胰腺癌细胞的增殖和侵袭有关。

已有研究表明,肿瘤细胞内的突变 DNA 可以释放到血液中,血浆中游离 DNA（cfDNA）的分析更容易再现肿瘤的整个基因谱,cfDNA 的定量检测在肿瘤诊断、预后、治疗反应和术后复发监测等方面具有重要价值。浙江大学医学院附属第二医院梁廷波教授团队[94]对cfDNA 图谱在胰腺导管腺癌（PDAC）患者肿瘤负荷监测中的应用进行了分析探讨。研究者以 cfDNA 为标本对覆盖癌症相关位点的 560 个基因进行了二代基因测序。总共有 25 名患者（65.8%）在 cfDNA 中检测到至少一种常见的驱动基因改变（如 KRAS、TP53、SMAD4、CDKN2A 等）。相比之下,在 13 名健康人的血浆中没有发现上述肿瘤相关的常见突变。3例患者中有 2 例证实血浆 cfDNA 和肿瘤组织 DNA 发生了一致的改变。进一步分析表明,cfDNA 变异位点的突变等位基因分数（MAF）与肿瘤分期、转移和总生存期相关。通过采集 17 例化疗后患者的系列血样,发现在化疗有效的受试者中,特定突变位点的等位基因比例下降。而对于化疗耐药的病例,在疾病进展时观察到 cfDNA MAF 升高。同时,化疗后总cfDNA 浓度的动态变化与肿瘤负荷有关。因此该研究表明,cfDNA 水平可作为 PDAC 患者肿瘤负荷的风向标,连续 cfDNA 分析是对接受化疗的胰腺癌患者进行疗效监测的强有力的无创性工具。

全身炎症反应在各种恶性肿瘤的发生发展中起着关键作用,并与患者预后不良密切相关。血液中高水平的 C 反应蛋白(CRP)和低水平的白蛋白(Alb)是肿瘤患者预后不良的危险因素。CRP/Alb 比值是最近报道的预测因子,已显示出对各种恶性肿瘤的预后价值。复旦大学胰腺肿瘤研究所的 Luo GP 等[95]对 CRP/Alb 判断晚期胰腺癌预后以及晚期胰腺癌患者化疗后 CRP/Alb 与化疗疗效之间的相关性进行了分析。共有 595 名局部晚期或转移性胰腺癌的患者被纳入该项研究。研究者利用 Cut-off Finder 软件计算出了基线 CRP/Alb 的最佳临界值,即 0.18。根据多因素分析,基线 CRP/Alb(CRP/Alb≥0.18 vs. CRP/Alb<0.18,风险比 =2.506;$P<0.001$)和化疗后 CRP/Alb(CRP/Alb≥0.18 vs. CRP/Alb<0.18,风险比 =1.854;$P=0.002$)均为显著独立生存预测因素。同时作者发现,基线和化疗后 CRP/Alb≥0.18 的患者预后最差。基于以上结果,该研究者认为 CRP/Alb 是判断晚期胰腺癌预后的有力指标。在临床实践中,基线和化疗后 CRP/Alb 均可用于预测胰腺癌患者的预后判断和监测化疗疗效。

Arpin 是一种于 2013 年发现的新型蛋白质,在细胞运动和迁移中起着关键作用。但是,Arpin 在胰腺导管腺癌(PDAC)中的预后价值仍然未知。复旦大学胰腺肿瘤研究所 Yu XJ 团队[96]使用 GEO 数据集(GSE71989)分析了 Arpin 的基因表达,并在临床数据库中通过免疫组化(IHC)和 Western blot 在蛋白水平验证了结果,还对 214 例接受根治性胰腺切除术的 PDAC 患者的组织微阵列标本进行了分析。利用 Kaplan-Meier 曲线和多因素 Cox 比例风险回归模型,研究者将 Arpin 高表达和低表达患者的预后进行了比较,并用 IHC 方法检测 43 组配对的原发肿瘤组织和转移组织中 Arpin 的表达。研究结果显示,与 PDAC 的癌旁组织相比,Arpin 在肿瘤组织中低表达,且 Arpin 在转移组织中的表达低于原发肿瘤组织($P=0.048$)。与 Arpin 高表达的患者相比,Arpin 低表达患者在建模组和验证组中的总生存 OS($P<0.001$,$P<0.001$)和无复发生存 RFS($P<0.001$,$P<0.001$)均较差。多因素分析表明,TNM 分期和 Arpin 表达分别是 OS 和 RFS 相关的独立预后因素。

CA19-9 是胰腺癌诊断、预后和监测中最常用的肿瘤标志物。来自北京协和医院的 Cheng YJ 等[97]对 CA19-9 升高是否可以作为术后监测中开始挽救治疗的指征进行了研究。该研究纳入了 2014 年 1 月至 2017 年 7 月期间接受 R0 手术切除并接受辅助化疗的 80 例胰腺癌患者。60 名(75%)患者在影像学复发之前约 3 个月 CA19-9 升高。干预组 26 例(32.5%)患者在 CA19-9 升高但没有影像学证据表明复发时接受挽救性治疗,对照组 54 例(67.5%)患者经影像学检查证实复发后接受治疗。干预组的中位无病生存时间(mDFS)(23.6 个月 vs. 12.1 个月,$P<0.001$)和中位总生存时间(mOS)(28.1 个月 vs. 20.7 个月,$P=0.049$)均明显高于对照组。由此推断在大多数胰腺癌患者中,CA19-9 升高可作为肿瘤复发的先兆,肿瘤标志物监测指导下的挽救治疗可以显著延长胰腺癌切除术后患者的 DFS 和 OS。

为了评价治疗前血浆出凝血指标对晚期胰腺癌患者的预后价值,复旦大学附属肿瘤医院 Chen H 等[98]对 2011 年 1 月 1 日至 2015 年 12 月 31 日期间确诊的 320 例晚期胰腺癌患者进行了回顾性研究。采用单因素和多因素 Cox 风险模型分析凝血酶原时间(PT)、活化部分凝血活酶时间(APTT)、纤维蛋白原(FBG)、血小板计数(PLT)、平均血小板体积(MPV)、血小板压积(PCT)和血小板分布宽度(PDW)等参数对胰腺癌患者预后的影响。然后,采用 Kaplan-Meier 方法和 Log-rank 检验比较不同危险组患者的生存情况。单因素和多因素分析

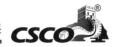

结果显示 PT 延长、高 FBG、高 MPV 是影响总生存率的独立预后因素（PT>11.3s，HR=1.46，95%CI=1.1~1.94，P=0.009；FBG>2.5g/L，HR=1.41，95%CI=1.08~1.84，P=0.011；MPV>12.2fl，HR=1.52，95%CI=1.13~2.04，P=0.005）。此外，根据 PT、FBG、MPV 这三个出凝血指标的评分系统将所有患者分成三组，即高风险组、中风险组、低风险组。分组方法：高 PT（>11.3s）、高 FBG（>2.5g/L）或高 MPV（>12.2fl）定义为 1 分，低 PT（≤11.3s）、低 FBG（≤2.5g/L）或低 MPV（≤12.2fl）定义为 0 分，总分是三个因素的总和，范围从 0 到 3；总分 0 和 1 分定义为低风险组（n=106，33.1%），总分 2 分定义为中度风险组（n=180，56.5%），总分 3 分定义为高风险组（n=34，10.6%）。低危、中危组和高危组的患者中位生存时间分别为 8.8 个月（95%CI=6.8~10.9），6.3 个月（95%CI=5.3~7.3）和 4.3 个月（95%CI=2.6~5.9）（P<0.001）。因此，研究者认为 PT、FBG、MPV 是晚期胰腺癌独立的预后因素，基于这些参数的一种新的评分系统可用于预测晚期胰腺癌患者的生存。

在胰腺癌中，急性胰腺炎（AP）是一种严重的并发症，但其对长期预后的负面影响尚待阐明。四川大学华西医院的 Chen YH 团队[99]分析了 AP 对胰腺导管腺癌（PDAC）的肿瘤复发模式和肿瘤特异性生存的影响。研究者对 2012 年 7 月至 2016 年 12 月期间在四川大学华西医院胰腺外科中心收治的 219 例行根治性胰腺切除术的胰腺癌患者进行了回顾性分析。AP 的严重程度按 Atlanta 分级标准分类，早期复发定义为术后 12 个月内复发，并将轻度急性胰腺炎排除在外，因为其负面影响可以忽略不计。结果发现，AP 组的早期复发率显著高于无 AP 组（71.4% vs. 41.2%；P=0.009）。术后早期复发的多因素分析表明，中度或重度 AP 是早期复发的独立危险因素（OR=4.13，95%CI=1.41~12.10，P=0.01）。AP 患者的中位复发时间短于无 AP 患者（8.4 个月 vs. 12.8 个月，P=0.003）。多因素分析确定 AP 是影响 PDAC 患者 OS（RR=2.35，95%CI=1.45~3.83）和 DFS（RR=2.24，95%CI=1.31~3.85）的独立预后因素。综上，合并中度或重度 AP 的胰腺癌患者比无 AP 的胰腺癌患者更容易复发，合并中度或重度 AP 与 PDAC 患者较短的 OS 和 DFS 相关。

复旦大学胰腺肿瘤研究所的虞先濬等[100]报告了一项回顾性研究，分析了胰岛素瘤合并远处转移的临床病理特征和预后情况。该研究将胰腺神经内分泌肿瘤（PanET）患者分为队列 1（来自复旦大学上海肿瘤中心）和队列 2（来自 SEER 数据库），这两个队列又进一步分为三个亚组：胰岛素瘤、无功能胰腺神经内分泌肿瘤（NF-PanET）和非胰岛素瘤功能性胰腺神经内分泌肿瘤（NIF-PanET）。研究结果显示，队列 1 和队列 2 分别包括 505 例（均无转移）和 2 761 例患者（1 566 例无转移 M0 和 1 195 例有转移 M1），转移性胰岛素瘤患者 T1 和 N0 的百分比与 NIF-PanNET 和 NF-PanNET 相比没有显著差异。在队列 1 和队列 2 M0 亚组中，胰岛素瘤的无进展生存期（PFS）、总生存期（OS）和疾病特异性生存期（DSS）比 NIF-PanET 和 NF-PanET 更长（未达到 vs. 48 个月和 60 个月，P<0.001；183 个月 vs. 87 个月和 109 个月，P<0.001；247 个月 vs. 121 个月和 140 个月，P=0.002）。然而，在队列 2 的 M1 亚组中，转移性胰岛素瘤的中位 DSS 比 NIF-PanET 组短（31 个月 vs. 61 个月，P=0.045），中位 OS 也比 NIF-PanNET 组短，但差异无统计学意义（31 个月 vs. 51 个月；HR=0.571；95%CI=0.278~1.107，P=0.082）；而转移性胰岛素瘤的中位 DSS 和中位 OS 与 NF-PanET 组相似。限制性立方样条函数（RCS）分析显示 NIF-PanNET（P=0.08）和 NF-PanNET（P=0.001）的 ki-67 指数与复发率呈线性相关，但胰岛素瘤的 ki-67 指数与复发率之间没有线性关系（P=0.287）。综上，转移性胰岛素瘤具有与 NF-PANET 相似的临床病理特征，但其预后比 NIF-PANET 差。

6. 胰腺神经内分泌肿瘤

胰腺神经内分泌肿瘤(pNET)最常见的两个分期系统中,一个来自欧洲神经内分泌肿瘤协会(ENETS),另一个来自美国癌症联合委员会(AJCC),然而这两种分期系统都存在缺陷。来自四川大学华西医院的 Yang M 等[101]对 254 名患者进行回顾性分组分析,旨在验证 AJCC 第八版高分化(G1/G2)胰腺神经内分泌肿瘤(pNETs)分期手册的有效性,发现 AJCC 第八期高分化 pNETs 分期具有较好的预后预测价值,可在临床上推广应用。

上海市第十人民医院的 Wang Z 等[102]利用 SEER 数据库进行了一项包含 3 034 例患者的回顾性研究(2004—2013 年),用限制性立方样条函数(RCS)评价年龄对风险比(*HR*)的影响,使用 C 指数确定分期系统的判别能力,分析得知 60 岁以下患者的死亡风险随年龄增长而缓慢增加,但 60 岁以上患者的死亡风险急剧上升,形成了镜像的 L 形生存曲线。故要提高 pNET AJCC TNM 分期系统的准确性,必须考虑年龄因素。

pNET 通常被分类为功能性(F-pNET)与非功能性 pNET(NF-pNET),而后者占大多数(65%~90%)。欧洲神经内分泌肿瘤学会(ENETS)和美国癌症联合委员会(AJCC)第 8 版分期手册指南,建议对 NF-pNETs>2cm 的患者进行手术切除,而对 NF-pNETs≤2cm 患者的管理更具有争议性。为此西安交通大学附属第一医院的 Dong DH 等[103]进行一项多中心研究,试图明确在≤2cm 的无功能胰腺神经内分泌肿瘤(NF-pNETs)中根治性切除后肿瘤大小和淋巴结转移(LNM)对肿瘤复发的影响。研究共纳入 392 例≤2cm NF-PNETs 患者,在328 例接受淋巴结清扫和评估的患者中,42 例(12.8%)有淋巴结转移,且 LNM 与术后肿瘤复发有关(*HR*=3.06,*P*=0.026)。与无 LNM 患者相比,LNM 患者的无复发生存率 RFS 较低(5年 RFS,81.7% vs. 94.1%;*P*=0.019)。肿瘤直径为 1.5~2cm 的患者淋巴结转移发生率是肿瘤<1.5cm 的患者的 2 倍(17.9% vs. 8.7%,*HR*=2.59;*P*=0.022),并且 WHO 肿瘤分级和 ki-67 水平也更高(均 *P*<0.01)。根治性切除后,共有 14 例(8.0%)肿瘤大小为 1.5~2cm 的患者和 10 例(4.5%)肿瘤 <1.5cm 的患者发生了肿瘤复发。因而研究最终推荐 肿瘤≥1.5~2.0cm 的 NF-pNETs 患者应考虑手术切除加淋巴结清扫术。

为了研究 CT 影像是否可判断胰腺神经内分泌肿瘤的分级,中国科学院大学的 Gu D 等[104]开展了一项多中心回顾性研究,旨在建立并验证基于影像的列线图术前鉴别 1 级和 2/3 级胰腺神经内分泌肿瘤。该项研究纳入了来自两个中心的 138 例患者,经病理证实均为 pNET,建模组为 104 例,验证组 34 例。研究分别从动脉期和门静脉期 CT 图像中提取 853 个影像学特征,采用最小冗余 - 最大相关和随机森林方法进行显著的影像特征的提取和重建。通过将两个单相信号合并,产生融合信号。结果显示,融合信号征象与组织学分级显著相关(*P*<0.001)。作者结合独立临床危险因素、肿瘤边界和融合影像征象建立了列线图,具有很强的区分性,曲线下面积(AUC)在建模组中为 0.974(95%*CI*=0.950~0.998),在验证组中为 0.902(95%*CI*=0.798~1.000),校正良好。并通过决策曲线分析验证了预测列线图的临床实用性。这一研究表明基于影像的列线图可作为术前预测 1 级和 2/3 级 pNET 的有力工具,并辅助进行 pNET 患者的临床决策。

已有报道提示血小板参与肿瘤细胞的生长、浸润、上皮 - 间充质转化、转移和耐药的全过程,但对血小板在胰腺神经内分泌肿瘤(pNET)中的作用缺乏足够的认识。复旦大学附属肿瘤医院的 Xu SS 等[105]纳入 113 例接受根治性手术切除并经病理诊断为 pNET 的患者,探讨 pNET 根治性切除术后 TIPS(肿瘤浸润血小板)的存在与预后的相关性。采用 IHC 检测

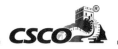

肿瘤标本中抗原分化簇 42b（CD42b）的表达，以代表肿瘤组织中是否存在 TIPS，对 TIPS 的预后预测价值进行单因素和多因素分析。结果在 54 例患者的肿瘤组织中存在 TIPS，瘤内 CD42b 表达阳性患者的 OS（$P=0.005$）和 RFS（$P<0.001$）均低于 CD42b 表达阴性的患者。多因素分析显示 TIPS 是影响 OS（$P=0.049$）和 RFS（$P=0.003$）的独立预后因素。然而在 pNET 患者中，血小板计数、平均血小板体积和血小板 / 淋巴细胞比率与术后生存或复发无关（P 均 >0.05）。该研究证明对于可切除的 pNET 患者，TIPS 是一个有效的预后预测标志物。

胰腺神经内分泌肿瘤中以无功能性胰腺神经内分泌肿瘤（NF-pNETs）居多，外科手术被认为是局限性胰腺肿瘤的最佳治疗方法，但对原发肿瘤的姑息性切除是否有利于延长已有远处转移的 NF-pNETs 患者的生存仍不十分清楚。中国科学院大学宁波华美医院的 Chen P 等[106]对姑息性切除原发肿瘤是否影响Ⅳ期 NF-pNETs 患者的生存进行了探讨。研究收集了 2004 年至 2015 年在 SEER 中注册的Ⅳ期 NF-pNET 患者的数据，共发现 1 974 例Ⅳ期 NF-pNETs 患者，其中 392 例（19.9%）接受了姑息性原发肿瘤切除术。经多因素 Cox 回归分析，接受了姑息性原发肿瘤切除术的患者总生存率 OS（$HR=2.514,95\%CI=2.081\sim3.037,P<0.001$）以及肿瘤特异性生存率 CSS（$HR=2.634,95\%CI=2.159\sim3.213,P<0.001$）均显著延长。根据意向性评分匹配结果，发现未行原发性肿瘤姑息性切除的患者 OS 和 CSS 较差。这些结果表明对已有远处转移的 NF-pNETs 患者行姑息性原发肿瘤切除仍可使患者获得生存获益，在这类患者中，原发肿瘤的姑息性切除术可作为一种值得考虑的治疗选择。

目前还没有关于胰腺神经内分泌肿瘤患者特定病因（肿瘤相关性）死亡的风险分析模型。郑州大学第一附属医院的 Li Z 等[107]使用比例风险模型第一个构建了用于预测特定病因死亡的列线图，使用 Bootstrap 交叉检验进行验证，并使用决策曲线进行了分析评估。结果显示，性别、年龄、阳性淋巴结数量、有无转移、流行病学特征、SEER 历史分期、病理分级和手术方式均与特定病因死亡有关。列线图的校正曲线显示预测结果与实际结果的一致性良好。决策曲线分析得出了一系列阈值概率（0.014~0.779），在该范围内，比例风险模型的临床净获益高于预设的筛查方案。因此，通过构建的列线图可以选择出特定病因死亡率高的患者群体，从而有助于为这类人群提早建立干预方案。

总　结

肝胆胰肿瘤多学科综合诊治面临较多挑战，国内学者的研究成果以基础性文章为主，尽管前瞻性的随机设计临床研究有逐年增加趋势，但实验数量仍十分缺乏，且参与中心仍不多，亟待更多多中心协同创新研究，为中国肝胆胰肿瘤患者提供更多的帮助。

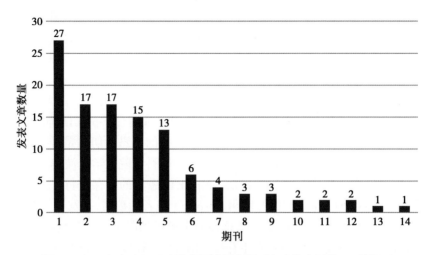

图 1   2019 年中国肝胆胰肿瘤领域重点期刊文章发表量前 14 的期刊

1. HEPATOBILIARY & PANCREATIC DISEASES INTERNATIONAL（IF：2.51）；2. ANNALS OF SURGICAL ONCOLOGY（IF：4.37）；3. CANCER RESEARCH（IF：8.38）；4. INTERNATIONAL JOURNAL OF CANCER（IF：5.24）；5. PANCREAS（IF：2.95），6. ONCOLOGIST（IF：5.12）；7. BRITISH JOURNAL OF CANCER（IF：5.98）；8. CELL（IF：39.47）；9. NATURE（IF：45.57）；10. ANNALS OF ONCOLOGY（IF：16.80）；11. CANCER CELL（IF：26.70）；12. JAMA ONCOLOGY（IF：25.18）；13. JOURNAL OF CLINICAL ONCOLOGY（IF：28.25）；14. LANCET（IF：80.73）

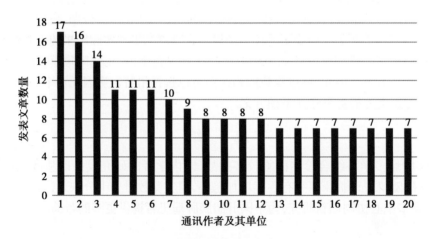

图 2   2019 年中国肝胆胰肿瘤领域文章发表量前 20 名的作者及其单位

1. Cheng SQ，海军军医大学；2. YU XJ，复旦大学；3. Zheng SS，浙江大学；4. Liang TB，浙江大学；5. Peng T，广西医科大学；6. Shen F，海军军医大学；7. Liu QG，西安交通大学；8. Liu YH，暨南大学；9. Cai XJ，浙江大学；10. Huang JH，中山大学；11. Song B，四川大学；12. Wang WT，四川大学；13. Li LJ，浙江大学；14. Li N，首都医科大学；15. Liang P，解放军医学中心；16. Liu R，解放军医学中心；17. Ma QY，西安交通大学；18. Meng ZQ，复旦大学；19. Wang J，中山大学；20. Wang WL，浙江大学

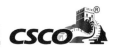

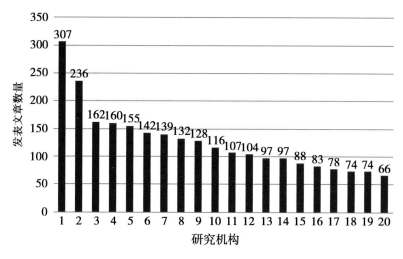

图 3 2019 年中国肝胆胰肿瘤领域文章发表量前 20 名的研究机构

1.中山大学;2.复旦大学;3.中国科学院;4.浙江大学;5.四川大学;6.南京医科大学;7.上海交通大学;8.暨南大学;9.广西医科大学;10.西安交通大学;11.海军军医大学;12.首都医科大学;13.中南大学;14.北京大学;15.山东大学;16.香港中文大学;17.中国医科大学;18.郑州大学;19.福建医科大学;20.南方医科大学

表 1 2019 年度肝胆胰肿瘤领域重点推荐的研究

通讯作者	第一作者	研究机构	研究概要	出版期刊	影响因子	临床实践意义	证据级别
程树群[65]	卫旭彪	中国人民解放军海军军医大学东方肝胆外科医院	该研究共纳入多中心 164 例肝癌合并门脉癌栓患者,按 1∶1 随机分配(新辅助放疗 vs. 单纯手术)。新辅助放疗组的总体缓解率为 20.7%。与单纯手术组相比,新辅助放疗显著改善 OS 及 DFS(P<0.001)。此外,研究表明 IL-6 可作为放疗疗效敏感标志物	*Journal of clinical oncology*	28.25	为可切除的肝癌合并门脉癌栓患者提供了新的诊疗思路,并改善患者预后	I 类
石明[51]	何敏柯	中山大学肿瘤防治中心	该研究共纳入多中心 247 例肝癌合并门脉癌栓患者,按 1∶1 随机分配(索拉非尼 vs. SoraHAIC)。结果显示 SoraHAIC 组的中位 OS、中位无进展生存(PFS)、中位肝内 PFS 及总体缓解率显著长于索拉非尼组(P<0.001)。同时,两组治疗相关不良事件发生率总体相近(95.16% vs.90.08%,P=0.15)	*JAMA oncology*	22.42	为晚期肝癌合并门脉癌栓患者提供新的治疗方案,并显著延长该类患者生存时间	I 类
韩国宏[35]	王秋和	中国人民解放军空军军医大学西京医院	该研究共纳入多中心 1 604 例不可切除肝癌并接受 TACE 治疗患者。多因素分析筛选出肿瘤大小、数量和 AFP 是独立的预后危险因素,随后根据 C 指数和 AUROC 值,确定肿瘤大小和肿瘤数量之和的 cut-off 值,模型被相应地命名为 Six-and-twelve 评分。不同风险分层患者中位 OS 差异显著,分别为 49.1 个月,32.0 个月和 15.8 个月(P<0.001)	*Journal of hepatology*	15.04	进一步筛选晚期肝癌适合行 TACE 治疗的患者特征,并建立了分层模型,便于临床上更好管理该部分患者	II 类

表2 2019年度中国肝胆胰领域值得关注的研究

通讯作者	第一作者	研究机构	研究概要	出版期刊	影响因子	临床实践意义	证据级别
沈锋、刘允怡[108]	夏勇	中国人民解放军海军军医大学东方肝胆外科医院	该研究共纳入240例肝癌术后复发患者,按1∶1随机分配(重复肝切除术(RH) vs. 射频消融(PRFA)),两组OS及RFS无显著差异。进一步研究显示,PRFA局部复发率及早期复发率高于RH组。亚组分析中,在肿瘤直径≥3cm的患者中,PRFA组OS较差($P=0.04$),但RH并发症发生率高于PRFA	*JAMA oncology*	22.42	对肝癌术后复发患者治疗选择(手术 vs. 射频消融)具有临床指导价值	I类
郑树森、李兰娟、阚全程[2]	Ren ZG	浙江大学第一附属医院	研究发现,肝硬化患者的肠道微生物多样性与健康人相比显著降低,而早期肝癌患者相比肝硬化患者却显著增加。研究人员据此构建了一个诊断模型,并对该模型进行验证,证实了该模型的有效性(区分健康人和早期肝癌患者的AUC值达0.768,区分健康人和晚期肝癌患者的AUC值达0.804)	*Gut*	17.02	对肝癌患者肠道微生物的特点及基于肠道微生物诊断早期肝癌就有重要临床实践意义	II类
杨田、沈锋[14]	徐新飞	中国人民解放军海军军医大学东方肝胆外科医院	共纳入国内6个中心的734例肝癌术后2年内无复发患者。在晚期复发(>2年)的303例患者中,273例(90.1%)为肝内复发,30例(9.9%)为肝内伴有肝外转移,无仅出现肝外转移患者。进一步多因素分析表明,术后监测、肝硬化、门脉高压、肝功能Child-Pugh B或C、BCLC B期及C期是影响晚期复发肝癌预后的独立危险因素	*JAMA surgery*	10.67	通过探究肝癌术后晚期复发危险因素及复发模式,对临床进行针对性的管理具有重要价值	II类

参 考 文 献

[1] CAI J,CHEN L,ZHANG Z,et al. Genome-wide mapping of 5-hydroxymethylcytosines in circulating cell-free DNA as a non-invasive approach for early detection of hepatocellular carcinoma [J]. Gut,2019,68(12):2195-2205.

[2] REN Z,LI A,JIANG J,et al. Gut microbiome analysis as a tool towards targeted non-invasive biomarkers for early hepatocellular carcinoma [J]. Gut,2019,68(6):1014-1023.

[3] YANG T,XING H,WANG G,et al. A Novel online calculator based on serum biomarkers to detect hepatocellular carcinoma among patients with hepatitis B [J]. Clin Chem,2019,65(12):1543-1553.

[4] JIANG Y,SUN A,ZHAO Y,et al. Proteomics identifies new therapeutic targets of early-stage hepatocellular carcinoma [J]. Nature,2019,567(7747):257-261.

[5] HAN J,HAN M L,XING H,et al. Tissue and serum metabolomic phenotyping for diagnosis and prognosis of hepatocellular carcinoma [J]. Int J Cancer,2020,146(6):1741-1753.

[6] GAO Q,ZHU H,DONG L,et al. Integrated proteogenomic characterization of hbv-related hepatocellular carcinoma [J]. Cell,2019,179(2):561-577.

[7] YU J,DING W B,WANG M C,et al. Plasma circular RNA panel to diagnose hepatitis B virus-related

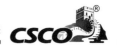

hepatocellular carcinoma：A large-scale，multicenter study ［J］. Int J Cancer，2020，146（6）：1754-1763.

［8］ LIU F，WEI Y，CHEN K，et al. The extrahepatic glissonian versus hilar dissection approach for laparoscopic formal right and left hepatectomies in patients with hepatocellular carcinoma ［J］. J Gastrointest Surg，2019，23（12）：2401-2410.

［9］ WU X，HUANG Z，LAU W Y，et al. Perioperative and long-term outcomes of laparoscopic versus open liver resection for hepatocellular carcinoma with well-preserved liver function and cirrhotic background：a propensity score matching study ［J］. Surg Endosc，2019，33（1）：206-215.

［10］ LI W，HAN J，XIE G，et al. Laparoscopic versus open mesohepatectomy for patients with centrally located hepatocellular carcinoma：a propensity score matched analysis ［J］. Surg Endosc，2019，33（9）：2916-2926.

［11］ DONG X，SUN Z，WU T，et al. 915-MHz microwave-assisted laparoscopic hepatectomy：a new technique for liver resection ［J］. Surg Endosc，2019，33（2）：395-400.

［12］ LEE K F，CHONG C C N，CHEUNG S Y S，et al. Impact of intermittent pringle maneuver on long-term survival after hepatectomy for hepatocellular carcinoma：Result from two combined randomized controlled trials ［J］. World J Surg，2019，43（12）：3101-3109.

［13］ ZHANG W，ZHANG Z W，ZHANG B X，et al. Outcomes and prognostic factors of spontaneously ruptured hepatocellular carcinoma ［J］. J Gastrointest Surg，2019，23（9）：1788-1800.

［14］ XU X F，XING H，HAN J，et al. Risk factors，patterns，and outcomes of late recurrence after liver resection for hepatocellular carcinoma：A multicenter study from China ［J］. JAMA Surg，2019，154（3）：209-217.

［15］ PAN Y X，CHEN J C，FANG A P，et al. A nomogram predicting the recurrence of hepatocellular carcinoma in patients after laparoscopic hepatectomy ［J］Cancer Commun（Lond），2019，39（1）：55.

［16］ LI Z L，YAN W T，ZHANG J，et al. Identification of actual 10-year survival after hepatectomy of hbv-related hepatocellular carcinoma：a multicenter study ［J］. J Gastrointest Surg，2019，23（2）：288-296.

［17］ XU X，ZHANG H L，LIU Q P，et al. Radiomic analysis of contrast-enhanced CT predicts microvascular invasion and outcome in hepatocellular carcinoma ［J］. J Hepatol，2019，70（6）：1133-1144.

［18］ HAN J，LI Z L，XIANG H，et al. The impact of resection margin and microvascular invasion on long-term prognosis after curative resection of hepatocellular carcinoma：a multi-institutional study ［J］. HPB（Oxford），2019，21（8）：962-971.

［19］ YANG P，SI A，YANG J，et al. A wide-margin liver resection improves long-term outcomes for patients with HBV-related hepatocellular carcinoma with microvascular invasion ［J］. Surgery，2019，165（4）：721-730.

［20］ YU J J，SHEN F，CHEN T H，et al. Multicentre study of the prognostic impact of preoperative bodyweight on long-term prognosis of hepatocellular carcinoma ［J］. Br J Surg，2019，106（3）：276-285.

［21］ LI Z L，YU J J，GUO J W，et al. Liver resection is justified for multinodular hepatocellular carcinoma in selected patients with cirrhosis：A multicenter analysis of 1，066 patients ［J］. Eur J Surg Oncol，2019，45（5）：800-807.

［22］ ZHANG X P，GAO Y Z，CHEN Z H，et al. An eastern hepatobiliary surgery hospital/portal vein tumor thrombus scoring system as an aid to decision making on hepatectomy for hepatocellular carcinoma patients with portal vein tumor thrombus：A multicenter study ［J］. Hepatology，2019，69（5）：2076-2090.

［23］ WANG M D，LI C，LI J，et al. Long-term survival outcomes after liver resection for binodular hepatocellular carcinoma：A multicenter cohort study ［J］. Oncologist，2019，24（8）：730-739.

［24］ ZHAO H Z，SHUN L S，BIN C，et al. Hepatic resection provides survival benefit for selected intermediate-stage（bclc-b）hepatocellular carcinoma patients ［J］. Cancer Res Treat，2019，51（1）：65-72.

［25］ ZHANG H，HAN J，XING H，et al. Sex difference in recurrence and survival after liver resection for hepatocellular carcinoma：A multicenter study ［J］. Surgery，2019，165（3）：516-524.

［26］ CHAN M Y,SHE W H,DAI W C,et al. Prognostic value of preoperative alpha-fetoprotein（AFP）level in patients receiving curative hepatectomy-an analysis of 1 182 patients in Hong Kong ［J］. Transl Gastroenterol Hepatol,2019,4:52.

［27］ YANG T,LIU K,LIU CF,et al. Impact of postoperative infective complications on long-term survival after liver resection for hepatocellular carcinoma ［J］. Br J Surg,2019,106（9）:1228-1236.

［28］ WANG C,HE W,YUAN Y,et al. Comparison of the prognostic value of inflammation-based scores in early recurrent hepatocellular carcinoma after hepatectomy ［J］. Liver Int,2020,40（1）:229-239.

［29］ WANG Y,SUN K,SHEN J,et al. Novel prognostic nomograms based on inflammation-related markers for patients with hepatocellular carcinoma underwent hepatectomy ［J］. Cancer Res Treat,2019,51（4）:1464-1478.

［30］ CAI W,HE B,HU M,et al. A radiomics-based nomogram for the preoperative prediction of posthepatectomy liver failure in patients with hepatocellular carcinoma ［J］. Surg Oncol,2019,28:78-85.

［31］ YANG L,GU D,WEI J,et al. A radiomics nomogram for preoperative prediction of microvascular invasion in hepatocellular carcinoma ［J］. Liver Cancer,2019,8（5）:373-386.

［32］ HUANG C,ZHU X D,SHI G M,et al. Dexamethasone for postoperative hyperbilirubinemia in patients after liver resection:An open-label,randomized controlled trial ［J］. Surgery,2019,165（3）:534-540.

［33］ YU J,YE Y,LIU J,et al. The role of hepatitis B core-related antigen in predicting hepatitis B virus recurrence after liver transplantation ［J］. Aliment Pharmacol Ther,2019,50（9）:1025-1036.

［34］ CHAO J S,ZHAO S L,OU-YANG S W,et al. Post-transplant infection improves outcome of hepatocellular carcinoma patients after orthotopic liver transplantation ［J］. World J Gastroenterol,2019,25（37）:5630-5640.

［35］ WANG Q,XIA D,BAI W,et al. Development of a prognostic score for recommended TACE candidates with hepatocellular carcinoma:A multicentre observational study ［J］. J Hepatol,2019,70（5）:893-903.

［36］ CHEN R X,GAN Y H,GE N L,et al. A new prediction model for prognosis of patients with intermediate-stage HCC after conventional transarterial chemoembolization:an internally validated study ［J］. J Cancer,2019,10（26）:6535-6542.

［37］ LE Y,SHEN J X,ZHANG Y F,et al. Transarterial chemoembolization related to good survival for selected patients with advanced hepatocellular carcinoma ［J］. J Cancer,2019,10（3）:665-671.

［38］ WEI J,WANG Z. Establishment of a predictive model for short-term efficacy of transcatheter arterial chemoembolization treatment in hepatocellular carcinoma and its clinical application ［J］. J Cancer Res Ther,2019,15（4）:941-946.

［39］ WANG B,LI F,CHENG L,et al. The pretreatment platelet count is an independent predictor of tumor progression in patients undergoing transcatheter arterial chemoembolization with hepatitis B virus-related hepatocellular carcinoma ［J］. Future Oncol,2019,15（8）:827-839.

［40］ YANG Z,ZOU R,ZHENG Y,et al. Lipiodol deposition in portal vein tumour thrombus predicts treatment outcome in HCC patients after transarterial chemoembolisation ［J］. Eur Radiol,2019,29（11）:5752-5762.

［41］ ZHONG B Y,NI C F,JI J S,et al. Nomogram and artificial neural network for prognostic performance on the albumin-bilirubin grade for hepatocellular carcinoma undergoing transarterial chemoembolization ［J］. J Vasc Interv Radiol:JVIR,2019,30（3）:330-338.

［42］ ZHANG H,HE X,YU J,et al. Preoperative MRI features and clinical laboratory indicators for predicting the early therapeutic response of hepatocellular carcinoma to transcatheter arterial chemoembolization combined with High-intensity focused ultrasound treatment ［J］. Br J Radiol,2019,92（1099）:20190073.

［43］ XIAO Y D,MA C,ZHANG Z S,et al. Safety and efficacy assessment of transarterial chemoembolization

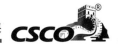
using drug-eluting beads in patients with hepatocellular carcinoma and arterioportal shunt:a single-center experience [J]. Cancer Manag Res,2019,11:1551-1557.

[44] XIANG X,LAU W Y,WU Z Y,et al. Transarterial chemoembolization versus best supportive care for patients with hepatocellular carcinoma with portal vein tumor thrombusa multicenter study [J]. Eur J Surg Oncol:the journal of the European Society of Surgical Oncology and the British Association of Surgical Oncology,2019, 45(8):1460-1467.

[45] ZHU L,YANG R,ZHU X. Transcatheter arterial chemoembolization experience for advanced hepatocellular carcinoma with right atrial tumor thrombus [J]. J Cancer Res Ther,2019,15(2):305-311.

[46] LYU N,KONG Y,PAN T,et al. Hepatic arterial infusion of oxaliplatin,fluorouracil,and leucovorin in hepatocellular cancer with extrahepatic spread [J]. J Vasc Interv Radiol,2019,30(3):349-356.

[47] LIU S,LI H,GUO L,et al. Tumor size affects efficacy of adjuvant transarterial chemoembolization in patients with hepatocellular carcinoma and microvascular invasion [J]. Oncologist,2019,24(4):513-520.

[48] WANG Y Y,Wang L J,Xu D,et al. Postoperative adjuvant transcatheter arterial chemoembolization should be considered selectively in patients who have hepatocellular carcinoma with microvascular invasion [J]. HPB (Oxford),2019,21(4):425-433.

[49] LI C,WANG M D,LU L,et al. Preoperative transcatheter arterial chemoembolization for surgical resection of huge hepatocellular carcinoma (>/= 10cm):a multicenter propensity matching analysis [J]. Hepatol Int, 2019,13(6):736-747.

[50] YUAN H,LIU F,LI X,et al. Transcatheter arterial chemoembolization combined with simultaneous DynaCT-guided radiofrequency ablation in the treatment of solitary large hepatocellular carcinoma [J]. Radiol Med, 2019,124(1):1-7.

[51] HE M,LI Q,ZOU R,et al. Sorafenib Plus Hepatic Arterial Infusion of Oxaliplatin,Fluorouracil,and Leucovorin vs Sorafenib Alone for Hepatocellular Carcinoma With Portal Vein Invasion:A Randomized Clinical Trial [J]. JAMA Oncol,2019,5(7):953-960.

[52] ZHOU C,PENG Y,ZHOU K,et al. Surgical resection plus radiofrequency ablation for the treatment of multifocal hepatocellular carcinoma [J]. Hepatobiliary Surg Nutr,2019,8(1):19-28.

[53] LIU F,CHEN M,MEI J,et al. Transarterial Chemoembolization Combined with Radiofrequency Ablation in the Treatment of Stage B1 Intermediate Hepatocellular Carcinoma [J]. J Oncol,2019,2019:6298502.

[54] YAU T,HSU C,KIM TY,et al. Nivolumab in advanced hepatocellular carcinoma:Sorafenib-experienced Asian cohort analysis [J]. J Hepatol,2019,71(3):543-552.

[55] XU J,ZHANG Y,JIA R,et al. Anti-PD-1 Antibody SHR-1210 Combined with Apatinib for Advanced Hepatocellular Carcinoma,Gastric,or Esophagogastric Junction Cancer:An Open-label,Dose Escalation and Expansion Study [J]. Clin Cancer Res,2019,25(2):515-523.

[56] ZHENG Y,WANG T,TU X,et al. Gut microbiome affects the response to anti-PD-1 immunotherapy in patients with hepatocellular carcinoma [J]. J Immunother Cancer,2019,7(1):193.

[57] ZHANG Y,FAN W,WANG Y,et al. Apatinib for Patients With Sorafenib-Refractory Advanced Hepatitis B Virus Related Hepatocellular Carcinoma:Results of a Pilot Study [J]. Cancer Control,2019,26(1): 1073274819872216.

[58] DONG Z,HUANG K,LIAO B,et al. Prediction of sorafenib treatment-related gene expression for hepatocellular carcinoma:preoperative MRI and histopathological correlation [J]. Eur Radiol,2019,29(5): 2272-2282.

[59] FANG J H,XU L,SHANG L R,et al. Vessels That encapsulate tumor clusters(VETC)pattern is a predictor of sorafenib benefit in patients with hepatocellular carcinoma [J]. Hepatology,2019,70(3):824-839.

［60］ZHANG X P,CHAI Z T,GAO Y Z,et al. Postoperative adjuvant sorafenib improves survival outcomes in hepatocellular carcinoma patients with microvascular invasion after R0 liver resection:a propensity score matching analysis ［J］. HPB(Oxford),2019,21(12):1687-1696.

［61］REN B,WANG W,SHEN J,et al. Transarterial Chemoembolization (TACE) Combined with Sorafenib versus TACE Alone for Unresectable Hepatocellular Carcinoma:A Propensity Score Matching Study ［J］. J Cancer, 2019,10(5):1189-1196.

［62］LIAO W,HUANG J,HUTTON D,et al. Cost-effectiveness analysis of cabozantinib as second-line therapy in advanced hepatocellular carcinoma ［J］. Liver Int,2019,39(12):2408-2416.

［63］QIN S,CHAN S L,SUKEEPAISARNJAROEN W,et al. A phase Ⅱ study of the efficacy and safety of the MET inhibitor capmatinib (INC280) in patients with advanced hepatocellular carcinoma ［J］. Ther Adv Med Oncol,2019,11:1758835919889001.

［64］YANG W,LEE J C,CHEN M H,et al. Thermosensitive liposomal doxorubicin plus radiofrequency ablation increased tumor destruction and improved survival in patients with medium and large hepatocellular carcinoma:A randomized,double-blinded,dummy-controlled clinical trial in a single center ［J］. J Cancer Res Ther,2019,15(4):773-783.

［65］WEI X,JIANG Y,ZHANG X,et al. Neoadjuvant three-dimensional conformal radiotherapy for resectable hepatocellular carcinoma with portal vein tumor thrombus:a randomized,open-label,multicenter controlled study ［J］. J Clin Oncology,2019,37(24):2141-2151.

［66］SUN J,YANG L,SHI J,et al. Postoperative adjuvant IMRT for patients with HCC and portal vein tumor thrombus:An open-label randomized controlled trial ［J］. Radiother Oncol,2019,140:20-25.

［67］PAN Y X,XI M,FU Y Z,et al. Stereotactic body radiotherapy as a salvage therapy after incomplete radiofrequency ablation for hepatocellular carcinoma:a retrospective propensity score matching study ［J］. Cancers,2019,11(8).

［68］WONG T C,CHIANG C L,LEE A S,et al. Better survival after stereotactic body radiation therapy following transarterial chemoembolization in nonresectable hepatocellular carcinoma:A propensity score matched analysis ［J］. Surg Oncol,2019,28:228-235.

［69］LI Y,LIU F,YANG L,et al. External-beam radiation therapy versus surgery in the treatment of hepatocellular carcinoma with inferior vena cava/right atrium tumor thrombi ［J］. Asia Pac J Clin Oncol,2019,15(6):316-322.

［70］HE J,SHI S,YE L,et al. A randomized trial of conventional fraction versus hypofraction radiotherapy for bone metastases from hepatocellular carcinoma ［J］. J Cancer,2019,10(17):4031-4037.

［71］SU F,CHEN K,LIANG Z,et al. Survival benefit of higher fraction dose delivered by three-dimensional conformal radiotherapy in hepatocellular carcinoma smaller than 10cm in size ［J］. Cancer Manag Res,2019, 11:3791-3799.

［72］SONG Z,YE J,WANG Y,et al. Computed tomography-guided iodine-125 brachytherapy for unresectable hepatocellular carcinoma ［J］. J Cancer Res Ther,2019,15(7):1553-1560.

［73］ZHUANG Y,YUAN B Y,CHEN G W,et al. Association Between circulating lymphocyte populations and outcome after stereotactic body radiation therapy in patients with hepatocellular carcinoma ［J］. Front Oncol, 2019,9:896-907.

［74］ZHANG L,YAN L,NIU H,et al. A nomogram to predict prognosis of patients with unresected hepatocellular carcinoma undergoing radiotherapy:a population-based study ［J］. J Cancer,2019,10(19):4564-4573.

［75］SU T S,YANG H M,ZHOU Y,et al. Albumin - bilirubin (ALBI) versus Child-Turcotte-Pugh (CTP) in prognosis of HCC after stereotactic body radiation therapy ［J］. Radiat Oncol,2019,14(1):50-62.

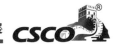
［76］ZHUANG Y,YUAN B Y,HU Y,et al. Pre/post-treatment dynamic of inflammatory markers has prognostic value in patients with small hepatocellular carcinoma managed by stereotactic body radiation therapy［J］. Cancer Manag Res,2019,11:10929-10937.

［77］SI A,LI J,YANG Z,et al. Impact of anatomical versus non-anatomical liver resection on short- and long-term outcomes for patients with intrahepatic cholangiocarcinoma［J］. Ann Surg Oncol,2019,26(6):1841-1850.

［78］FENG F,CAO X,LIU X,et al. Laparoscopic resection for Bismuth type Ⅲ and IV hilar cholangiocarcinoma: How to improve the radicality without direct palpation［J］. J Surg Oncol,2019,120(8):1379-1385.

［79］LIU J,ZHONG M,FENG Y,et al. Prognostic Factors and Treatment Strategies for Intrahepatic Cholangiocarcinoma from,2004 to,2013:Population-Based SEER Analysis［J］. Transl Oncol,2019,12(11): 1496-1503.

［80］LU J C,ZENG H Y,SUN Q M,et al. Distinct PD-L1/PD1 profiles and clinical implications in intrahepatic cholangiocarcinoma patients with different risk factors［J］. Theranostics,2019,9(16):4678-4687.

［81］TIAN M X,ZHOU Y F,QU W F,et al. Histopathology-based immunoscore predicts recurrence for intrahepatic cholangiocarcinoma after hepatectomy［J］. Cancer Immunol Immunother,2019,68(8):1369-1378.

［82］JI G W,ZHANG Y D,ZHANG H,et al. Biliary tract cancer at CT:A radiomics-based model to predict lymph node metastasis and survival outcomes［J］. Radiology,2019,290(1):90-98.

［83］JIANG Y,ZHENG X,JIAO D,et al. Peptidase inhibitor 15 as a novel blood diagnostic marker for cholangiocarcinoma［J］. EBio Medicine,2019,40:422-431.

［84］WAN Z H,JIANG T Y,SHI Y Y,et al. RPB5-mediating protein promotes cholangiocarcinoma tumorigenesis and drug resistance by competing with nrf2 for keap1 binding［J］. Hepatology,2019［Epub ahead of print］.

［85］SUN D,MA J,WANG J,et al. Anti-PD-1 therapy combined with chemotherapy in patients with advanced biliary tract cancer［J］. Cancer Immunol Immunother,2019,68(9):1527-1535.

［86］LUO G,FAN Z,GONG Y,et al. Characteristics and outcomes of pancreatic cancer by histological subtypes［J］. Pancreas,2019,48(6):817-822.

［87］ZHAO C,GAO F,LI Q,et al. The distributional characteristic and growing trend of pancreatic cancer in china ［J］. Pancreas,2019,48(3):309-314.

［88］YANG F,JIN C,WARSHAW A L,et al. Total pancreatectomy for pancreatic malignancy with preservation of the spleen［J］. J Surg Oncol,2019,119(6):784-793.

［89］SUN Y,WU G,CHENG K S,et al. CTC phenotyping for a preoperative assessment of tumor metastasis and overall survival of pancreatic ductal adenocarcinoma patients［J］. EBio Medicine,2019,46:133-149.

［90］GAO S,ZHU X,SHI X,et al. Comparisons of different neoadjuvant chemotherapy regimens with or without stereotactic body radiation therapy for borderline resectable pancreatic cancer:study protocol of a prospective, randomized phase Ⅱ trial(BRPCNCC-1)［J］. Radiat Oncol,2019,14(1):52-59.

［91］WANG Z Q,ZHANG F,DENG T,et al. The efficacy and safety of modified FOLFIRINOX as first-line chemotherapy for Chinese patients with metastatic pancreatic cancer［J］. Cancer Commun(Lond),2019,39(1): 26-35.

［92］LI X,GUO C,LI Q,et al. Association of modified-folfirinox-regimen-based neoadjuvant therapy with outcomes of locally advanced pancreatic cancer in chinese population［J］. Oncologist,2019,24(3):301-393.

［93］CHENG Y,WANG K,GENG L,et al. Identification of candidate diagnostic and prognostic biomarkers for pancreatic carcinoma［J］. EBio Medicine,2019,40:382-393.

［94］WEI T,ZHANG Q,LI X,et al. Monitoring tumor burden in response to folfirinox chemotherapy via profiling circulating cell-free dna in pancreatic cancer［J］. Mol Cancer Ther,2019,18(1):196-203.

［95］FAN Z,FAN K,GONG Y,et al. The CRP/Albumin ratio predicts survival and monitors chemotherapeutic effectiveness in patients with advanced pancreatic cancer [J]. Cancer Manag Res, 2019, 11: 8781-8788.

[96] ZHANG S R, LI H, WANG W Q, et al. Arpin downregulation is associated with poor prognosis in pancreatic ductal adenocarcinoma [J]. Eur J Surg Oncol, 2019, 45 (5): 769-775.

[97] LI J, LI Z, KAN H, et al. CA19-9 elevation as an indication to start salvage treatment in surveillance after pancreatic cancer resection [J]. Pancreatology, 2019, 19 (2): 302-306.

[98] ZHANG K, GAO H F, MO M, et al. A novel scoring system based on hemostatic parameters predicts the prognosis of patients with advanced pancreatic cancer [J]. Pancreatology, 2019, 19 (2): 346-351.

[99] FENG Q, LI C, ZHANG S, et al. Recurrence and survival after surgery for pancreatic cancer with or without acute pancreatitis [J]. World J Gastroenterol, 2019, 25 (39): 6006-6015.

[100] GAO H, WANG W, Xu H, et al. Distinct clinicopathological and prognostic features of insulinoma with synchronous distant metastasis [J]. Pancreatology, 2019, 19 (3): 472-477.

[101] YANG M, ZHANG Y, ZENG L, et al. Prognostic validity of the american joint committee on cancer eighth edition tnm staging system for surgically treated and well-differentiated pancreatic neuroendocrine tumors: A comprehensive analysis of, 254 consecutive patients from a large chinese institution [J]. Pancreas, 2019, 48 (5): 613-621.

[102] WANG Z, JIANG W, ZHENG L, et al. Consideration of age is necessary for increasing the accuracy of the AJCC TNM staging system of pancreatic neuroendocrine tumors [J]. Front Oncol, 2019, 9: 906.

[103] DONG D H, ZHANG X F, POULTSIDES G, et al. Impact of tumor size and nodal status on recurrence of nonfunctional pancreatic neuroendocrine tumors </=2cm after curative resection: A multi-institutional study of 392 cases [J]. J Surg Oncol, 2019, 120 (7): 1071-1079.

[104] GU D, HU Y, DING H, et al. CT radiomics may predict the grade of pancreatic neuroendocrine tumors: a multicenter study [J]. Eur Radiol, 2019, 29 (12): 6880-6890.

[105] XU S S, XU H X, WANG W Q, et al. Tumor-infiltrating platelets predict postoperative recurrence and survival in resectable pancreatic neuroendocrine tumor [J]. World J Gastroenterol, 2019, 25 (41): 6248-6257.

[106] YE H, XU H L, SHEN Q, et al. Palliative resection of primary tumor in metastatic nonfunctioning pancreatic neuroendocrine tumors [J]. J Surg Res, 2019, 243: 578-587.

[107] LI Z, DU S, FENG W, et al. Competing risks and cause-specific mortality in patients with pancreatic neuroendocrine tumors [J]. Eur J Gastroenterol Hepatol, 2019, 31 (7): 749-755.

[108] XIA Y, LI J, LIU G, et al. Long-term effects of repeat hepatectomy vs percutaneous radiofrequency ablation among patients with recurrent hepatocellular carcinoma: A randomized clinical trial [J]. JAMA Oncol, 2019, 6 (2): 255-263.

中国临床肿瘤学泌尿系统肿瘤年度研究进展

2019 年 1 月—2019 年 12 月

中国临床肿瘤学会（CSCO）青年专家委员会

编　　者：盛锡楠[1]　张　争[2]　赵晓智[3]　曾　浩[4]　董　培[5]　张海梁[6]　何立儒[5]

顾　　问：郭　军[1]

编者单位：[1]北京大学肿瘤医院　[2]北京大学第一医院　[3]南京大学医学院附属鼓楼医院　[4]四川大学华西医院　[5]中山大学附属肿瘤医院　[6]复旦大学附属肿瘤医院

前　言

泌尿系统肿瘤是指来自肾、输尿管、膀胱以及前列腺等泌尿器官来源的肿瘤，这其中以肾癌、膀胱癌、前列腺癌最常见。回首过去 1 年，国内外基础及临床研究学者在相关领域取得了一系列的研究成果，特别是在肾癌的复发风险预测模型方面。

在北京大学第一医院图书馆、科睿唯安（Clarivate Analytics，原汤森路透知识产权与科技事业部）、《中国医学论坛报》的协助下，中国临床肿瘤学会（CSCO）青委会泌尿系统肿瘤组梳理了我国临床肿瘤学泌尿系统肿瘤年度进展。系统地总结相关研究成果，可以反映我国学者在相关领域作出的贡献，同时发现我国临床研究与国际研究的差距，为明确研究方向，提高研究质量，参与国际合作提供有益参考。

研究成果概要

汇总 2019 年 1 月 1 日至 2019 年 12 月 31 日所有中国学者发表的、临床研究相关的泌尿系统领域文章 2 795 篇。

（一）文章发表数量与期刊影响因子分析

分析国内发表泌尿系统肿瘤文献量前 20 名的期刊及其影响因子，中国研究者文章主要集中发表于影响因子 5 分及以下的期刊（见节末图 1）。进一步分析肿瘤学 20 种期刊中同类学者发表文章数目，2019 年我国学者在 *Lancet Oncology* 以及 *JAMA Oncology* 分别发表一篇泌尿系统肿瘤领域论著，取得了一定的突破。分析泌尿系统肿瘤值得关注的期刊中，国内学者 2019 年度在泌尿专科第一影响力的期刊 *European Urology* 发表了泌尿肿瘤文献 4 篇，泌尿专科第二影响力的期刊 *Journal of Urology* 发表了泌尿肿瘤文献 1 篇，较去年有所减少，2019 年在 *Urology* 发表泌尿肿瘤文献 16 篇，较 2018 年大幅增加。

（二）研究机构及作者的文章发表数量排名

汇总发表文章量最多的通讯作者（见节末图 2），其中位居前 3 位的通讯作者分别为四川大学魏强教授、安徽医科大学梁朝朝教授和武汉大学王行环教授。

汇总发表文章量最多的20个研究机构(见节末图3),其中位居前3位的研究机构分别为复旦大学、中国医学科学院、中南大学。前20名单位共发表论文1349篇,占总数48%,略高于去年的44%;10篇及其以上单位共48所。

主要研究进展

对所有入选的文章,综合分析以下三方面的指标来筛选年度重要研究进展:①文章发表期刊的影响因子和单篇文章的被引用频次;②文章是否被学科重要会议列入oral presentation或poster discussion;③文章的证据级别(Ⅰ类证据:多中心随机对照研究,有可能改变全球或中国的临床实践;Ⅱ类证据:单中心随机对照研究或较高影响力的转化医学研究;Ⅲ类证据:提出值得探索和争议的新问题研究)。经过筛选以及专家们的集体讨论,我们推选出了3篇重点推荐的研究(见节末表1)和7篇值得关注的进展(见节末表2),并罗列了相关研究者信息、研究概要以及证据级别。同时,对所有入选文章进行系统分析,可将中国泌尿系统肿瘤临床研究按肿瘤类型进行大致分类。下面将逐一详细介绍我国泌尿系统肿瘤研究进展。

(一)肾癌研究

准确预测高危局部肾细胞癌的复发风险是术后辅助治疗的关键,中山大学附属第一医院泌尿外科罗俊航教授团队开发了一种基于单核苷酸多态性(SNP)的分类器,以提高对肾细胞癌复发风险预测的准确性[1]。在这项回顾性分析和多中心验证研究中,研究者对227名肾透明细胞患者的组织标本44个潜在的复发相关SNP进行了检测,通过来自癌症基因组图谱(TCGA)肾透明细胞癌(KIRC)数据集(n=114,906600 SNP)的全基因组关联研究的探索性生物信息学分析鉴定。基于SNP状态与患者无复发生存之间的关联,研究者使用LASSO Cox回归开发了基于6个SNP的分类器。基于6个SNP的分类器分别在内部测试集(n=226)、独立验证集(中国多中心研究:2004年1月1日至2012年12月31日期间在中国3家医院接受治疗的428名患者)和TCGA组(The Cancer Genome Atlas,回顾性地确定了1998年至2010年间在美国进行局部透明细胞肾细胞癌切除术的441例患者)中进行验证。研究结果显示,基于6个SNP的分类器精确预测了3个验证集患者的无复发生存率(内部检测集 HR=5.32,95%CI=2.81~10.07;独立验证集 HR=5.39,95%CI=3.38~8.59;TCGA集 HR=4.62,95%CI=2.48~8.61;所有 P<0.000 1),并独立于患者年龄、性别、肿瘤分期、分级和坏死等情况。将分类器与临床病理危险因素(肿瘤分期、分级、坏死)结合构建列线图(nomogram),其预测准确率显著高于各单独变量(5年时AUC为0.811,95%CI=0.756~0.861)。该研究证明基于6个SNP的分类器是一个实用且可靠的预测器,可以补充现有的分期系统,用于预测手术后局部肾细胞癌的复发,这有助于临床医生对辅助治疗作出更明智的治疗决策。

中国医学科学院肿瘤医院马建辉教授和周爱萍教授牵头开展了一项多中心、随机的临床Ⅱ期试验,旨在头对头对比研究安罗替尼与舒尼替尼用于一线治疗转移性肾细胞癌(mRCC)的有效性和安全性[2]。该研究招募了来自13个临床中心的133名晚期肾细胞癌患者,患者按2:1随机分配,分别接受安罗替尼(n=90)或者舒尼替尼(n=43)治疗,主要研究终点为PFS,次要研究终点包括OS、ORR、DCR和安全性。安罗替尼和舒尼替尼的中

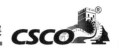

位 PFS 相似,分别为 17.5 个月 vs. 16.6 个月(*P*>0.05)。安罗替尼和舒尼替尼的中位 OS 为 30.9 个月 vs. 30.5 个月(*P*>0.05);ORR 为 30.3% vs. 27.9%。两个治疗组的 6 周 DCR 相似,为 97.8% vs. 93.0%。3 或 4 级的不良事件安罗替尼组显著低于舒尼替尼组,分别为 28.9% vs. 55.8%(*P*<0.01),尤其是血小板减少和中性粒细胞减少。该研究初步证明,在一线治疗转移性的肾细胞癌方面,安罗替尼的临床有效性与舒尼替尼相似,同时安罗替尼的安全性更佳。

立体定向放疗(SBRT)在晚期肾细胞癌治疗中发挥越来越重要的作用。中山大学附属肿瘤医院董培教授和何立儒教授团队开展了一项联合立体定向放疗与酪氨酸激酶抑制剂(TKI)治疗晚期肾细胞癌的研究,旨在探索在 TKI 治疗基础上增加立体定向放疗对生存的影响[3]。该研究纳入了 56 例接受 TKI 治疗的患者(24 例 TKI 治疗失败前和 32 例 TKI 治疗失败后),共 103 处不可切除的病灶接受了 SBRT 治疗。中位 OS 为 61.2 个月,中位 PFS 为 11.5 个月,而 2 年放疗部位局部控制率为 94%。在 TKI 治疗失败前进行放疗的患者中,有 16(34%)个病灶达到 CR,而在 TKI 治疗失败后的患者中仅 4(7%)个病灶达到 CR(*P*=0.001)。CR 组的中位 PFS 比非 CR 组显著延长(18.9 个月 vs. 7.1 个月,*P*=0.003)。CR 组的 5 年 OS 率为 86%,而非 CR 组为 48%(*P*=0.010)。4(7%)名患者发生了 3 级以上毒性反应。该回顾性研究初步证实 TKI 联合 SBRT 安全且能够改善晚期肾细胞癌患者的生存。TKI 治疗失败前接受 SBRT 放疗的患者有较高 CR 率和良好的局部反应,并可能转化为最终的生存获益。

肾癌的遗传易感性与多种易感基因相关,但目前大多数对肾癌遗传易感性的筛查仅限于有肿瘤家族史的患者。复旦大学附属肿瘤医院叶定伟教授和朱耀教授团队针对 190 位 45 岁以下且患有肾肿瘤的中国患者采用 NGS 技术分析了 23 个已知或潜在的肾癌易感基因的胚系突变,随后筛选胚系致病突变,计算频率并研究其与重要临床特征的关系[4]。结果发现在 190 例肾癌患者中,18 例(9.5%)是胚系致病性突变携带者,致病性突变落在 23 个基因中的 10 个基因里,其中 12 位患者携带肾癌遗传易感基因突变,6 位携带潜在易感基因如 *BRCA1/2* 等基因突变。致病突变携带状态与二级亲属肿瘤病史显著相关(*P*<0.001)。该研究结果提示了对早发肾癌患者进行易感基因突变筛查的重要性。应鼓励早发患者进行胚系突变筛查,以提供个性化药物并改善患者预后。

(二)尿路上皮癌研究

相对于肾癌以及前列腺癌,国内膀胱癌的临床研究进展较快,新型抗体偶联药物 RC48-ADC 取得了振奋人心的初步结果。2019 年美国 ASCO 年会上,北京大学肿瘤医院郭军教授与中国医学科学院周爱萍教授共同牵头组织的 RC48-ADC 用于 HER2 过表达的晚期尿路上皮癌治疗的 II 期单臂开放性多中心临床研究受邀参加壁报讨论(壁报摘要号:4509)。这是国内泌尿肿瘤临床研究第一次受邀参加美国 ASCO 会议的壁报讨论,引起了参会代表的广泛关注和讨论。

对于转移性尿路上皮癌,以铂类为主方案的化疗虽然有效率高,但缓解时间短,后续治疗有限,中位生存时间仅为 12~16 个月。近年来免疫治疗在尿路上皮癌二线治疗取得突破,但客观有效率为 20% 左右,中位 PFS 时间很短,仅仅免疫治疗有效的患者获益显著。因此迫切需要更加有效的治疗手段。HER2 阳性的尿路上皮癌是尿路上皮癌人群的重要组分,以 RC48-ADC 为代表的创新药将 HER2 靶点作为突破口,取得了可喜的疗效。RC48-

ADC 的 C005 研究是一项 II 期单臂开放性研究，目标人群为 HER2 阳性（即 HER2 免疫组化 +++ 或 ++）、既往接受过至少一线治疗的局部晚期或转移性尿路上皮癌受试者。研究的主要终点是 ORR，次要终点包括 PFS、OS、AE 等。C005 研究中共计 43 例受试者接受治疗：原发病灶主要为膀胱（51.2%）；大多数受试者（86.0%）存在内脏转移，其中最常见的是肺转移（48.8%）和肝转移（46.5%）；HER2 过表达（IHC+++ 或 IHC++，FISH+）受试者占 34.9%，低表达（IHC++FISH-）受试者占 55.8%；绝大多数受试者既往接受过顺铂（81.4%）或吉西他滨（93.0%）治疗，大部分患者既往仅接受过一线治疗（72.1%）。结果显示：全部受试者（n=43）的确认客观缓解率为 51.2%（22/43），疾病控制率为 90.7%（39/43）；客观缓解率较高的亚组为：HER2 高表达受试者（53.3%），肝转移受试者（60.0%），既往接受过 PD-1/PD-L1 类治疗的受试者（62.5%）以及既往仅接受过一线治疗的受试者（54.8%）；中位 PFS 为 6.9 个月。C005 研究的结果证明：RC48-ADC 对 HER2 阳性尿路上皮癌患者，尤其是 HER2 高表达、肝转移等亚组人群具有明显疗效，并且大幅延长了患者的无进展生存期，为满足这一人群的医学需求带来了希望。基于该临床研究获得的显著疗效，国家监管部门提前批准开展关键注册临床研究，目前正在全国各临床中心开展。这是该领域中国内新药研发的又一重大突破，值得进一步关注。

肿瘤是否浸润肌层影响着膀胱癌的治疗决策，然而目前膀胱癌是否浸润肌层的术前诊断方法存在准确性不高等问题。因此，中山大学孙逸仙纪念医院林天歆教授团队利用影像组学技术构建并验证一个影像组学 - 临床复合预测模型，用于术前预测膀胱癌浸润肌层的风险[5]。本研究获取患者术前盆腔 T_2 加权 MRI 图像，利用软件分别对膀胱癌整体病灶及肿瘤基底部进行立体分割，进而对目标病灶区域提取影像组学特征，每位患者从目标病灶区域中共可获取得到 2 602 个影像组学特征。基于这些特征，在训练组中利用 LASSO 回归算法，构建一个由 23 个影像组学特征构成的分类器（影像组学评分）。分类器具有良好的区分度，在训练组和验证组中的 AUC 分别为 0.913（95%CI=0.864~0.963）和 0.874（95%CI=0.791~0.958）。联合影像组学分类器和肿瘤大小这两个因素构建了一个影像组学 - 临床复合预测模型。在训练组和验证组中，模型都具有良好的校准度和区分度，AUC 分别为 0.922（95%CI=0.879~0.965）、0.876（95%CI=0.791~0.961）。本研究证实了基于 MRI 的影像组学特征可用于评估膀胱癌肌层浸润的风险，并构建了可用于预测膀胱癌肌层浸润风险的影像组学 - 临床复合预测模型，提供了一种无创的术前诊断工具，提高了诊断的准确性。

膀胱肿瘤组织中新生血管丰富。虽已有研究分析探究过膀胱癌的分子遗传特征，但目前还局限在基因编码区，对非编码区序列突变、基因组结构特征及血管生成机制缺乏系统研究。深圳大学附属第三医院吴松教授团队对 65 例膀胱尿路上皮癌（UBC）开展了全基因组测序分析，重点解析 UBC 基因组非编码区突变及基因组结构变异特征，共鉴定到基因编码区、非编码调控区突变及结构变异而影响的 48 个高频突变基因，其中包括已知的膀胱癌重要基因（如 *TP53* 与 *TERT*）和新候选驱动因子（如 ADGRG6 与 FRS2）[6]。ADGRG6 增强子突变与 FRS2 拷贝数扩增在另外 196 例 UBC 的队列中得到验证，且免疫组化与生存分析显示这些遗传突变导致 ADGRG6 与 FRS2 高表达并关联不良预后。在 UBC 细胞系中，敲低 ADGRG6 与 FRS2 的表达，可抑制 UBC 细胞招募血管内皮细胞与诱导小管形成的能力。此外，膀胱癌基因组中调节血管形成的信号通路所涉及基因富集大量高频突变。本研究结果揭示了膀胱癌的多维度突变特征谱，突出了非编码区突变与基因组结构变异在膀胱癌发生中的

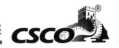

重要作用,提示 ADGRG6 和 FRS2 可作为新的病理性血管生成调节靶点促进膀胱癌血管靶向治疗。

(三)前列腺癌研究

近年来,我国前列腺癌的发病率呈逐年升高趋势,已跃居男性泌尿生殖系肿瘤首位,因此晚期前列腺癌的药物研发与临床研究越来越受到重视,正处于暴发性增长的时期。

致病性胚系突变与前列腺癌的发病风险和疾病进展密切相关,同时可对前列腺癌患者的 PARP 抑制剂治疗、铂类化疗进行指导。目前前列腺癌患者基因突变的数据主要基于西方高加索人群,鲜有中国人群的相关报道,而乳腺癌人群研究显示对于 DNA 修复基因,不同种族的遗传突变存在特异性。因此,复旦大学附属肿瘤医院叶定伟教授和朱耀教授开展了一项旨在阐明中国前列腺癌患者的 DNA 修复基因胚系突变特征的研究[7]。本研究对 316 例前列腺癌患者进行了涵盖 18 个 DNA 修复基因的胚系检测。入组患者包括 187 例转移性前列腺癌,30 例局部晚期前列腺癌,74 例局部高危前列腺癌以及 25 例中低危前列腺癌。在 316 例前列腺癌患者中发现 31 例(9.8%,95%CI=6.5%~13%)突变携带者,并且其中 1 例患者在 2 个基因上均发生了致病性突变。32 个致病性突变则分别发生于 8 个 DNA 修复基因,包括 *BRCA2*(20/32,63%)、*BRCA1*(2/32,6.3%)、ATM(2/32,6.3%)、*GEN1*(2/32,6.3%)、*MSH6*(2/32,6.3%)、*MSH2*(2/32,6.3%)、*CHEK2*(1/32,3.1%)、*FANCA*(1/32,3.1%)。此外,12%(22/187)的转移性前列腺癌患者存在致病性突变,而在局部晚期前列腺癌患者和局限高危型前列腺癌患者中,DNA 修复基因突变率分别为 10% 和 8.1%。该研究显示对于 DNA 修复基因遗传突变,中西方前列腺癌患者突变率相似,NCCN 基因检测指南仍然适用于中国前列腺癌患者。

基于 PSMA 的分子影像工具正在对当前前列腺癌的诊断和治疗产生深远的影响。PSMA PET/CT 目前已经在我国很多城市普遍开展,其对高危前列腺癌转移灶的发现、肿瘤负荷的评估以及原发病灶的识别以及分子表型的预测均有传统影像学工具不可比拟的优势。筛状结构近些年被认定为 Gleason 4 级的一种形态。和其他 Gleason 4 级结构相比,筛状结构恶性程度更高且预后更差。具有筛状结构的前列腺癌其淋巴结浸润、远处转移、生化复发和癌症特异性死亡的风险均增加。南京大学医学院附属鼓楼医院郭宏骞教授和南京市第一医院王峰教授团队合作研究了术前 68Ga-PSMA PET/CT 参数对前列腺癌术后病理学筛状结构的诊断效能[8]。该研究回顾性分析了 49 位接受术前多参数 MRI(mpMRI)检查、68Ga-PSMA PET/CT 检查以及术后根治病理 Gleason 评分在 3+4/4+3/4+4 的前列腺癌患者,全器官病理切片共发现 62 个病灶,其中 34(69.4%)例患者以及 37(59.7%)个病灶包含筛状结构。MpMRI 参数在筛状结构阳性组和非筛状组相似,不具有显著性差异(P>0.05),而 PSMA PET/CT 的最大标准化摄取值(SUV_{max})在不同组具有显著性差异(单病灶中位 SUV_{max} 18.2 vs. 7.2,P<0.001),表现出 77% 的敏感性和 88% 的特异性。此外,免疫组化证实 PSMA 在筛状结构阳性前列腺癌中显著过表达(P=0.003)。最后,SUV_{max} 被证实是筛状结构的一个显著预测因子(OR=11.93,95% CI=6.49~33.74,P<0.001)。该研究证实了 68Ga-PSMA PET/CT 可有效识别前列腺癌中恶性筛状结构,对原发病灶的分级以及肿瘤预后具有重要的提示作用。

177Lu 标记的 PSMA 抗体 617(177Lu-PSMA-617)已成为治疗去势抵抗性前列腺癌(CRPC)的重要治疗手段。我国在前列腺癌分子影像诊断和治疗领域发展迅速,多种新的探针和核素治疗药物正在进行临床转化。中国医学科学院北京协和医院朱朝晖教授团队开发了新型核素治疗药物 177Lu-EB-PSMA-617，并初步探索了其在转移性去势抵抗性前列腺癌（mCRPC）病灶中的摄取[9]。研究者招募了 9 名 mCRPC 患者，其中 4 名患者接受了 0.80~1.1GBq（21.5~30mCi）177Lu-EB-PSMA-617 的静脉注射，5 名接受了 1.30~1.42GBq（35~38.4mCi）177Lu-PSMA-617 的静脉注射。所有患者在治疗前和治疗后一个月均使用 68Ga-PSMA-617 PET/CT 进行评估，同时对两组患者进行了剂量学比较。对两组中基线 SUVmax 值处于 10.0~15.0 范围内的骨转移病灶进行比较时，177Lu-EB-PSMA-617 的累计放射性摄取比 177Lu-PSMA-617 的高 3.02 倍；接受 177Lu-EB-PSMA-617 治疗的病灶一个月内 68Ga-PSMA-617 摄取显著减少，在接受 177Lu-PSMA-617 治疗患者中未观察到这一现象，提示 177Lu-EB-PSMA-617 具有更好的肿瘤控制效果。这项研究首次表明，177Lu-EB-PSMA-617 在 mCRPC 转移病灶中具有更高的摄取，并且在低剂量可以有效治疗高 68Ga-PSMA-617 摄取的肿瘤，且患者耐受性良好。

转移性激素敏感性前列腺癌（mCSPC）进展为去势抵抗性前列腺癌（mCRPC）的时间在不同患者中差异巨大，复旦大学附属肿瘤医院戴波教授团队探索了基线循环肿瘤细胞（CTC）是否能够预测 mCSPC 患者对标准雄激素剥夺治疗（ADT）反应[10]。本研究纳入 108 例初诊高转移负荷的 mCSPC 患者。病人的基线 CTC 计数和分型通过 CanPatrol 系统来实现，其通过检测 CTCs 表面上皮间质转换（epithelial to mesenchymal transition，EMT）的标记物对其进行鉴定，并根据 EMT 标记物的表达将 CTCs 分成上皮型、混合型和间质型。中位随访 24 个月后，有 90（83.3%）例患者进展至 CRPC 阶段；93（86.1%）例患者基线 CTC+，中位 CTCs 计数为 4 个。间质型 CTC+ 患者进展至 CRPC 的比例显著高于 CTC+ 间质型 CTC– 和 CTC– 患者（93.1% vs. 71.4% vs. 73.3%，$P=0.013$）；同时间质型 CTC+ 患者进展至 CRPC 的中位时间也显著短于 CTC+ 间质型 CTC– 和 CTC– 患者（10.5 vs. 18.0 vs. 14.0 个月，$P=0.003$）。多因素 Cox 回归分析提示 CTC 分型是仅有的能够独立影响患者从 CSPC 进展至 CRPC 的预后因素。本研究发现根据 EMT 表型对基线 CTC 分型能够预测初诊 mCSPC 患者接受标准 ADT 治疗的有效时间，对于指导患者和设计临床试验具有重要意义。

总　　结

过去的 1 年，我国泌尿系统肿瘤临床研究取得了多项成果，中山大学附属第一医院罗俊航教授团队开发了基于 6 个 SNP 的分类器，可以准确预测局限性肾癌术后复发，是现有分期系统很好的补充[1]。复旦大学附属肿瘤医院叶定伟教授团队初步阐明了中国前列腺癌患者的 DNA 修复基因胚系突变特征，为中国前列腺癌患者的基因检测提供了重要的指导依据[7]。中山大学孙逸仙纪念医院林天歆教授团队利用影像组学工具，构建了以 MRI 为基础的影像组学 - 临床复合预测模型，能准确预测膀胱癌是否有肌层浸润[5]。因此这三项研究入选本年度系统肿瘤领域的重要研究。

同时，中国医学科学院肿瘤医院马建辉教授和周爱萍教授牵头完成了一项安罗替尼对照舒尼替尼一线治疗晚期肾细胞癌的 II 期多中心随机对照研究，初步证实了安罗替尼的有效性，同时不良反应发生率更低[2]。中山大学肿瘤董培教授、何立儒教授团队开展的联合立体定向放疗（SBRT）与酪氨酸激酶抑制剂（TKI）治疗的研究，提示 SBRT 可能改善晚期肾细胞癌患者的生存，特别是 TKI 治疗失败前接受 SBRT 放疗的患者有较高 CR 率和良好的局部

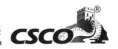

反应,并可能转化为最终的生存获益[3]。复旦大学附属肿瘤医院叶定伟教授团队检测了190位45岁以下且患有肾肿瘤的中国患者的肾癌易感基因的胚系突变,有18例(9.5%)是胚系致病性突变携带者,提示对早发肾癌患者进行易感基因突变筛查的重要性[4]。深圳大学附属第三医院吴松教授团队利用全基因组测序技术发现ADGRG6增强子突变和FRS2拷贝数是两个潜在调控血管新生的基因,为膀胱癌抗血管新疗法的开发提供理论基础[6]。南京大学医学院附属鼓楼医院郭宏骞教授和南京市第一医院王峰教授团队通过前列腺癌根治患者术前^{68}Ga-PSMA PET/CT与全器官切片配对,证实最大标准化摄取值(SUV$_{max}$)是前列腺癌恶性筛状结构的一个显著预测因子[8]。中国医学科学院北京协和医院朱朝晖教授团队研发的新型核素药物^{177}Lu-EB-PSMA-617低剂量给药后在mCRPC中具有更高的摄取,初步证实其安全有效性[9]。复旦大学附属肿瘤医院戴波教授团队其通过检测CTCs表面上皮间质转换(EMT)的标记物并将其分为上皮型、混合型和间质型,发现基于EMT表型的分型方式能够预测初诊mCSPC患者接受标准ADT治疗的有效时间[10]。以上7篇文章被推荐为本年度泌尿系统值得关注的研究。

随着我国具有自主知识产权的免疫治疗药物、新型靶向药物和新型抗雄激素药物的研发,晚期泌尿系统肿瘤的临床正如火如荼地开展,相信在新的1年里,我国学者还会有更多精彩的研究结果发布,期待更多以多中心合作、多学科理念、精准靶向治疗为代表的临床研究。

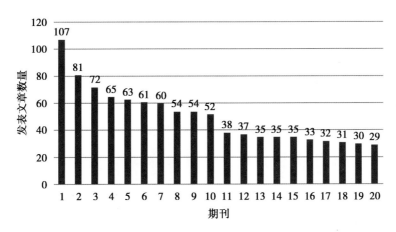

图1　2019年中国泌尿系统肿瘤领域重点期刊文章发表量前20的期刊

1. ONCOLOGY LETTERS(IF:1.9);2. MEDICINE(IF:1.9);3. JOURNAL OF CELLULAR BIOCHEMISTRY(IF:3.4);4. ONCOTARGETS AND THERAPY(IF:3.0);5. EUROPEAN REVIEW FOR MEDICAL AND PHARMACOLOGICAL SCIENCES(IF:2.7);6. JOURNAL OF CANCER(IF:3.2);7. CANCER MANAGEMENT AND RESEARCH(IF:2.2);8. FRONTIERS IN ONCOLOGY(IF:4.1);9. JOURNAL OF CELLULAR PHYSIOLOGY(IF:4.5);10. INTERNATIONAL JOURNAL OF CLINICAL AND EXPERIMENTAL MEDICINE(IF:0.2);11. BIOMEDICINE & PHARMACOTHERAPY(IF:3.7);12. MEDICAL SCIENCE MONITOR(IF:2.0);13. CANCER MEDICINE(IF:3.3);14. JOURNAL OF CELLULAR AND MOLECULAR MEDICINE(IF:4.7);15. ONCOLOGY REPORTS(IF:3.0);16. MOLECULAR MEDICINE REPORTS(IF:1.9);17. AGING-US(IF:5.5);18. PROSTATE(IF:2.9);19. EXPERIMENTAL AND THERAPEUTIC MEDICINE(IF:1.4);20. BMC CANCER(IF:2.9)

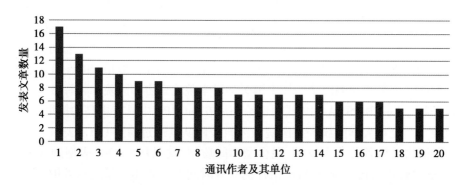

图2　2019年中国泌尿系统肿瘤领域文章发表量前20名的作者及其单位

1. 魏强,四川大学;2. 梁朝朝,安徽医科大学;3. 王行环,武汉大学;4. 谌科,华中科技大学;5. 孔垂泽,中国医科大学;6. 叶定伟,复旦大学;7. 郭宏骞,南京大学;8. 傅斌,南昌大学;9. 黄健,中山大学;10. 韩博,山东大学;11. 牛远杰,天津医科大学;12. 瞿元元,复旦大学;13. 孙颖浩,中国人民解放军海军军医大学;14. 王平,中国医科大学;15. 陈妮,四川大学;16. 何小舟,苏州大学;17. 华中科技大学;18. 苟欣,重庆医科大学;19. 郭剑民,复旦大学;20. 姜皓文,复旦大学

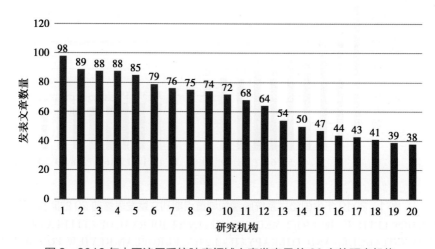

图3　2019年中国泌尿系统肿瘤领域文章发表量前20名的研究机构

1. 复旦大学;2. 中国医学科学院;3. 中南大学;4. 南京医科大学;5. 上海交通大学;6. 北京大学;7. 中国医科大学;8. 暨南大学;9. 华中科技大学;10. 中山大学;11. 四川大学;12. 山东大学;13. 天津医科大学;14. 浙江大学;15. 郑州大学;16. 安徽医科大学;17. 重庆医科大学;18. 武汉大学;19. 南昌大学;20. 首都医科大学

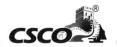

表1　2019年中国泌尿系统肿瘤领域重点推荐的研究

通讯作者	第一作者	研究机构	研究概要	发表期刊	影响因子	临床实践意义	证据级别
罗俊航[1]	韦锦焕	中山大学附属第一医院	研究者通过对227名肾透明细胞患者的组织标本44个潜在的复发相关SNP进行了检测,开发了基于6个SNP的分类器,分别在内部测试集、全国多中心独立验证集和TCGA组中进行验证。研究结果显示,基于6个SNP的分类器精确预测了3个验证集患者的无复发生存率	The Lancet Oncology	35.4	基于6个SNP的分类器能精准预测局限性肾癌术后复发,是现有分期系统很好的补充	Ⅲ级,多中心回顾性研究
叶定伟,朱耀[7]	韦煜	复旦大学附属肿瘤医院	研究者对316例前列腺癌患者进行了涵盖18个DNA修复基因的胚系检测,共发现31例(9.8%)突变携带者,其中一例患者在两个基因上分别发生了致病性突变。32个致病性突变则分别发生于8个DNA修复基因	European Urology	17.3	对于DNA修复基因遗传突变,中西方前列腺癌患者突变率相似,NCCN基因检测指南仍然适用于中国前列腺癌患者。为中国前列腺癌患者胚系基因检测提供参考	Ⅲ级,单中心回顾性研究
林天歆[5]	郑俊炯	中山大学孙逸仙纪念医院	研究者基于膀胱癌患者T_2加权MRI图像提取影像组学特征构建一个由23个影像组学特征构成的分类器,并联合肿瘤大小构建一个影像组学-临床复合预测模型。在训练组和验证组中,模型都具有良好的校准度和区分度,能准确区分肌层浸润性膀胱癌	Cancer	6.1	基于MRI的影像组学特征构建用于预测膀胱癌肌层浸润风险的影像组学-临床复合预测模型,提供新型诊断工具	Ⅲ级,单中心回顾性研究

表2　2019年中国泌尿系统肿瘤领域值得关注的研究

通讯作者	第一作者	研究机构	研究概要	发表期刊	影响因子	临床实践意义	证据级别
马建辉[2]	周爱萍	中国医学科学院附属肿瘤医院	本研究招募了来自13个临床中心的133名晚期肾细胞癌患者,按2:1随机分配,分别接受安罗替尼或者舒尼替尼治疗,结果显示:安罗替尼和舒尼替尼的中位PFS及中位OS均相似,不良事件安罗替尼组显著低于舒尼替尼组	Oncologist	5.2	初步证实了安罗替尼一线治疗晚期肾癌的有效性,同时不良反应发生率更低。	Ⅰ级,多中心前瞻性临床研究
董培[3]	何立儒	中山大学附属肿瘤医院	本研究纳入了56例接受TKI治疗的患者(24例TKI治疗失败前和32例TKI治疗失败后),共103处不可切除的病灶接受了SBRT治疗。患者中位OS为61.2个月,中位PFS为11.5个月,2年放疗部位局部控制率为94%。在TKI治疗失败前进行放疗的患者中,34%的病灶达到完全缓解	American Journal of Clinical Oncology	3.0	SBRT可能改善接受TKI治疗晚期肾细胞癌患者的生存,为晚期肾癌患者综合治疗提供证据	Ⅲ级,单中心回顾性研究

通讯作者	第一作者	研究机构	研究概要	发表期刊	影响因子	临床实践意义	证据级别
叶定伟，朱耀[4]	吴俊龙	复旦大学附属肿瘤医院	本研究采用 NGS 技术分析了 190 名中国早发肾肿瘤患者的 23 个已知或潜在的肾癌易感基因的胚系突变。结果发现：18 例(9.5%)是胚系致病性突变携带者，其中 12 位患者携带肾癌遗传易感基因突变，6 位携带潜在易感基因如 BRCA1/2 等基因突变。致病突变携带状态与二级亲属肿瘤病史显著相关	*Cancer*	6.1	为早发肾癌患者进行易感基因突变筛查提供重要依据	Ⅲ级，单中心回顾性研究
吴松[6]	吴松	深圳大学附属第三医院	本研究对 65 例膀胱尿路上皮癌患者进行全基因组测序分析，鉴定到新候选驱动因子(ADGRG6 与 FRS2)。ADGRG6 增强子突变与 FRS2 拷贝数扩增提示预后不良。在 UBC 细胞系中，敲低 ADGRG6 与 FRS2 的表达，抑制了 UBC 细胞招募血管内皮细胞与诱导小管形成的能力	*Nature Communications*	11.9	发现了两个与膀胱癌血管新生相关的新靶点，为膀胱癌抗血管新疗法的开发提供理论基础	Ⅲ级，单中心回顾性研究
郭宏骞，王峰[8]	高杰	南京大学医学院附属鼓楼医院	本研究回顾性分析了 49 位接受术前多参数 MRI(mpMRI)检查、^{68}Ga-PSMA PET/CT 检查以及术后根治病理 Gleason 评分在 3+4/4+3/4+4 的前列腺癌患者。SUV_{max} 在筛状结构阳性组和非筛状组具有显著性差异。SUV_{max} 被证实是筛状结构的一个显著预测因子	*Eur J Nucl Med Mol Imaging*	7.2	^{68}Ga-PSMA PET/CT 可预测前列腺癌患者术后病理结果，是制定手术方案的重要参考	Ⅲ级，单中心回顾性研究
朱朝晖，陈小元[9]	臧洁	中国医学科学院北京协和医院	本研究招募了 9 名 mCRPC 患者。其中 4 名接受了 ^{177}Lu-EB-PSMA-617 的静脉注射，5 名接受了 ^{177}Lu-PSMA-617 的静脉注射。^{177}Lu-EB-PSMA-617 的累计放射性摄取比 ^{177}Lu-PSMA-617 的高 3.02 倍；接受 ^{177}Lu-EB-PSMA-617 治疗的病灶一个月内 ^{68}Ga-PSMA-617 摄取显著减少	*Eur J Nucl Med Mol Imaging*	7.2	新型核素治疗药物 ^{177}Lu-EB-PSMA-617 治疗晚期前列腺癌初步结果提示安全有效	Ⅱ级，单中心前瞻性研究
戴波，叶定伟[10]	杨云杰	复旦大学附属肿瘤医院	本研究纳入 108 例初诊高转移负荷的 mCSPC 患者，通过检测 CTCs 表面上皮间质转换 EMT 标记物对其进行鉴定并分型。间质型 CTC+ 患者进展至 CRPC 的比例显著高于其他类型；同时间质型 CTC+ 患者进展至 CRPC 的中位时间也显著缩短。CTC 分型是仅有的能够独立影响患者从 CSPC 进展至 CRPC 的预后因素	*BJU International*	4.5	基于 EMT 表型的分型方式能够预测初诊 mCSPC 患者接受标准 ADT 治疗的有效时间。	Ⅲ级，单中心回顾性研究

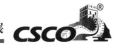

参 考 文 献

[1] WEI J,FENG Z,CAO Y,et al. Predictive value of single-nucleotide polymorphism signature for recurrence in localised renal cell carcinoma:a retrospective analysis and multicentre validation study [J]. Lancet Oncol, 2019,20(4):591-600.

[2] ZHOU A,BAI Y,SONG Y,et al. Anlotinib versus sunitinib as first-line treatment for metastatic renal cell carcinoma:a randomized phase Ⅱ clinical trial [J]. Oncologist,2019,24(8):e702-e708.

[3] HE L,LIU Y,HAN H,et al. Survival outcomes after adding stereotactic body radiotherapy to metastatic renal cell carcinoma patients treated with tyrosine kinase inhibitors [J]. Am J Clin Oncol,2020,43(1):58-63.

[4] WU J,WANG H,RICKETTS C J,et al. Germline mutations of renal cancer predisposition genes and clinical relevance in Chinese patients with sporadic,early-onset disease [J]. Cancer,2019,125(7):1060-1069.

[5] ZHENG J,KONG J,WU S,et al. Development of a noninvasive tool to preoperatively evaluate the muscular invasiveness of bladder cancer using a radiomics approach [J]. Cancer,2019,125(24):4388-4398.

[6] WU S,OU T,XING N,et al. Whole-genome sequencing identifies ADGRG6 enhancer mutations and FRS2 duplications as angiogenesis-related drivers in bladder cancer [J]. Nat Commun,2019,10(1):720.

[7] WEI Y,WU J,GU W,et al. Germline DNA repair gene mutation landscape in Chinese prostate cancer patients [J]. Eur Urol,2019,76(3):280-283.

[8] GAO J,ZHANG C,ZHANG Q,et al. Diagnostic performance of ^{68}Ga-PSMA PET/CT for identification of aggressive cribriform morphology in prostate cancer with whole-mount sections [J]. Eur J Nucl Med Mol Imaging,2019,46(7):1531-1541.

[9] ZANG J,FAN X,WANG H,et al. First-in-human study of ^{177}Lu-EB-PSMA-617 in patients with metastatic castration-resistant prostate cancer [J]. Eur J Nucl Med Mol Imaging,2019,46(1):148-158.

[10] YANG Y,KONG Y,LI G,et al. Phenotypes of circulating tumour cells predict time to castration resistance in metastatic castration-sensitive prostate cancer [J]. BJU Int,2019,124(2):258-267.

中国临床肿瘤学胃癌年度研究进展

2019 年 1 月—2019 年 12 月

中国临床肿瘤学会（CSCO）青年专家委员会

编　　者：张小田[1]　张　俊[2]　曲秀娟[3]　石　燕[4]　陈晓锋[5]　王　畅[6]　邱　红[7]　夏　鹏[8]　邱兴烽[9]

顾　　问：李　进[10]　沈　琳[1]，刘云鹏[3]

编者单位：[1] 北京大学肿瘤医院　[2] 复旦大学附属瑞金医院　[3] 中国医科大学附属第一医院　[4] 中国人民解放军总医院　[5] 江苏省人民医院　[6] 吉林大学附属第一医院　[7] 华中科技大学附属同济医院　[8] 西安交通大学附属第一医院　[9] 厦门大学附属中山医院　[10] 同济大学附属东方医院

前　言

　　胃癌是世界高发肿瘤,尽管近年来得益于新药研发和多学科综合治疗策略的发展,胃癌患者的生存期有所延长,但中位生存时间仍然徘徊在 1 年左右。我国是胃癌高发国家,胃癌患者的 5 年生存率低,究其原因,一方面是由于早期筛查的不充分,另一方面是由于胃癌本身的肿瘤特异性导致其对治疗反应性差。因此,深入了解胃癌的发生及发展机制,开展探索性的转化研究以及临床研究,对提高胃癌治疗疗效,延长患者生存期具有重要意义。

　　中国胃癌领域的基础和临床专家一直致力于胃癌的研究。中国临床肿瘤学会(Chinese Society of Clinical Oncology,CSCO)青年专家委员会胃癌领域的各位同仁在中国医学论坛报和北京大学第一医院图书馆的协助下,梳理了 2019 年我国临床肿瘤学胃癌年度研究进展。2019 年,中国学者在胃癌领域的收获虽然仍不能与肺癌等其他瘤种相媲美,但在胃癌的诊断,手术及内科治疗等领域都有所斩获,也可算是一个丰收之年。本次年度进展总结不仅有助于推动我国胃癌的规范化诊疗,提高 5 年生存率,更为重要的是可以发现有潜力的药物和治疗策略,为进一步推动胃癌诊疗发展提供方向。

研究成果概要

(一) 文章发表数量与期刊影响因子分析

　　2019 年 1 月 1 日至 2019 年 12 月 31 日由中国学者主要参与发表的、临床研究相关的胃癌领域文献共 2 466 篇,较去年同比增长高达 70.7%。影响因子大于 5 分的文章总共 270 篇,占所有发表文献的 10.9%,其中,较大比例的高分文献集中在转化研究领域,占所

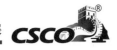

有 5 分以上文献的 78.1%。尽管发表数量较多,但高分文章的比例较往年变化并不明显。2019 年胃癌领域发表文章数量前 5 的期刊依次是:*ONCOLOGY LETTERS*,*ONCOTARGETS AND THERAPY*,*JOURNAL OF CELLULAR BIOCHEMISTRY*,*CANCER MANAGEMENT AND RESEARCH* 和 *EUROPEAN REVIEW FOR MEDICAL AND PHARMACOLOGICAL SCIENCES*,其中仅有 *ONCOTARGETS AND THERAPY* 和 *JOURNAL OF CELLULAR BIOCHEMISTRY* 的影响因子在 3 分之上(见节末图 1),总体发文的质量仍有待提高。值得欣喜的是,今年中国学者在胃癌及肿瘤领域重点及较高影响力的期刊上的发表文章数量较往年有明显增长,在 *JAMA*,*LANCET ONCOLOGY* 和 *BMJ* 等三大主流期刊上各有发文 1 篇,且其中两篇是临床研究领域,一篇是流行病学研究领域,填补了往年胃癌研究高分领域的空白。另外,在 *GASTROENTEROLOGY*,*GUT* 和 *ANNALS OF ONCOLOGY* 等高水平期刊上,以及 *NATURE COMMUNICATIONS*,*JAMA SURGERY*,*JNCI*,*CLINICAL CANCER RESEARCH* 和 *CANCER RESEARCH* 等主流肿瘤临床研究领域相关期刊上,中国学者的发表数量接近 30 篇,也较往年有了长足的进步。从发表文章内容来看,仍与往年情况类似,绝大部分论文仍然集中在预后预测相关指标的转化研究,和分子机制等偏重基础研究相关领域。尽管如此,中国学者在胃癌领域的临床研究水平的质量较从前已有显著提升,在胃癌领域的国际舞台上,崭露头角的不仅是新药研究,更有越来越多的中国研究者发起高质量的临床研究,相信未来会有更多的中国好声音。

(二) 作者及研究机构的文章发表数量排名

统计 2019 年度在胃癌研究领域文章发表量最多的前 14 名作者(有三位并列 14,因此共 16 位作者),前 3 名分别为福建医科大学黄昌明,福建医科大学郑春福,和中国医科大学徐惠绵。由于发文量第 17 名作者发文数量为 4 篇,而并列作者共有 20 人,为节省篇幅,仅列出前 14 名(见节末图 2)。发表胃癌领域文章量最多的 20 个研究机构中,南京医科大学、中国医科大学和福建医科大学分别名列前三名(见节末图 3)。以上数据检索由北京大学第一医院图书馆提供。

主要研究进展

汇总我国学者们在胃癌领域的研究成果,经过筛选以及专家们的集体讨论,我们推选出了 3 篇重点推荐的研究(见节末表 1)和 7 篇值得关注的进展(见节末表 2),并罗列了相关研究者信息、研究概要以及证据级别。

(一) 流行病学及预防早诊

在胃癌的流行病学及预防早诊方面,共有 4 项主要研究进展,其中 2 项为流行病学研究,1 项为胃癌筛查研究,1 项为人工智能辅助的内镜诊断研究。

1. 流行病学研究

1995 年在山东临朐县开展的随机、双盲、安慰剂对照研究,评价三种干预措施在预防胃癌前病变向胃癌进展中的作用。2 258 名幽门螺杆菌抗体阳性的受试者随机分配到幽门螺杆菌治疗组、维生素补充剂组、大蒜补充剂组,或各自的安慰剂对照组(2×2×2 阶乘设计)。1 107 例幽门螺杆菌阴性的受试者被随机分配到维生素补充组、大蒜补充剂组或其安慰剂组(采用 2×2 析因设计)。干预措施分别是为期 2 周的抗幽门螺杆菌治疗和 7 年多的维生素或大蒜补充。经过近 15 年的随访(1995~2010),抗幽门螺杆菌治疗显著降低了胃癌的发病率,但是在降低胃癌的致死率方面未达到统计差异。补充大蒜和维生素在降低胃癌发病率和死亡率方面有良好的趋势,但没有显著性差异。北京大学肿瘤医院潘凯枫教授最近报告了随访 22 年的研究结果。结果显示,1995—2017 年共发生胃癌 151 例,死亡 94 例。抗幽门螺杆菌治疗对降低胃癌发病率的保护作用持续 22 年。补充维生素可显著降低发病率,但补充大蒜未能降低发病率。三种干预措施均显著降低胃癌死亡率。抗幽门螺杆菌治疗对胃癌发病率和死亡率的影响和维生素补充对胃癌死亡率的影响出现较早,而维生素补充对胃癌发病率的影响出现较晚[1]。

虽然先前的研究表明二甲双胍可以降低糖尿病患者胃癌的风险,但未能调整幽门螺杆菌感染和血糖控制这两项因素的影响。中国香港玛丽医院的梁伟强教授开展了一项使用医院注册数据库的全港队列研究,招募了 2003 年至 2012 年间所有使用克拉霉素三联疗法治疗幽门螺杆菌感染的糖尿病患者,观察二甲双胍是否能降低根除幽门螺杆菌的糖尿病患者的胃癌风险及其与血糖控制的关系。在中位随访 7.1 年后,7 266 名糖尿病患者中有 37 人(0.51%)诊断了胃癌(中位年龄 76.4 岁)。二甲双胍的使用与降低的胃癌发生风险相关(调整后 $HR=0.49$;$95\%CI=0.24\sim0.98$)。随着二甲双胍的使用的持续时间延长和剂量增加,胃癌的发生率有更低的趋势。二甲双胍的这一保护作用与糖化血红蛋白水平无关[2]。

2. 胃癌筛查研究

胃镜检查是目前筛选和诊断胃癌的金标准。目前定义的"胃癌高危"人群在中国人口超过 3 亿,而胃癌的风险只有 1%~3%。对这些人群进行大规模的胃镜筛查花费既高,效率又低。因此,需要一种风险分层的方法,作为胃镜检查前的初筛工具,以进一步确定在预先定义的"高危"人群中哪些是真正的胃癌高危人群。上海长海医院李兆申教授和杜奕奇教授团队开展了一项全国性的多中心横断面研究,纳入 14 929 例受试者。制定了一套由 7 个变量组成(年龄、性别、PG Ⅰ/Ⅱ 比值、G-17 水平、幽门螺杆菌感染、腌制食品和油炸食品)的胃癌风险预测模型。通过评分将胃癌风险分为低风险(≤11)、中风险(12~16)和高风险(17~25)组。在训练集中,3 组的胃癌患病率分别为 1.2%、4.4% 和 12.3%(P<0.001)。对占总人群 33.3% 的中、高危人群进行胃镜检查,即可检出所有胃癌的 70.8%,以及早期胃癌的 70.3%。而根据低风险比例,可降低 66.7% 的内镜检查要求。本研究所建立并验证的预测模型在中国高危人群中具有较高的识别能力,可以作为胃镜筛查的初筛工具。未来的研究需要在更大的人群中验证其有效性[3]。

3. 内镜诊断研究

使用深度学习法的人工智能平台在医学影像上获得巨大的进步,但是在上消化道肿瘤中的应用还非常少。中山大学肿瘤防治中心徐瑞华教授团队开发了一个消化道人工智能诊断系统(GRAIDS),通过分析临床内镜的影像资料来诊断上消化道癌症。这项多中心、病例对照诊断研究由不同医疗水平的 6 家中国医院(如市级,省级和国家级)合作完成。入选病例均为经病理学确诊的有上消化道肿瘤病变,包括食管癌和胃癌。标准的白光图像用于人工智能分析。中山大学肿瘤防治中心内镜图像被随机分配(8∶1∶1)到训练集和内部验证集以开发 GRAIDS,以及用来评估 GRAIDS 表现的内部确认数据集。诊断能力用来自中山大学肿瘤防治中心的内部前瞻性验证集和另外 5 家医院的外部验证集来评估。GRAIDS 也与三个水平的内镜医生诊断能力进行比较:专家水平、中级水平和初级水平。来自于 84 424

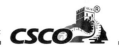

例患者的 1 036 496 幅内镜图片被用来开发和测试 GRAIDS。上消化道癌的诊断率在内部验证集为 0.955（95%*CI*=0.952~0.957），在前瞻性验证集为 0.927（95%*CI*=0.925~0.929）。在 5 个外部验证集在 0.915~0.977 之间。GRAIDS 的诊断敏感性与专家水平的内镜医生相似，比中级水平（*P*<0.000 1）和初级水平者（*P*<0.000 1）表现更佳。鉴于 GRAIDS 对上消化道癌有高度的诊断准确性且有与专家水平相似的敏感性，这一系统将有助于社区医院提高上消化道癌的诊断能力[4]。

（二）外科临床研究进展

本年度胃癌外科领域的重要论文集中在局部晚期胃癌患者外科手术方式、胃癌高危人群风险分层、新辅助化疗后胃癌患者外科手术方式领域。

1. 外科手术方式选择

胃癌是一种常见的癌症，并且是全球范围内与癌症相关的死亡的主要原因。超过 90% 的早期胃癌仅通过手术切除即可治愈，对于位于胃中部或下三分之一的早期胃癌患者，腹腔镜远端胃切除术和有限淋巴结清扫术被推荐为首选手术方式。与早期胃癌相比，局部晚期胃癌（定义为 T2~4aN0~3M0，对应于Ⅰb 至Ⅲc 期，不包括 T1 或 T4b 肿瘤）的手术由于要解剖 D2 淋巴结因此在技术上更具挑战性，使用腹腔镜方法是否能进行足够的 D2 淋巴结清扫术能力尚不确定。来自南方医科大学南方医院李国新教授团队在 *JAMA* 上发表了一项研究性论文[5]。该研究是一项全国 14 个中心参与的随机、非劣效临床研究，共纳入 1 056 例局部晚期胃癌患者，其中 1 039 例随机分为腹腔镜远端胃切除术（*n*=519）与开放性远端胃切除术组（*n*=520），结果发现腹腔镜远端胃切除术组的 3 年无病生存率相较开放远端胃切除术组的 3 年无病生存率是 76.5% vs.77.8%，3 年总生存率 83.1% vs.85.2%（*HR*=1.19；95% *CI*=0.87~1.64，*P*=0.28）和 3 年内的复发率 18.8% vs.16.5%（*HR*=1.15；95% *CI*=0.86~1.54，*P*=0.35）。因此，对于局部晚期胃癌患者，腹腔镜远端胃切除术效果有较好的安全性。

2. 新辅助化疗后胃癌患者外科手术方式

局部晚期胃癌的有效治疗策略是以外科手术结合多学科治疗为核心。自从 MAGIC 试验以来，胃癌的新辅助化疗已被广泛接受。在过去的 20 年中，胃癌手术方法从传统的开放式胃切除术向微创手术的转变。腹腔镜胃切除术已成为早期胃癌的公认治疗方法。正在进行的三项多中心Ⅲ期随机临床试验（RCT），即日本的 JLSSG 0901（日本腹腔镜手术研究组）试验，韩国的 KLASS-02（韩国腹腔镜胃肠道手术研究组）试验，以及在中国进行的 CLASS-01（中国腹腔镜胃肠道外科手术研究）试验正在尝试将适应证扩展到局部晚期胃癌。

CLASS-01 试验的可用证据表明，对于局部晚期胃癌患者，腹腔镜辅助远端胃切除术（LADG）与开放远端胃切除术（ODG）相比，安全性高，术后恢复更快。然而，尚不清楚新辅助化疗后腹腔镜手术对患者的安全性和有效性。来自北京大学肿瘤医院研究所季加孚教授团队在 *JAMA SURGERY* 上发表了一项研究性论文[6]。该研究中受试患者被随机分配接受腹腔镜辅助远端胃切除术（LADG）或开放性远端胃切除术（ODG）D2 淋巴结清扫术，观察主要终点是 3 年无复发生存率，次要终点是手术的彻底性，术后 30 天的发病率和死亡率，术后 2 周的恢复指标以及辅助化疗的完成状态。结果发现 LADG 组的术后并发症发生率明显低于 ODG 组（20% vs.46%，*P*=0.007）。仅在 LADG 组中，术后第 2 天疼痛的视觉模拟评分量表评分降低了 1.2 个单位（95% *CI*=−2.1~−0.3，*P*=0.008）。LADG 组的患者具有更好的辅助化疗完成率(校正 HR=4.39,95% CI=1.63~11.80,P=0.003),并且由于不良反应而终止辅助化疗的可能性较小[10(22%)vs.21(42%),P=0.04]。因此,对于接受新辅助化疗局部晚期胃癌患者,腹腔镜远端胃切除术患者具有更好的术后安全性和辅助化疗耐受性。

(三)内科临床研究进展

内科研究领域,2019 年中国尚缺乏大样本前瞻性随机对照Ⅲ期临床研究结果的报告,多为小Ⅱ期临床研究、文献综述和 meta 分析结果,研究结果尚不足以改变临床实践。但我国学者围绕当前胃癌的热点、难点仍在不断的努力探索中,其中部分研究成果具有较好的临床指导意义和启示作用,也为既往一些临床争议问题提供了一定的循证医学证据。主要进展包括分子标志物疗效预测、预后判断及耐药机制分析等相关研究 3 项,胃癌术后辅助治疗相关研究 1 项,晚期转移性胃癌治疗相关研究 4 项。

1. 分子标志物疗效预测、预后判断及耐药机制分析等相关研究

寻找有效的分子标记物进行疗效预测、预后判断、药物耐药机制分析及监测一直是肿瘤诊治的重要内容、研究的热点所在,是开启和实现肿瘤精准化治疗的前提,是指导个体化治疗的主要依据。

对于 HER2 过表达的晚期胃腺癌,联合抗 HER2 治疗显著提高了化疗疗效,使得中位生存期达到了 16 个月左右,开启了胃癌靶向治疗的大门,目前曲妥珠单抗联合化疗已经成为 HER2 过表达的晚期胃腺癌的一线标准治疗。但是我们仍然看到尽管是针对 HER2 过表达的患者,治疗有效率仅达 50% 左右,部分患者对曲妥珠单抗原发耐药,或者在治疗过程中很快出现耐药,因此积极探索相关耐药机制及分子标志物意义重大。中山大学肿瘤防治中心徐瑞华教授团队就上述问题进行了深入研究,开展了应用液体活检技术来探索晚期转移性 HER2 阳性胃癌患者发生曲妥珠单抗耐药机制相关研究,研究成果发表于 GUT(IF:17.943)[7]。该研究应用基于 416 个肿瘤相关基因的靶向测序技术,对 78 例胃癌患者的配对组织和血浆 ctDNA 样本进行深度靶向测序,并连续分析了来自 24 例 HER2 阳性但曲妥珠单抗耐药患者的 97 个血浆标本,筛选和验证耐药相关候选基因。研究结果显示,HER2 基因体细胞拷贝数改变(SCNA)与荧光原位杂交的结果高度一致,并且在预测肿瘤缓解或进展上明显优于血浆 CEA;绝大多数曲妥珠单抗原发耐药的患者,SCNA 水平在疾病进展后明显高于基线水平,而对于获得性耐药患者,SCNA 水平降低;$PIK3CA$ 突变在原发耐药患者常见,而 $ERBB2/4$ 是最常见的突变基因,在曲妥珠单抗耐药患者基线和进展期突变率分别是 35.3% 和 29.4%,并且在基线状态血浆 PIK3CA/R1/C3 或 ERBB2/4 突变患者预后明显差,PFS 较短;另外发现,NF1 突变是导致曲妥珠单抗耐药的可能原因之一。因此得出结论连续循环肿瘤 DNA 序列检测为 HER2$^+$mGC 患者曲妥珠单抗耐药机制分析提供了新视角。该研究首次报道了基于新一代测序技术的血液 ctDNA 无创液体活检可揭示 HER2 阳性胃癌患者对曲妥珠单抗耐药的分子图谱和曲妥珠单抗的耐药模式,为更好地寻找有效治疗靶点和治疗策略提供重要理论依据。

胃癌根治术后辅助化疗过程中因没有可测量病灶,故难于判断疗效。目前用来判断哪些患者要进行辅助化疗仍以术后 TNM 分期为主要依据,但该依据不够精准,难与准确的预后相联系,仅有部分患者能从辅助化疗中获益。因此人们一直在探索 D2 根治术后接受术后辅助化疗患者生存预测模型,希望进一步筛选出能从辅助化疗中获益的优势人群,以期避免过度治疗、节省医疗资源。南京医科大学附属第一医院束永前、王德强教授团队展开

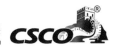

了关于错配修复基因多态性在胃癌预后判断及辅助化疗疗效预测作用的研究,该研究结果 2019 年发表于 *GASTRIC CANCER*(IF:5.554)[8]。该项研究在独立的 167 例研究人群和 593 例验证人群中分别进行 *MLH1* 的 rs1800734,*MSH2* 的 rs2303428 and rs3732183,*EXO1* 的 rs735943,和 *TREX1* 的 rs11797 基因多态性的筛选和分析。研究结果显示,无论在研究人群还是验证人群,rs2303428 TC+CC 基因型与非贲门癌的不良预后相关,且多因素分析显示在验证人群中该基因型是非贲门癌生存的独立预后因素(*HR*=1.54,95%*CI*=1.02~2.32,*P*=0.040),同时,在两个观察人群中都能够看到 rs2303428 TC+CC 基因型非贲门癌患者能够从以氟尿嘧啶为基础的辅助化疗中有生存获益(*HR*=0.14,95%*CI* =0.04~0.57,*P*=0.006 和 *HR*=0.29,95%*CI*=0.15~0.58,*P*<0.001),而 TT 基因型的患者则不能从上述辅助治疗中获益。

目前在临床中,尚没有公认的化疗疗效预测标志物,不同研究的结论存在一定的争议,但人们一直没有停止相关研究。2019 年,在 *JOURNAL OF TRANSLATIONAL MEDICINE*(IF:4.098)上[9],上海交通大学医学院附属仁济医院的赵广教授团队发表了一篇胃腺癌患者轴丝动力蛋白重链(DNAH)基因体细胞突变预示对化疗有较高的反应的研究成果。该研究发现,*DNAN* 基因家族 13 个成员的体细胞突变与化疗的不同敏感性相关,*DNAH* 基因突变型患者与野生型患者相比,化疗反应率明显增高(55.9% vs. 80.8%,*P*=0.002),并且 *DNAN* 基因突变是总生存(*P*=0.015)、无化疗生存(*P*=0.015)的独立预后因素,*DNAN* 基因突变预后更好,对化疗更敏感。

2. 胃癌术后辅助治疗相关研究

在我国,D2 根治术 + 术后辅助化疗是可切除胃癌的标准治疗模式,由于 CLASSIC 及 ACT-GC 大型Ⅲ期 RCT 研究结果的高级别循证医学证据,XELOX 和 S1 已成为目前胃癌 D2 根治术后辅助治疗的标准方案。术后是否需要化疗以及化疗方案的选择主要根据术后病理分期来决定,尚不够准确。胃癌的 Lauren 分型,主要是根据组织结构和肿瘤的生物学行为来进行分类的,分为肠型和弥漫型,是全世界公认和采纳的分类方法。是否可以根据 lauren 分型来选择不同的术后化疗方案,使得辅助化疗也进一步精准化?上海复旦大学附属中山医院刘天舒教授团队就进行了相关研究,比较了含铂化疗方案(XELOX 或 SOX)和无铂方案(S1 单药)在 D2 根治术后不同 lauren 分型胃腺癌患者中的疗效。研究共纳入符合入组条件的 D2 根治术后Ⅱ、Ⅲ期胃腺癌患者 580 例,所有患者 mDFS 是 24.37 个月,mOS 56.70 个月;肠型患者中,含奥沙利铂组 mDFS 明显长于无奥沙利铂组(48.73 个月 vs. 18.33 个月;*P*<0.001),并且在奥沙利铂组 mOS 尚未达到,而不含奥沙利铂组为 54.33 个月(*P*=0.006);而在弥漫型患者中,无论 DFS 还是 OS 在两组之间没有明显差异,多因素分析显示,奥沙利铂为基础的辅助化疗是肠型胃癌的独立预后因素[DFS(*HR*=0.40,95%*CI*=0.28~0.59,*P*<0.001),OS(*HR*=0.35,95%*CI*=0.20~0.62,*P*<0.001)]。因此得出结论,奥沙利铂为基础的辅助化疗对于肠型胃癌能够带来更多的生存获益,而对于弥漫型胃癌,与无奥沙利铂方案相比无明显获益。该项研究结果发表于 *GASTRIC CANCER*(IF:5.554)[10]。希望该研究结果能够得到进一步证实以期指导临床实践。

3. 晚期转移性胃癌治疗相关研究

对于晚期转移性胃癌,免疫治疗已经占据一席之地,目前各指南已推荐应用于 PD-L1 阳性患者三线及以上,MSI-H 患者二线及以上的治疗,免疫治疗是当前的研究热点与重点。由于免疫治疗对胃癌的疗效仍有限,因此人们在进一步寻找有效的疗效预测标志物、筛选适合的人群、进一步摸索优化的联合治疗模式等方面展开了深入的研究,我国学者也在该领域取得了一定的成果。中山大学附属肿瘤医院徐瑞华教授团队进行了特瑞普利单抗(PD-1单抗)针对化疗难治的晚期转移性胃癌安全性及疗效 I b/II 期临床研究,同时探讨了肿瘤突变负荷(TMB)和 PD-L1 表达作为生存获益预测标志物的可行性。该研究队列1,共纳入58 例化疗耐药难治进展期胃癌患者接受特瑞普利单抗(3mg/kg,d1,每 2 周 1 次)单药治疗,队列 2 纳入 18 例未经化疗的 AGC 患者,采用特瑞普利单抗联合 XELOX 作为一线治疗方案,特瑞普利单抗(d1,360mg/ 次,每 3 周 1 次),奥沙利铂(d1,130mg/m²,每日 1 次),卡培他滨(1 000mg/m²,每日 2 次,d1~d14,每 3 周 1 次)。主要研究终点是 ORR。研究结果显示,队列 1,ORR 为 12.1%,DCR 为 39.7%,mPFS 为 1.9 个月,mOS 为 4.8 个月;高 TMB 组 OS 明显优于低 TMB 组(14.6 vs. 4.0 个月,$HR=0.48$,$95\%CI=0.24\sim0.96$,$P=0.038$),而 PD-L1 过表达并没有显示一致的生存获益;77.6% 的患者至少发生一项治疗相关毒副作用,22.4% 的患者发生了 3 级及以上治疗相关毒副作用。队列 2,ORR 达到 66.7%,而 DCR 达到 88.9%;94.4%的患者至少发生一项治疗相关毒副作用,38.9% 的患者发生了 3 级及以上治疗相关毒副作用。结论:特瑞普利单抗在胃癌的治疗中显示了令人鼓舞的抗肿瘤活性,尤其与 XELOX 方案联合,并且安全性可控,高 TMB 可能是接受单药特瑞普利单抗的疗效预测标志物。该研究成果发表于 *ANNALS OF ONCOLOGY*(IF:10.856)[11]。首都医科大学附属北京世纪坛医院肿瘤中心任军教授团队在细胞免疫治疗联合化疗治疗进展期胃癌方面进行了探索,研究成果发表于 *CLINICAL CANCER RESEARCH*(IF:8.911)[12]。该项研究主要评价了 DC-CIK 细胞联合 S1+ 顺铂化疗在 AGC 中的疗效以及 ctDNA 突变分析和 TCR 受体在疗效预测中的作用。研究共入组 63 例 AGC 患者,患者被分配到 S1 单药组、S1+ 顺铂组、DC-CIK 联合 S1 组或 DC-CIK 联合 S1+ 顺铂组。主要研究终点是 1 年 PFS 和 OS 率,次要研究终点是 DCR 以及 ctDNA 和 TCR 相关分析。研究结果显示,DC-CIK 细胞输注耐受性好,没有发生严重的不良反应。DCR(CR+PR+SD)在 S1 单药组、S1+ 顺铂组、DC-CIK 联合 S1 组或 DC-CIK 联合 S1+ 顺铂组分别是 5.6%,33.3%,47.1%,和 76.9%($P=0.001$),DC-CIK 联合 S1+ 顺铂是 PFS 和 OS 的独立预后因素($P=0.001$)。DC-CIK 输注后,观察到 19 例患者(63.3%)的 ctDNA 突变频率及数量减少,并且 ctDNA 突变频率及数量减少以及 TCR 受体的恢复与 PFS 和 OS 延长相关($P=0.001$)。因此得出结论:对于 AGC,DC-CIK 联合 S1+ 顺铂治疗能够获得较好的 PFS 和OS,并且安全,毒性可耐受,临床疗效与 ctDNA 突变频率及数量减少以及 TCR 受体的恢复相一致。

ToGA 研究结果的公布,真正意义上开启了胃癌靶向治疗的新篇章,对于 HER2 过表达的患者应用曲妥珠单抗治疗可明显提高疗效,延长患者生存。为了进一步提高疗效,人们进行了多种联合治疗的尝试,如帕妥珠单抗联合曲妥珠单抗、曲妥珠单抗联合拉帕替尼、TDM1等等。JACOB 临床研究就是其中之一,其探讨了帕妥珠单抗联合曲妥珠单抗以及化疗治疗HER2 阳性转移性胃癌及胃食管交界癌的疗效,2019 年,作为中国区 PI 的北京大学肿瘤医院沈琳教授团队公布了在中国亚组人群中的有效性及安全性的研究结果[13]。入组的 163 例患者随机按照 1∶1 分为帕妥珠单抗联合曲妥珠单抗及化疗组(即帕妥珠单抗组,$n=82$)和安慰剂 + 曲妥珠单抗及化疗组(即对照组,$n=81$),帕妥珠单抗(840mg),曲妥珠单抗(8mg/kg 负荷剂量,6mg/kg 维持剂量),每 3 周 1 次,直到疾病进展或出现不能耐受的毒副作用,化疗为

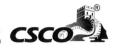

常规标准剂量。主要研究终点为 OS,次要研究终点为 ORR。研究结果显示,帕妥珠单抗组 mOS 18.7 个月和对照组 16.1 个月($HR=0.75$,$95\%CI=0.49\sim1.14$),mPFS 帕妥珠单抗组 10.5 个月和对照组 8.6 个月($HR=0.85$,$95\%CI=0.60\sim1.21$),mORR 分别为 68.9% 和 55.7%。治疗的副作用在中国亚组人群中与全球 ITT 人群数据相一致。总的中国亚组人群数据显示 HER2 阳性胃及胃食管结合部癌,在曲妥珠单抗联合化疗基础上增加帕妥珠单抗作为一线治疗能够在一定程度上增加 OS 和 PFS,并且安全性可接受。

在晚期转移性胃癌的一线治疗中,含铂方案为首选的治疗方案被各大指南推荐,其中有一代铂顺铂方案,也有三代铂奥沙利铂方案,甚至含顺铂的方案证据级别更高,但人们在临床实践中更倾向应用奥沙利铂,在疗效相似的情况下,毒副作用减轻,但是尚没有充分的证据显示含奥沙利铂方案更优。安徽医科大学第一附属医院顾康生教授团队进行了一项 Meta 分析[14],在进展期胃癌一线治疗中比较以奥沙利铂为基础的方案是否优于以顺铂为基础的化疗方案,主要研究终点是 CR、PR、ORR 和 DCR,次要研究终点是毒性反应。研究结果显示,共纳入 6 项 II、III 期 RCT 研究 2 140 例患者,与顺铂方案组相比,奥沙利铂组明显提高 PR($OR=1.25$,$95\%CI=1.05\sim1.48$,$P=0.01$,I-2=0%)、ORR($OR=1.21$,$95\%CI=1.02\sim1.44$,$P=0.03$,I-2=0%)和 DCR($OR=1.76$,$95\%CI=1.31\text{-}2.38$,$P=0.0002$,I-2=25%),但没有改善 CR。各级毒性有所减低,但在神经毒、血小板减少、肝功能损害、腹泻与疲劳上,奥沙利铂组更少。总体结论为对于晚期胃癌一线治疗,由于更低的副作用和更好的疗效,含奥沙利铂方案优于含顺铂方案,为临床中奥沙利铂的应用提供依据。

(四)放射治疗研究进展

1. 胃癌术前放射治疗研究进展

虽然 ARTIST 及 ARTIST II 研究未能给胃癌 D2 根治术后放化疗带来有力证据,但是根据病人实际情况进行的个体化治疗,术后放射治疗在很多单位仍然在开展。术后放疗能不能带来生存获益,仍然是研究者关心的问题。复旦大学附属上海市第五人民医院消化内科团队对 SEER 数据库中的胃癌印戒细胞癌术后放疗的生存率进行了分析[15]。该研究纳入了 2004 年至 2012 年 SEER 数据库中的局部进展性胃 SRC 患者,采用倾向性得分匹配(PSM)来避免研究队列中的选择偏差,建立单变量和多变量 Cox 比例模型,绘制生存曲线,评价术后 RT 和单纯手术对 SRC 患者预后的影响。结论显示术后放疗组生存率高于未放疗组[总生存率(OS),$P<0.001$;肿瘤特异性生存率(CSS),$P<0.001$]。OS 和 CSS 分析显示,配对队列中的术后 RT 组预后优于单纯手术组(OS,$P=0.000\,79$;CSS,$P=0.003\,6$)。多变量 Cox 比例模型显示,与单纯手术相比,术后 RT 对 OS 有更好的影响($HR=0.716$;$95\%CI=0.590\sim0.87$;$P=0.001$)和 CSS($HR=0.713$;$95\%CI=0.570\sim0.890$;$P=0.003$);局部进展型 SRC 患者术后 RT 与单纯手术相比,OS 及 CSS 均有获益。宁波医疗中心李惠利医院放射肿瘤科团队利用 SEER 数据库对手术和放疗在胃癌中的作用再次进行了分析[16],入选患者分为四种不同治疗策略的亚组:手术、放疗(RT)、手术和放疗(手术 +RT)、无手术 / 无放疗。通过多变量 Cox 回归模型和 Kaplan-Meier 方法分析风险因素和生存结果。共有 10 354 名患者符合条件,其中男性 6 658 人,女性 3 696 人。"手术""RT""手术 +RT"和"无手术 / 无 RT"四个组的 5 年 CSS 分别为 8.9%,5.7%,19.8% 和 3.2%,在多变量 Cox 回归分析($P<0.001$)和单变量对数秩检验($P<0.001$)中有显著差异。进一步的分析表明,"手术 + 放疗"组的患者特别是在 T/N 分类的 II 期和 III 期具有显著的生存益处。"手术 + 放疗组"和手术组患者在

T/N 分类Ⅰ期的生存时间相似;对于年龄≥75岁和<75岁的患者,使用"手术+放疗"可以使 CSS 受益;值得注意的是,"手术"组患者的生存时间与"RT"组在75岁及以上年龄段的生存时间没有差异。

术后辅助放化疗毋庸置疑带来了费用及副作用的增加,它的获益风险比是值得仔细斟酌的。四川大学华西医院肿瘤中心肿瘤内科李秋教授团队对胃癌辅助放化疗的疗效及成本效益分析进行了研究[17],他们回顾性分析了254例ⅠB~ⅢC胃癌术后,分别接受辅助 CRT 或 CT 或 D2 胃切除术后观察,分别记录术后治疗策略、无病生存率(DFS)、总生存率(OS)、不良事件及费用。辅助 CRT 组3年 OS 和 DFS 分别为83.02%和64.15%,辅助 CT 组分别为74.19%和63.54%,观察组分别为45.45%和43.35%。总的3级或4级毒性,CRT 组高于 CT 组(54.72% vs. 37.10%,$P<0.05$)。研究团队用质量调整生命年(QALYs)来衡量健康结果,增量成本效益比(ICER)被认为是主要结果。CT/CRT 组与观察组的 ICER 分别为10 571.55美元/QALY 和11 467.41美元/QALY。当支付意愿阈值(WTP)为25 648.45美元/QALY 时,CT、CRT 和观察具有成本效益的概率分别为28.9%、37.9%和33.2%。研究结论认为与辅助 CT 及术后观察相比,辅助 CRT 与 OS、DFS 的改善有关;与术后观察相比,辅助 CRT 和 CT 都可能是经济有效的;辅助 CRT 是 WTP 阈值为25 648.45美元/QALY 的最佳选择。华西团队的研究也证实真实世界里面,CRT 带来的生存获益,但同时费用支出是增加的。

胃癌术后放疗带来的副作用一直令很多医生比较苦恼,如何改进放疗技术降低副作用是放疗医师及放疗物理师一直期望解决的问题。武汉大学中南医院肿瘤科周福祥教授团队准确测量由于呼吸引起的放射治疗靶位点的位移幅度,并评估其对胃癌辅助放疗中四维计算机断层扫描(4D-CT)的影响[18]。该研究招募了10名接受辅助放疗的胃癌患者。对所有患者进行4D-CT 扫描,同时记录呼吸信号。在 CT 成像的所有阶段描绘了临床目标体积(CTV)和7个感兴趣区域(ROI)。测量并分析了头尾、前后和左右方向上所有 ROI 的位移。为每位患者生成基于计划目标体积3D(PTV3D)和 PTV4D 的两组方案,并根据位移分析数据通过扩展 CTV3D 上的非均匀边界来计算 PTV3Dcal。研究比较了3种放疗方案的剂量学参数和目标体积,结果显示不同的 ROI 位移差异很大,平均 PTV4D 小于 PTV3D 和 PTV3Dcal。与 Plan 3D 相比,Plan 4D 将分别对肝脏和左肾的平均辐射剂量减少23.2%和43.5%。接受≥30Gy 的肝脏体积和接受≥20Gy 的左肾体积分别减少了10.8%和29.7%。计划3Dcal 和计划4D 之间的 PTV 覆盖率和风险器官保护(OAR)没有差异。总之,胃癌患者的靶位点目标的呼吸诱导位移模式各不相同。基于4D-CT 的个体化 CTV 扩张幅度导致 PTV 和 OAR 辐射剂量减少。

2. 术前放射治疗研究进展

目前,NCCN、ESMO 和日本指南分别推荐可切除食管癌和交界癌术前放化疗、围术期化疗和术前化疗。针对食管胃交界癌,华中科技大学附属协和医院消化内科团队可切除食管胃交界癌进行了系统回顾和网络荟萃分析[19]。研究者于2018年9月检索在 PubMed、科学网、Cochrane 控制试验中心注册处、Embase、ASCO 和 ESMO 会议公布的针对可切除食管胃交接癌的各种不同多模式治疗随机对照试验,研究终点限定为 OS。纳入8项研究,共1 218名患者。在总生存率方面,"PreCRT"(术前放化疗)排名第一($HR=1.00$;$P=0.823$),高于"PeriCT"(围术期化疗;$HR=1.32$;$P=0.591$)和"PreCT"(术前化疗;$HR=1.54$;$P=0.428$)。在敏感性分析中,

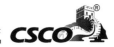

无论是转换到固定效应模型还是移除潜在的异质性研究，"PreCRT"相对排名保持稳定，仍然是最佳选择。研究认为术前放化疗可能是最理想的综合治疗方法，在可切除食管胃交界癌患者中，其总体生存率优于围术期化疗和术前化疗。

术前放疗往往更常用于食管胃交界处（AEG）腺癌患者，但这些患者接受新辅助放疗后的术后病理特征预后价值仍不清楚。南方医科大学南方医院的肿瘤学团队回顾了 1 818 例接受术前放疗的 AEG 患者的临床资料，单因素分析显示年龄、性别、组织学、肿瘤分级、阳性淋巴结（PLN）、淋巴结比例和阳性淋巴结对数（LODDS）与 OS 显著相关，但只有年龄，分级，PLN，和 LODDS 在多元回归模型中被确定为独立的风险因素[20]。研究者随后将患者随机分组为试验组和对照组（1：1），并将试验组这些变量的 β 系数用于生成列线图；与单独的 TNM 分期相比，复合列线图显示试验组，对照组和整个队列的预后准确性提高。列线图是一种有前景有意义的工具，可用于评估术前放疗后 Siewert Ⅱ 型 AEG 患者的 OS。

3. 胃癌放射敏感性机制研究进展

胃癌细胞的放射敏感性一直是放射生物学研究比较感兴趣的领域，既往有很多研究认为胃癌细胞具有较高的放射抵抗性。

苏州大学放射医学与防护学院带领的团队探索了 B7 同系物 3（B7-H3，CD276，B7 免疫调节家族的一个新成员）与胃癌放射敏感性的关系[21]。B7 在胃癌细胞中有异常表达，可直接参与胃癌的进展。随着 B7-H3 的上调或下调，研究者们发现 B7-H3 可通过调节细胞凋亡、细胞周期进程和 DNA 双链断裂等途径增加胃癌细胞的放疗抵抗力。此外，还发现 B7-H3 可以调节细胞自噬的基线水平；胃癌组织中 B7-H3 表达与 LC3-B 表达呈负相关；在过表达 B7-H3 的细胞中西罗莫司可提高细胞自噬的基线水平，从而提高其对放射线的敏感性；该蛋白还通过调节细胞凋亡和 DNA 双链断裂发挥作用。他们通过研究结果推断 B7-H3 通过调节细胞自噬的基线水平增加了胃癌细胞的放疗抵抗力。

贵州省人民医院的研究发现 MiR-203 可通过直接靶向 ZEB1 提高胃癌细胞的放射敏感性[22]。研究者采用实时定量聚合酶链反应和蛋白质印迹检测 miR-203 和锌指 E-box 结合同源框 1（ZEB1）在 GC 组织和细胞中的表达。分别用集落形成法、3-(4,5- 二甲基 -2- 噻唑基) -2,5- 二苯基 -2- 四唑溴（MTT）法和流式细胞仪检测放射后 GC 细胞的存活率、细胞生存能力和凋亡率。用放射治疗小鼠异种移植瘤模型后检测肿瘤体积和重量。通过生物信息学分析和荧光素酶活性测定探讨 miR-203 与 ZEB1 的相互作用。研究发现在胃癌细胞中，miR-203 表达下调，ZEB1 mRNA 表达上调；miR-203 表达与 GC 细胞放射敏感性有关；此外，miR-203 过度表达降低了放疗后 GC 细胞存活率、细胞活力和肿瘤生长，但促进了细胞凋亡；然而，敲除 miR-203 却起到了相反作用。研究认为 miR-203 通过靶向 ZEB1 提高了 GC 细胞的放射敏感性，是一种有前景的 GC 放射增敏剂。

安徽医科大学第一附属医院团队探索了人附睾蛋白 4（HE4）的上调与 GC 中辐射抗性的关系[23]。研究发现 HE4 和 HIF1-α 在 GC 患者组织和 GC 细胞中表达均上调；缺氧和 HIF1-α 通过直接靶向其启动子区域中的缺氧反应元件来上调 HE4；稳定的 HE4 敲低显著提高了 GC 细胞和异种移植肿瘤对辐射敏感性；HIF1-α 过表达显著提高了 GC 细胞的抗辐射性，其几乎可完全被 HE4 敲低所抵消。该研究结果证实缺氧诱导的 HE4 上调是对 GC 放射治疗产生抗性的原因，HE4 敲低或抑制与放射治疗相结合在 GC 的临床治疗中具有潜力。

中国人民解放军第八二医院癌症研究中心的团队探索了 DNA-PKcs 抑制剂与胃癌细

胞放疗敏感性的关系[24]。暴露于增加剂量的电离辐射(0,2,4,6和8Gy)的6种GC细胞系(SGC7901,HGC-27,MKN45,MKN74,BGC823和MGC803)中,平均致死剂量和准阈值剂量测量表明BGC823和MGC803对电离辐射(IR)相对不敏感。与BGC823细胞相比,IR诱导MKN45细胞中γH2A组蛋白家族成员X(γH2AX)的升高较显著。与其他GC细胞系(SGC7901,HGC-27,MKN45和MKN74)相比,BGC823和MGC803细胞中的DNA-PKcs和磷酸-DNA-PKcs蛋白水平增加。DNA-PKcs抑制导致BGC823和MGC803细胞对IR的敏感性增加。IR后,NU7441增加BGC823细胞核中γH2AX的表达。DNA-PKcs和CK2抑制的组合进一步增加了GC细胞对IR的敏感性。与仅用NU7441处理相比,NU7441和CX4945的组合增加IR后BGC823细胞核中的γH2AX表达。他们的研究结果证实DNA-PKcs抑制剂通过阻断caspase3/γH2AX信号通路增加了具有放射抗性BGC823和MGC803细胞对放射治疗的敏感性。

(五) 转化研究进展

本年度胃癌转化领域的重要论文仍然集中在预后标志物、肿瘤微环境和免疫相关领域。

1. 预后标志物

胃癌早期因无特异性症状,或其相关症状难以与胃炎、胃溃疡等疾病相鉴别,使得多数患者诊断时已为晚期。因此,筛选出早期胃癌的特异性标志分子具有重要意义。来自南京医科大学附属南京医院徐泽宽教授团队的一项研究发现缺失对胃黏膜起保护和再生作用的 *Tff1* 基因的小鼠易形成胃癌。通过对64名正常患者和22只 *Tff1* 基因敲除小鼠进行一代miRNA测序,并在270例正常胃组织及234例胃癌组织中进行验证,结果发现miR143-3p在胃癌及癌旁正常组织中均下调。进一步在细胞学水平验证miR143-3p靶向调控BRD2,且在胃癌组织中证实BRD2高表达患者生存期更短。该研究结果提示miR143-3p或BRD2或可成为胃癌早期发现的标志物[25]。此外,来自南方医科大学南方医院的廖旺军教授团队通过评估1 524例胃癌患者的肿瘤微环境(TME)浸润模式,应用两种算法将TME表型与胃癌的基因组特征和临床病理特征进行了关联,定义了三种TME表型,并使用主成分分析算法构建了TME score。高TME score亚型的主要特征为免疫激活以及对病毒和IFNγ的反应增强。而低TME score亚型的特征主要涉及TGF-β的激活、EMT和血管生成途径,可能通过抑制T细胞从而导致胃癌的不良预后($HR=0.42,95\%CI=0.33\sim0.54,P<0.001$)。多变量分析显示,TME score是独立的预后生物标志物,而且其在预测免疫治疗结果中的价值也得到了证实(IMvigor210队列:$HR=0.63$;$95\%CI=0.46\sim0.89$;$P=0.008$;GSE78220队列:$HR=0.25$;$95\%CI=0.07\sim0.89$;$P=0.021$)。因此,胃癌TME特征不仅可能预测生存,也有助于预测胃肿瘤对免疫疗法的疗效,为胃癌的免疫治疗提供潜在的疗效预测标志物[26]。

2. 肿瘤微环境

肿瘤细胞与其所处的微环境是一个功能整体,肿瘤细胞可被看作是"种子",而肿瘤细胞所处的微环境看作是"土壤",肿瘤细胞与其微环境相互影响,共同进化。趋化因子家族在介导炎症细胞的浸润和肿瘤的发生发展中发挥了重要的作用。来自中山大学附属第七医院消化医学中心何裕隆教授和张常华教授团队联合美国俄克拉荷马医学中心Min Li教授团队,在 *Clinical Cancer Research* 期刊上发表了研究性论文[27]。该研究通过一系列的体外实验和动物实验,并结合临床胃癌组织样本的分析,发现TAMs可以通过分泌CXCL1/CXCL5激活胃癌细胞的CXCR2/STAT3正反馈信号通路,促进胃癌的转移;与此同时,胃癌细胞能通过

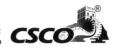

TNF-α 上调巨噬细胞中 CXCL1/CXCL5 的表达,从而在胃癌细胞与 TAMs 之间形成一个以 CXCR2 通路为主导的相互对话机制。该研究成果揭示了胃癌转移的新机制,为胃癌转移的诊治提供了新的思路。环状 RNAs(circRNAs)功能失调与多种恶性肿瘤的发生发展有关,但是 has_circ_0032627(circDLST)在胃癌中的作用机制尚不明确。来自上海交通大学附属第六人民医院消化内科的张靖教授和朱金水教授团队,在 *Molecular Cancer* 期刊上发表了与此相关的研究性论文[28]。该研究发现 circDLST 在胃癌组织中高表达并且提示预后不良。体外实验与动物实验证实 circDLST 能够促进胃癌细胞活力、集落形成、DNA 合成、细胞侵袭以及肝转移的形成。进一步研究发现,circDLST 通过与 miR-502-5p 在胃癌细胞胞质内共定位,削弱 miR-502-5p 对胃癌细胞的影响,并激活 NRAS/MEK1/ERK1/2 通路促进胃癌的发生与转移。该研究成果阐述了 circDLST 在胃癌中的作用机制,为胃癌的发生发展及转移提供了新的预测因子与治疗靶点。

3. 肿瘤免疫

胃癌作为全球发病率、致死率最高的恶性肿瘤之一,其治疗和预后评估一直是研究人员和临床医生十分关注的问题。基于传统 TNM 分期系统进行预后预测和治疗方案选择是目前临床应用最广泛的方法,然而现实中常常出现分期相同但预后却不同,方案相同但疗效却迥异的现象,至今尚无法准确预测哪些患者会辅助从化疗中获益。这意味着当前胃癌分期系统并不能提供患者充分的预后信息,而且不能用于精准预测患者是否能从辅助化疗中获益。近年来免疫系统在肿瘤发生发展过程扮演的角色逐渐被人们所重视,免疫微环境中各种细胞的表达情况也可以作为判断预后的生物标志物。南方医科大学南方医院普外科李国新教授、李团结教授、江玉明教授联合中山大学附属第一医院蔡世荣研究团队在 *Cancer Immunology Research* 发表了相关文章[29]。研究团队整合了包括浸润边缘 CD3⁺ 细胞(CD3 IM)、IM 处 CD8⁺ 细胞(CD8 IM)、肿瘤中心 CD45RO⁺ 细胞(CD45RO CT)、IM 处 CD66b⁺ 细胞(CD66b IM)、CD34⁺ 细胞、骨膜素和环氧合酶 -2 等 7 种关键因素,建立了胃癌 GC-SVM 分类器(gastric cancer-support vector machines classifier)模型。该分类器模型可有效预测胃癌患者术后生存,并且有助于鉴别从化疗中获益的 II 和 III 期患者,可以补充当前 TNM 分期系统对胃癌患者预后预测和治疗的指导作用。福建医科大学附属协和医院胃外科李平教授团队的研究成果 "Prognostic importance of the preoperative modified systemic inflammation score for patients with gastric cancer" 发表于 *Gastric Cancer*[30]。该研究分析了 1 786 例胃癌患者数据,建立了基于血清白蛋白(Alb)水平和淋巴细胞与单核细胞比率(LMR)的改良的全身性炎症评分系统(mSIS)。通过这个新颖而简易的方法能更加精准的预测不同分期的术后胃癌患者 1,3 和 5 年的生存率。其可以作为胃癌术前危险分层的重要指标,并有利于临床医生制定出更加完善的个体化治疗策略。

总 结

胃癌的治疗虽然仍面临诸多挑战,但是近年来,随着我国转化研究和新药研发能力的不断进步,中国学者已经逐渐打破以纯基础性研究为主的僵局,在外科,内科,诊断及流行病学等领域,成果频出,并且还有部分研究者发起的临床研究尚在顺利进行当中,结果值得期待。相信在国内胃癌领域专家的齐心协力、精诚合作之下,我国胃癌的诊治将会不断进步。

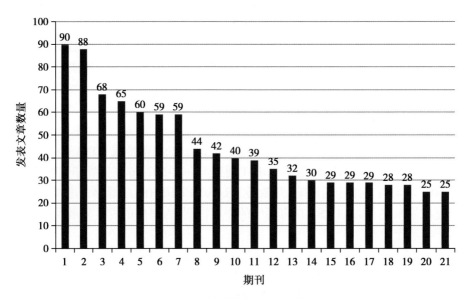

图1 2019年中国学者胃癌领域文章发表量前21名的期刊

1. ONCOLOGY LETTERS（IF：1.871）；2. ONCOTARGETS AND THERAPY（IF：3.046）；3. JOURNAL OF CELLULAR BIOCHEMISTRY（IF：3.448）；4. CANCER MANAGEMENT AND RESEARCH（IF：2.243）；5. EUROPEAN REVIEW FOR MEDICAL AND PHARMACOLOGICAL SCIENCES（IF：2.721）；6. JOURNAL OF CANCER（IF：3.182）；7. MEDICINE（IF：1.870）；8. INTERNATIONAL JOURNAL OF CLINICAL AND EXPERIMENTAL MEDICINE（IF：0.181）；9. FRONTIERS IN ONCOLOGY（IF：4.137）；10. PATHOLOGY RESEARCH AND PRACTICE（IF：1.794）；11. BMC CANCER（IF：2.933）；12. JOURNAL OF CELLULAR PHYSIOLOGY（IF：4.522）；13. CANCER MEDICINE（IF：3.357）；14. BIOSCIENCE REPORTS（IF：2.535）；15. BIOMEDICINE & PHARMACOTHERAPY（IF：3.743）；16. MEDICAL SCIENCE MONITOR（IF：1.980）；17. ONCOLOGY REPORTS（IF：3.041）；18. CANCER CELL INTERNATIONAL（IF：3.439）；19. WORLD JOURNAL OF GASTROENTEROLOGY（IF：3.411）；20. CELL DEATH & DISEASE（IF：5.959）；21. MOLECULAR MEDICINE REPORTS（IF：1.851）

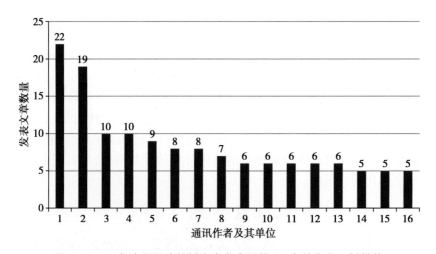

图2 2019年中国胃癌领域文章发表量前16名的作者及其单位

1. 黄昌明，福建医科大学；2. 郑春福，福建医科大学；3. 徐惠绵，中国医科大学；4. 徐泽宽，南京医科大学；5. 戴冬秋，中国医科大学；6. 季加孚，北京大学；7. 李平，福建医科大学；8. 赵岩，中国医科大学；9. 顾康生，安徽医科大学；10. 李玉民，兰州大学；11. 刘天舒，复旦大学；12. 刘云鹏，中国医科大学；13. 徐瑞华，中山大学；14. 黄宝俊，中国医科大学；15. 罗兵，青岛大学；16. 滕理送，浙江大学

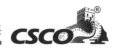

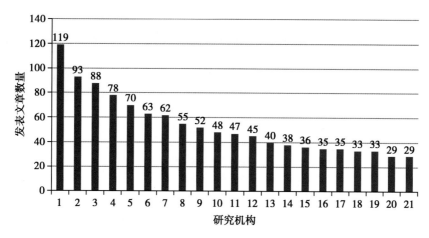

图 3 2019 年中国胃癌领域文章发表量前 21 名的研究机构

1. 南京医科大学;2. 中国医科大学;3. 福建医科大学;4. 上海交通大学;5. 复旦大学;6. 中国医学科学院;7. 北京大学;8. 济南大学;9. 山东大学;10. 中山大学;11. 郑州大学;12. 浙江大学;13. 南昌大学;14. 温州医学院;15. 武汉大学;16. 中南大学;17. 青岛大学;18. 苏州大学;19. 南方医科大学;20. 华中科技大学;21. 西安交通大学

表 1 2019 年中国胃癌领域重点推荐的研究

通讯作者	第一作者	研究机构	研究概要	发表期刊	影响因子	临床实践意义	证据级别
李国新[5]	余江	南方医科大学南方医院	本研究是李国新、季加孚教授牵头,全国 14 个中心参与的随机、非劣效临床研究,研究结果发表在 *JAMA* 杂志。该研究共纳入 1 056 名局部进展期胃癌患者,比较了局部进展期胃癌患者在腹腔镜远端胃切除或开放远端胃切除术后的 3 年无病生存期,结果发现与开放式远端胃切除术相比,腹腔镜远端胃切除术并未导致患者 3 年无病生存率(DFS)的降低;而且 3 年的总生存率(OS)和累计复发率(CIR)两组无明显区别	*JAMA*	51.273	为局部进展期胃癌的术式选择提供了新的依据	I 类
徐瑞华[4]	骆卉妍	中山大学肿瘤防治中心	中山大学肿瘤防治中心徐瑞华教授团队开发了一个消化道人工智能诊断系统(GRAIDS),通过分析临床内镜的影像资料来诊断上消化道癌症。来自于 84 424 例患者的 1 036 496 幅内镜图片被用来开发和测试 GRAIDS。上消化道癌的诊断率在内部验证集为 0.955 (95%*CI*=0.952~0.957),在前瞻性验证集 为 0.927(95%*CI*=0.925~0.929)。在 5 个外部验证集在 0.915~0.977 之间。GRAIDS 的诊断敏感性与专家水平的内镜医生相似,比中级水平($P<0.000\ 1$)和初级水平者($P<0.000\ 1$)表现更佳。鉴于 GRAIDS 对上消化道癌有高度的诊断准确性且有与专家水平相似的敏感性,这一系统将有助于社区医院提高上消化道癌的诊断能力	*Lancet Oncology*	35.386	实时人工智能辅助内镜检测上消化道肿瘤,将有助于社区医院提高上消化道癌的诊断能力	II 类

通讯作者	第一作者	研究机构	研究概要	发表期刊	影响因子	临床实践意义	证据级别
徐瑞华[7]	王德深	中山大学肿瘤防治中心	目前曲妥珠单抗联合化疗已经成为HER2过表达的晚期胃腺癌的一线标准治疗,但部分患者对曲妥珠单抗原发耐药,或者在治疗过程中很快出现耐药,因此积极探索相关耐药机制及分子标志物意义重大。该研究首次报道了基于新一代测序技术的血液ctDNA无创液体活检可揭示HER2阳性胃癌患者对曲妥珠单抗耐药的分子图谱和曲妥珠单抗的耐药模式,为更好地寻找有效治疗靶点和治疗策略提供重要理论依据	GUT	17.943	应用液体活检技术来探索晚期转移性HER2阳性胃癌患者发生曲妥珠单抗耐药机制,为更好地寻找有效治疗靶点和治疗策略提供重要理论依据	Ⅱ类

表2　2019年中国胃癌领域值得关注的研究

通讯作者	第一作者	研究机构	研究概要	出版期刊	影响因子	临床实践意义	证据级别
潘凯枫[1]	李文庆	北京大学肿瘤医院	1995年在山东临朐县开展的随机、双盲、安慰剂对照研究,评价三种干预措施在预防胃癌前病变向胃癌进展中的作用。干预措施分别是为期2周的抗幽门螺杆菌治疗和7年多的维生素或大蒜补充。经过近15年的随访(1995~2010年),抗幽门螺杆菌治疗显著降低了胃癌的发病率,但是在降低胃癌的致死率方面未达到统计差异。北京大学肿瘤医院潘凯枫教授最近报告了随访22年的研究结果。结果显示,1995~2017年共发生胃癌151例,死亡94例。抗幽门螺杆菌治疗对降低胃癌发病率的保护作用持续22年。补充维生素可显著降低发病率,但补充大蒜未能降低发病率。三种干预措施均显著降低胃癌死亡率	BMJ	27.604	进一步明确了抗幽门螺旋杆菌治疗和补充维生素等干预措施在胃癌预防的重要作用	Ⅰ类
李兆申[3]	蔡全才	长海医院	长海医院李兆申教授和杜奕奇教授团队开展了一项全国性的多中心横断面研究,纳入14 929例受试者。制定了一套由7个变量组成(年龄、性别、PGⅠ/Ⅱ比值、G-17水平、幽门螺杆菌感染、腌制食品和油炸食品)的胃癌风险预测模型。通过评分将胃癌风险分为低风险(≤11)、中风险(12~16)和高风险(17~25)组,3组的胃癌患病率分别为1.2%、4.4%和12.3%(P<0.001)。对中、高危人群进行胃镜检查,可检出所有胃癌的70.8%,以及早期胃癌的70.3%。而根据低风险比例,可降低66.7%的内镜检查要求	GUT	17.943	建立中国高危人群胃癌风险预测模型,避免不必要的胃镜检查	Ⅱ类

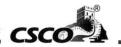

续表

通讯作者	第一作者	研究机构	研究概要	出版期刊	影响因子	临床实践意义	证据级别
徐瑞华[11]	王峰,魏小丽,王风华	中山大学附属肿瘤医院	徐瑞华教授牵头的一项国产 PD-1 单抗特瑞普利单抗单药或联合化疗作用于治疗胃癌、食管鳞癌、头颈部鳞癌及鼻咽癌治疗的多中心、I b/II 期临床研究,本次报道了晚期胃癌人群的研究结果,特瑞普利单抗在胃癌的治疗中显示了令人鼓舞的抗肿瘤活性,尤其与 XELOX 方案联合,并且安全性可控,并且首次发现高 TMB 可能是接受单药特瑞普利单抗的疗效预测标记物。该项研究结果填补了我国胃癌免疫治疗的空白	*Annals Of Oncology*	10.856	初步证实特瑞普利单抗(PD-1 单抗)治疗化疗难治的晚期转移性胃癌,安全、有效	II类
刘天舒[10]	程曦	复旦大学附属中山医院	该研究比较了含铂化疗方案(XELOX 或 SOX)和无铂方案(S1 单药)在 D2 根治术后不同 lauren 分型胃腺癌患者中的疗效。研究结果显示奥沙利铂为基础的辅助化疗对于肠型胃癌能够带来更多的生存获益,为胃癌术后辅助化疗方案的提供了新的选择依据	*Gastric Cancer*	5.554	为胃癌术后化辅助化疗方案的个体化选择,提供了新的依据	II类
季加孚[6]	李子禹	北京大学肿瘤医院	本研究评估了新辅助化疗后局部晚期胃癌患者接受腹腔镜远端胃切除术或开放性远端胃切除术的近期预后情况,结果发现,与开放性远端胃切除术患者相比,腹腔镜远端胃切除术患者具有更好的术后安全性和辅助化疗耐受性	*JAMA Surgery*	10.668	为局部晚期胃癌新辅助化疗后术式的选择提供了新的依据	I类
徐泽宽,El-Rifai WM[25]	陈政	南京医科大学附属第一医院,迈阿密大学米勒医学院	缺失对胃黏膜起保护和再生作用的 Tff1 基因的小鼠易形成胃癌。通过对 64 名正常患者和 22 只 Tff1 基因敲除小鼠进行一代 miRNA 测序,并在 270 例正常胃组织及 234 例胃癌组织中进行验证。发现 miR143-3p 在胃癌及癌旁正常组织中均下调。进一步在细胞学水平验证 miR143-3p 靶向调控 BRD2,最后在胃癌组织中验证 BRD2 高表达患者生存期更短。提示 miR143-3p 或 BRD2 可成为胃癌早期发展的标记	*Gastroenterology*	19.809	miR143-3p/ BRD2 或可成为胃癌早期发展的标志物,提供胃癌治疗的潜在靶点	V类
李国新,李团结,江玉明,蔡世荣[29]	江玉明,谢晶晶,黄伟才,陈浩	南方医科大学附属南方医院,中山大学附属第一医院	研究团队整合了包括浸润边缘 CD3+ 细胞、IM 处 CD8+ 细胞、肿瘤中心 CD45RO+ 细胞、IM 处 CD66b+ 细胞、CD34+ 细胞、骨膜素和环氧合酶-2 等 7 种关键因素,建立了胃癌 GC-SVM 分类器(Gastric Cancer-Support Vector Machines Classifier)模型。该分类器模型可有效预测胃癌患者术后生存,并且有助于鉴别从化疗中获益的 II 和 III 期患者,可以补充当前 TNM 分期系统对胃癌患者预后预测和治疗的指导作用	*Cancer Immunology Research*	8.619	建立了胃癌 GC-SVM 分类器模型,为 TNM 分期提供了有意的补充	V类

参 考 文 献

［1］ LI W Q,ZHANG J Y,MA J L,et al. Effects of Helicobacter pylori treatment and vitamin and garlic supplementation on gastric cancer incidence and mortality:follow-up of a randomized intervention trial ［J］. BMJ,2019,366:l5016.

［2］ CHEUNG K S,CHAN E W,WONG A Y S,et al. Metformin Use and gastric cancer risk in diabetic patients after helicobacter pylori eradication ［J］. J Natl Cancer Inst,2019,111(5):484-489.

［3］ CAI Q,ZHU C,YUAN Y,et al. Development and validation of a prediction rule for estimating gastric cancer risk in the Chinese high-risk population:a nationwide multicentre study ［J］. Gut,2019,68(9):1576-1587.

［4］ LUO H,XU G,LI C,et al. Real-time artificial intelligence for detection of upper gastrointestinalcancer by endoscopy:a multicentre,case-control,diagnostic study ［J］. Lancet Oncol,2019,20(12):1645-1654.

［5］ YU J,HUANG C,SUN Y,et al. Effect of laparoscopic vs open distal gastrectomy on 3-year disease-free survival in patients with locally advanced gastric cancer:the class-01 randomized clinical trial［J］. Jama,2019,321(20):1983-1992.

［6］ LI Z,SHAN F,YING X,et al. Assessment of laparoscopic distal gastrectomy after neoadjuvant chemotherapy for locally advanced gastric cancer:a randomized clinical trial ［J］. JAMA Surg,2019,154(12):1093-1101.

［7］ WANG D S,LIU Z X,LU Y X,et al. Liquid biopsies to track trastuzumab resistance in metastatic HER2-positive gastric cancer ［J］. Gut,2019,68(7):1152-1161.

［8］ ZHAO X,DAI D,LI X,et al. A polymorphism within the mismatch repair gene predicts prognosis and adjuvant chemotherapy benefit in gastric cancer ［J］. Gastric Cancer,2019,22(6):1121-1129.

［9］ ZHU C,YANG Q,XU J,et al. Somatic mutation of DNAH genes implicated higher chemotherapy response rate in gastric adenocarcinoma patients ［J］. J Transl Med,2019,17(1):109.

［10］ CHENG X,YU S,WANG Y,et al. The role of oxaliplatin in the adjuvant setting of different Lauren's type of gastric adenocarcinoma after D2 gastrectomy:a real-world study ［J］. Gastric Cancer,2019,22(3):587-597.

［11］ WANG F,WEI X L,WANG F H,et al. Safety,efficacy and tumor mutational burden as a biomarker of overall survival benefit in chemo-refractory gastric cancer treated with toripalimab,a PD-1 antibody in phase Ib/II clinical trial NCT02915432 ［J］. Ann Oncol,2019,30(9):1479-1486.

［12］ QIAO G,WANG X,ZHOU L,et al. Autologous Dendritic Cell-Cytokine Induced Killer Cell Immunotherapy Combined with S-1 Plus Cisplatin in Patients with Advanced Gastric Cancer:A Prospective Study ［J］. Clin Cancer Res,2019,25(5):1494-1504.

［13］ LIU T,QIN Y,LI J,et al. Pertuzumab in combination with trastuzumab and chemotherapy for Chinese patients with HER2-positive metastatic gastric or gastroesophageal junction cancer:a subpopulation analysis of the JACOB trial ［J］. Cancer Commun (Lond),2019,39(1):38.

［14］ ZHANG F,ZHANG Y,JIA Z,et al. Oxaliplatin-based regimen is superior to cisplatin-based regimen in tumour remission as first-line chemotherapy for advanced gastric cancer:A meta-analysis ［J］. J Cancer,2019,10(8):1923-1929.

［15］ WEI F,LYU H,WANG S,et al. Postoperative Radiotherapy improves survival in gastric signet-ring cell carcinoma:a SEER database analysis ［J］. J Gastric Cancer,2019,19(4):393-407.

［16］ YE S,WANG L,ZUO Z,et al. The role of surgery and radiation in advanced gastric cancer:A population-based study of surveillance,epidemiology,and end results database ［J］. PLoS One,2019,14(3):e0213596.

［17］ ZHANG M,WEN F,HE X,et al. Adjuvant Chemoradiotherapy for gastric cancer:efficacy and cost-effectiveness analysis ［J］. Front Oncol,2019,9:1357.

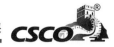

［18］PENG J,GONG J,WANG X,et al. 4-Dimensional computed tomography analysis of clinical target volume displacement in adjuvant radiation of patients with gastric cancer and its implication on radiotherapy ［J］. Oncol Lett,2019,17(4):3641-3648.

［19］CHENG J,CAI M,SHUAI X,et al. Multimodal treatments for resectable esophagogastric junction cancer:a systematic review and network meta-analysis ［J］. Ther Adv Med Oncol,2019,11:1758835919838963.

［20］LIU F,ZHOU R,JIANG F,et al. Proposal of a nomogram for predicting survival in patients with siewert type ii adenocarcinoma of the esophagogastric junction after preoperative radiation［J］. Ann Surg Oncol,2019,26(5): 1292-1300.

［21］LI Y,YANG X,YAO P,et al. B7-H3 increases the radioresistance of gastric cancer cells through regulating baseline levels of cell autophagy ［J］. Am J Transl Res,2019,11(7):4438-4449.

［22］JIANG Y,JIN S,TAN S,et al. MiR-203 acts as a radiosensitizer of gastric cancer cells by directly targeting ZEB1 ［J］. Onco Targets Ther,2019,12:6093-6104.

［23］PENG C,LIU G,HUANG K,et al. Hypoxia-induced upregulation of he4 is responsible for resistance to radiation therapy of gastric cancer ［J］. Mol Ther Oncolytics,2018,12:49-55.

［24］GENG W,TIAN D,WANG Q,et al. DNA-PKcs inhibitor increases the sensitivity of gastric cancer cells to radiotherapy ［J］. Oncol Rep,2019,42(2):561-570.

［25］CHEN Z,LI Z,SOUTTO M,et al. Integrated analysis of mouse and human gastric neoplasms identifies conserved microrna networks in gastric carcinogenesis ［J］. Gastroenterology,2019,156(4):1127-1139.

［26］ZENG DQ,LI M Y,ZHOU R,et al. Tumor microenvironment characterization in gastric cancer identifies prognostic and immunotherapeutically relevant gene signatures［J］. Cancer Immunology Research,2019,7(5): 737-750.

［27］ZHOU Z,XIA G,XIANG Z,et al. A C-X-C chemokine receptor type 2-dominated cross-talk between tumor cells and macrophages drives gastric cancer metastasis ［J］. Clinical cancer research :an official journal of the American Association for Cancer Research ,2019,25(11):3317-3328.

［28］ZHANG J,HOU LD,LIANG R,et al. CircDLST promotes the tumorigenesis and metastasis of gastric cancer by sponging miR-502-5p and activating the NRAS/MEK1/ ERK1/2 signaling ［J］. Molecular Cancer ,2019, 18(1):80.

［29］JIANG Y,XIE J,HUANG W,et al. Tumor immune microenvironment and chemosensitivity signature for predicting response to chemotherapy in gastric cancer ［J］. Cancer Immunol Res,2019,7(12):2065-2073.

［30］LIN J X,LIN J P,XIE J W,et al. Prognostic importance of the preoperative modified systemic inflammation score for patients with gastric cancer ［J］. Gastric Cancer,2019,22(2):403-412.

中国临床肿瘤学淋巴瘤年度研究进展

2019 年 1 月—2019 年 12 月

中国临床肿瘤学会（CSCO）青年专家委员会

编　者：应志涛[1]　刘翠苓[2]　亓姝楠[3]　赵东陆[4]　李志铭[5]　宋玉琴[1]

顾　问：马　军[4]　朱　军[1]

编者单位：[1]北京大学肿瘤医院　[2]北京大学第三医院　[3]中国医学科学院肿瘤医院　[4]哈尔滨血液病肿瘤研究所　[5]中山大学肿瘤防治中心

前　言

恶性淋巴瘤是起源于淋巴结和/或结外淋巴组织的恶性肿瘤，病理分为霍奇金淋巴瘤（HL）和非霍奇金淋巴瘤（NHL）。最新数据显示，2016 年中国淋巴瘤新发病例为 75 400 例，其中 6 900 例 HL 新发病例，68 500 例 NHL 新发病例。分析 2006 年至 2016 年数据发现 NHL 呈上升趋势，HL 呈下降趋势。2016 年死亡 40 500 例，因 HL 和 NHL 死亡的病例数分别为 2 900 例和 37 600 例[1]。研究认为 2004 年至 2017 年，中国淋巴瘤死亡率较前上升[2]。因此，淋巴瘤诊疗领域仍然面临一定挑战。

过去的 1 年中，中国学者在淋巴瘤领域开展了一系列研究，并取得一定成就，为淋巴瘤诊治提供依据。中国临床肿瘤学会（CSCO）青年专家委员会淋巴瘤组在中国医学论坛报、北京大学第一医院图书馆和科睿唯安（Clarivate Analytics，原汤森路透知识产权与科技事业部）的协助下，负责梳理了我国临床肿瘤学淋巴瘤的 2019 年进展。通过系统的总结，盘点了过去 1 年国内淋巴瘤领域的重要进展。

研究成果概要

（一）重点期刊发表文章数量及期刊影响因子分析

2019 年我国淋巴瘤研究者在高质量期刊发表文章较前有一定增加，如 *Nature Medicine*，*Journal of Clinical Oncology*，*Blood*，*Lancet Haematology*，*Nature Communications*，*Leukemia* 等期刊（见节末图 1），但这种高影响力文章数量与欧美等发达国家仍存在较大差距，在高质量期刊发表文章仍是今后需要努力的方向。

（二）研究机构及作者的文章发表数量排名

汇总发表文章数量最多的 20 名作者，前 3 名分别是 Zhang MZ、Ma XL、Shi YK（见节末图 2）。汇总发表文章量最多的 20 个研究机构，其中位居前 3 的分别是中国医学科学院、复旦大学和北京大学（见节末图 3）。

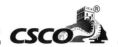

主要研究进展

汇总我国学者们在淋巴瘤领域研究成果,经过筛选以及专家们的集体讨论,我们推选出了3篇重点推荐的研究(见节末表1)和8篇值得关注的进展(见节末表2),并罗列了相关研究者信息、研究概要以及证据级别。

(一)淋巴瘤研究总体进展

我国有关国家和省级淋巴瘤疾病负担的准确信息尚不清楚。北京大学肿瘤医院淋巴瘤科朱军教授团队联合哈尔滨血液病肿瘤研究所马军教授团队以及中国疾病预防控制中心王黎君教授团队,采用全球疾病负担2016的数据,分析了2016年中国霍奇金淋巴瘤(HL)和非霍奇金淋巴瘤(NHL)的发病率、死亡率、患病率和伤残调整寿命年(disability-adjusted life years,DALYs),并分析了2006年—2016年的变化趋势[1]。据估计,2016年中国淋巴瘤新发病例为75 400例,其中6 900例HL新发病例,68 500例NHL新发病例;死亡40 500例,因HL和NHL死亡的病例数分别为2 900例和37 600例。每10万人口中的HL年龄标化发病率(ASIR)、死亡率(ASMR)和患病率(ASPR)分别为0.46/100 000、0.19/100 000和1.75/100 000,NHL分别为4.29/100 000、2.45/100 000和14.9/100 000。发病率和死亡率随年龄的增长呈上升趋势。在所有年龄组中,男性的发病率和死亡率都高于女性。社会人口学指数与淋巴瘤存在相关性,HL中分别为ASIR(r=0.75)、ASMR(r=-0.74)、ASPR(r=0.84)和年龄标化DALYs(r=-0.75),NHL分别为ASIR(r=0.80)、ASPR(r=0.83)和年龄标化DALYs(r=-0.33)。2006年至2016年间,HL的年龄标化DALYs显著下降。而NHL有所不同,2006年至2013年的年龄标化DALYs升高,2013年至2016年间保持稳定。研究结果提示,中国淋巴瘤的疾病负担因性别、年龄和省份而异;2006年至2016年NHL呈上升趋势,而HL呈下降趋势。

我国有关淋巴系统肿瘤的死亡率模式和时间趋势,缺乏准确的信息。北京大学肿瘤医院朱军教授团队联合哈尔滨血液病肿瘤研究所马军教授团队以及中国疾病预防控制中心王黎君教授团队,进行了一项2004年至2017年中国淋巴瘤和骨髓瘤死亡率的观察研究[2]。研究采用中国疾病预防控制中心疾病监测点系统(CDC-DSP)的死亡数据和国家统计局的人口数据,按年龄组、性别、居住地和地区描述了2017年淋巴瘤和骨髓瘤的死亡率,并使用joinpoint回归评估了2004年至2016年的时间趋势。研究发现,估计2017年有52 000人死于淋巴瘤和骨髓瘤,年标化死亡率(ASMRC)为3.74/100 000,世界人口年标化死亡率(ASMRW)为2.60/100 000;男性的ASMRC高于女性(4.54/100 000 vs.2.91/100 000);城市地区的ASMRC显著高于农村地区(4.35/100 000 vs. 3.47/100 000)。随年龄增长,死亡率呈上升趋势,85岁以上年龄组死亡率最高。从地区差异来看,东部地区死亡率最高(3.43/100 000),其次是中部地区(3.10/100 000)和西部地区(3.02/100 000)。2004年至2016年期间,淋巴瘤和骨髓瘤的死亡率每年增加4.5%,2007年以来农村地区的死亡率呈显著快速上升趋势。研究认为2004年至2017年,中国淋巴瘤和骨髓瘤死亡率上升。同时农村疾病负担的迅速增加,凸显了疾病防治战略面临的新挑战。

循环游离DNA(cfDNA),是一种游离于细胞外的部分降解了的机体内源性DNA,多种肿瘤患者的血浆和血清中均检测到了癌基因突变,并且与原发肿瘤一致,但在HL和B细胞淋巴瘤中,cfDNA的研究资料有限,而在T细胞淋巴瘤中还未见报道。中山大学肿瘤防治中心姜文奇教授和李志铭教授开展研究[3],回顾性分析50例淋巴瘤患者的临床资料,采用基于捕获的 NGS 技术对 390 个与淋巴瘤和癌相关的基因进行 cfDNA 分析,以探讨 cfDNA 在建立不同淋巴瘤亚型突变谱中的临床应用,并分析 cfDNA 浓度与血清乳酸脱氢酶(LDH)、国际预后指数(IPI)等临床指标的相关性。研究结果显示,在 cfDNA 样本中发现了体细胞异常,每个样本的中位数为 64 个变异。血浆 cfDNA 浓度与弥漫性大 B 细胞淋巴瘤(DLBCL)的临床指标有显著相关性。从生发中心(GCB)型 DLBCL、非 GCB 型 DLBCL 和结外 NK/T 细胞淋巴瘤的 cfDNAs 中,可以清楚地观察到不同淋巴瘤亚型的遗传异质性,证实不同的分子机制参与了不同淋巴瘤的发病机制,研究结果对治疗靶点的发现、基因组进化的探索和风险适应治疗的发展具有潜在意义。

(二)霍奇金淋巴瘤

PD-1 是经典型霍奇金淋巴瘤(cHL)的治疗靶点。北京大学肿瘤医院朱军教授牵头的一项多中心,单臂,Ⅱ期临床研究评价了人源化、IgG4 型抗 PD-1 单克隆抗体卡瑞利珠在中国复发难治 cHL 中的疗效和安全性[4]。2017 年 6 月 9 日至 2017 年 9 月 18 日,75 例自体造血干细胞移植后复发进展或至少两线治疗后复发进展的 cHL 患者入组,接受卡瑞利珠单抗200mg/ 次,每 2 周 1 次用药。中位随访 12.9 个月,总有效率(ORR)为 76.0%(57/75),完全缓解(CR)和部分缓解(PR)率分别为 28% 和 48%,中位疗效持续时间未达到。所有患者均发生治疗相关不良事件。最常见的不良反应为皮肤反应性毛细血管内皮增生(97.3%,73/75),发热(42.7%,32/75)。20 例(26.7%)患者发生 3~4 级治疗相关不良事件,最常见事件为白细胞计数减低(4.0%,3/75),无 5 级相关不良事件发生。卡瑞利珠单抗在中国复发难治 cHL 患者中显示良好的疗效和安全性,为这部分患者提供了一个新的治疗选择。

北京大学肿瘤医院朱军教授牵头的另外一项Ⅱ期、单臂临床研究,探讨了抗 PD-1 单抗替雷利珠在复发难治 cHL 患者中的有效性和安全性[5]。70 例复发难治 cHL 患者入组研究,中位随访 9.8 个月,61 例(87.1%)患者有效,44 例(62.9%)达到 CR,预计 9 个月 PFS 为74.5%。最常见的≥3 级不良事件为上呼吸道感染和肺炎,27 例(38.6%)患者发生输注反应,27 例(38.6%)发生免疫相关不良事件,最常见为甲状腺功能异常,11 例(15.7%)患者发生至少一次治疗相关不良事件导致的用药中断或推迟,没有患者因不良事件导致死亡。替雷利珠单抗在复发难治 cHL 患者中耐受性良好,有效率高,可能会转化为患者的长期生存。

信迪利单抗是一种高度选择性、全人源化抗 PD-1 单克隆抗体。中国医学科学院肿瘤医院石远凯教授牵头的一项单臂,多中心,Ⅱ期临床研究探讨了信迪利单抗在中国复发难治 cHL 患者中的疗效和安全性[6]。2017 年 4 月 19 日至 2017 年 11 月 1 日,96 例既往接受至少两线方案治疗后复发或难治的 cHL 患者入组。患者接受静脉信迪利单抗用药(200mg/ 次,每 3 周用药 1 次)直至疾病进展,死亡,不能耐受毒性,或撤出知情同意。中位随访 10.5 个月,全组患者 ORR 为 80.4%(72/92)。93%(89/96)的患者发生治疗相关不良事件,17 例(18%)患者发生 3~4 级治疗相关不良事件,最常见为发热(3 例)。14 例(15%)患者发生严重不良事件。没有患者在研究期间死亡。信迪利单抗可能是中国复发难治 cHL 患者的一种新的治疗选择。

尽管抗 PD-1 单抗在复发难治 cHL 患者中显示一定疗效,但 CR 率仍不满意,且部分患者会有复发进展。已经有研究证实地西他滨能够促进 T 细胞功能。中国人民解放军总医院韩为东教授开展的一项开放标签,Ⅱ期研究评价了卡瑞利珠单抗单药对比地西他滨联合卡瑞利珠单抗治疗复发难治 cHL[7]。86 例至少接受两线方案后复发难治的 cHL 患者入组研

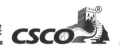

究,随机接受卡瑞利珠单抗单药(200mg)治疗,或地西他滨(10mg/kg,d1~d5)联合卡瑞利珠单抗(200mg,d8)治疗,每3周用药。既往接受过抗PD-1单抗治疗的患者分配至联合用药组。中位随访14.9个月,既往未接受过抗PD-1单抗治疗的患者,卡瑞利珠单抗单药治疗和联合治疗的CR率分别为32%(6/19)和71%(30/42)(P=0.003),两组6个月的疗效维持率分别为76%和100%。既往接受过抗PD-1单抗治疗的患者,联合用药的CR率和PR率分别为28%和24%。10例患者疗效维持时间超过6个月,81%的有效患者疗效维持时间超过1年。最常见的不良事件是皮肤反应性毛细血管内皮增生和白细胞下降,呈自限性。该研究认为卡瑞利珠单抗联合地西他滨对于既往未接受过抗PD-1单抗治疗的患者有效率高于卡瑞利珠单抗单药,地西他滨联合卡瑞利珠单抗能够逆转抗PD-1单抗在cHL患者中的耐药。

(三)弥漫性大B细胞淋巴瘤

B细胞是重要的抗原呈递细胞,由B细胞受体(BCR)介导完成抗原捕捉并通过Ⅱ类主要组织相容性复合体(MHC Ⅱ)递呈给T细胞。B细胞还可以通过表达T细胞相关配体(如:PD-L1等)来抑制T细胞功能,继而维持免疫稳态。尤其对于感染EBV的B细胞,其分化和功能常常受到影响,出现细胞浆细胞分化和T细胞相关配体的表达异常。复旦大学附属肿瘤医院李小秋教授团队对30例EBV阳性的DLBCL(EBV⁺DLBCL)和83例EBV阴性的DLBCL(EBV⁻DLBCL)进行研究[8]。荧光原位杂交显示,EBV⁺DLBCL中MHC Ⅱ类分子表达缺陷及其激动因子(CIITA)出现高频的遗传学异常。免疫荧光染色和流式平均荧光强度(MFI)测定显示,EBV⁺DLBCL中BCR的结构和表达量出现明显缺陷。免疫组化结果显示EBV⁺DLBCL中PD-L1过度表达。针对这些异常改变进行治疗,可能改善EBV⁺DLBCL患者的预后。

靶向PD-1/PD-L1途径是肿瘤治疗的一个里程碑。然而表达PD-L1的DLBCL,其生物学特征尚不清楚。复旦大学附属肿瘤医院李小秋教授团队应用RNAscope原位杂交技术,检测了108例DLBCL患者pSYK和PD-L1 mRNA水平,用免疫组化方法检测蛋白的表达,同时采用qPCR方法研究BCR信号和MYC对PD-L1 mRNA和蛋白表达的影响,并进行动物实验验证体外研究结果[9]。研究结果提示,表达PD-L1的DLBCL中,BCR信号通路是激活的,抑制BCR和阻断PD-L1可能协同治疗DLBCL。

潍坊市人民医院病理科张云香团队,应用免疫组化(IHC)和荧光原位杂交(FISH)技术,对42例DLBCL石蜡包埋组织标本进行回顾性研究[10],分析DLBCL中C-MYC、BCL-2、BCL-6蛋白的表达及基因异常的相关性,同时对基因异常与Ki-67、Hans分类、性别和年龄的关系进行评估。研究结果表明,C-MYC、BCL-2和BCL-6的蛋白表达与它们的基因易位呈正相关,C-MYC、BCL-2、BCL-6蛋白过表达提示易位的可能性。因此,免疫组化检测C-MYC、BCL-2和BCL-6有助于DLBCL的诊断和预后提示。

在DLBCL治疗中很少有探讨蒽环类药物最佳剂量,上海交通大学医学院附属瑞金医院赵维莅教授牵头开展的一项多中心、Ⅲ期、随机对照研究(NHL-001)[11]探讨了是否R-CEOP70方案疗效不亚于R-CHOP50,并且心脏毒性更低,是否R-CEOP90较R-CHOP50或R-CEOP70疗效更佳,毒性能耐受。年轻(16~60岁)患者按照1:1:1的比例随机分配至6周期R-CHOP50,或R-CEOP70或R-CEOP90。老年患者(61~80岁)按照1:1比例分配至R-CHOP50或者R-CEOP70组。R-CHOP50组用药剂量为:利妥昔单抗375mg/m²、d0,环磷酰胺 750mg/m² 、d1,多柔比星 50mg/m² 、d1,长春新碱 1.4mg/m²(最大剂量 2mg)、d1 和泼尼松 60mg/m²(最大剂量 100mg)、d1~d5。R-CEOP70 组表柔比星 70mg/m² 代替多柔比星。R-CEOP90 组表柔比星 90mg/m² 代替多柔比星。所有患者六周期治疗结束后再增加 2 次利妥昔单抗治疗(间隔 21d)。2013 年 5 月 15 日至 2016 年 3 月 16 日,共 648 例初治 DLBCL 或者 FL 3B 级患者入组,包括 404 例(62%)年轻患者(R-CHOP50,*n*=135;R-CEOP70,*n*=122;R-CEOP70,*n*=122)。R-CHOP50 组和 R-CEOP70 组的 2 年 PFS 分别为 72.5% 和 72.4%(*P*=0.99)。R-CEOP70 组(13%)较 R-CHOP50 组(29%)有更少患者发生超过 10% 的左室射血分数下降。在年轻患者组,R-CEOP90 组的 2 年 PFS 较 R-CHOP50 组和 R-CEOP70 组均明显提高(88.8% vs. 75.9% vs. 77.4%,*P*=0.0047,*P*=0.017)。R-CEOP90 组患者较 R-CHOP50 和 R-CEOP70 组更容易发生 3~4 级中性粒细胞减少(72% vs. 65% vs. 63%),但并没有导致严重感染比例增加。R-CEOP70 和 R-CEOP90 组患者超过 10%LVEF 下降的发生率低于 R-CHOP50 组(11% vs. 13% vs. 26%)。研究认为,R-CEOP70 可能是 R-CHOP50 的替代方案,年轻 DLBCL 患者可能会从大剂量表柔比星中获益,表柔比星较多柔比星有更少的长期心脏毒性。

(四) 结外 NK/T 细胞淋巴瘤

结外 NK/T 细胞淋巴瘤(NKTCL)是一种罕见的非霍奇金淋巴瘤,与 EBV 感染密切相关。然而,目前还没有从 NKTCL 中分离到 EBV 基因组,EBV 株的变异在 NKTCL 发病中的作用尚不清楚。北京大学肿瘤医院淋巴瘤科与生化与分子生物学研究室合作[12],采用新一代测序技术,首次从 8 例原发性 NKTCL 活检标本中获得完整的 EBV 基因组,命名为 NKTCL-EBV1 至 NKTCL-EBV8。研究发现,EBV 基因组在全基因组水平上存在多样性,这 8 例 EBV 全长序列,与先前从其他恶性肿瘤中分离的序列进行比较,发现 NKTCL-EBV 株与其他亚洲亚型的亲缘关系比非亚洲亚型的亲缘关系更为密切,提示 EBV 感染更可能受不同地理区域的影响,而不是特定的 EBV 相关恶性肿瘤。根据潜伏膜蛋白 1(LMP1)和 EBV 核抗原 1(EBNA1)某些残基氨基酸的变化,将 NKTCL-EBV 分为中国 1 型和 V-val 亚型。此外,EBNA1 和 LMP1 的 CD4⁺ 和 CD8⁺T 细胞表位的变化可能影响细胞毒性 T 淋巴细胞(CTL)治疗的疗效。这些数据对于开发针对这些侵袭性疾病中的个体化或地理区域特异性 EBV 抗原的有效预防和治疗性疫苗方法具有指导意义。

中山大学肿瘤防治中心贝锦新教授、曾益新教授联合新加坡国立癌症研究中心 Choon Kiat Ong 教授开展研究[13],采用高通量测序获得 NKTCL 肿瘤活检来源的 EBV 的全基因组(*n*=27)和转录组(*n*=18)数据。研究发现频发局部 EBV 基因组缺失和 EBV 片段整合至宿主基因组。遗传进化分析发现 NKTCL 来源 EBV 呈现紧密聚集。转录组分析提示,与其他 EBV 相关肿瘤相比,潜伏和增殖期基因更少激活,以及更多数量 T 细胞表位改变。另外,研究还发现更多缺失导致的 BARTs miRNA 转录缺陷,EBV 整合片段破坏宿主 NHEJ1,提示存在 EBV 新型致病机制。该研究报告了 NKTCL 临床标本来源的 EBV 突变和转录特征,揭示 EBV 重要的体事件,对更深入理解 EBV 导致肿瘤发生提供了理论依据。

郑州大学第一附属医院张明智教授团队开展的一项研究[14],通过全外显子/靶向深度测序发现 8.7%(11/127)的 NKTCL 患者存在 GNAQ(编码 Gαq 蛋白的 T96S)的体突变。研究利用条件性基因敲除小鼠(Ncr1-Cre-Gnaqfl/fl),证实 Gαq 缺乏促进 NK 细胞生存。研究还发现 Gαq 通过抑制 AKT 和 MAPK 信号通路抑制 NKTCL 肿瘤增殖。另外,Gαq T96S 突变

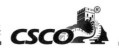

可能促进 NKTCL 肿瘤增殖。临床发现 GNAQ T96S 突变患者生存期短。该研究进一步更新了 NKTCL 的发病机制，有助于未来治疗方案的选择。

鼻腔 NK/T 细胞淋巴瘤的最佳治疗仍有待确立。复旦大学附属眼耳鼻喉科医院联合复旦大学附属肿瘤医院开展的一项回顾性研究[15]，入组了 72 例早期患者，2012 年 5 月至 2014 年 9 月期间患者接受了 GDP 化疗和放疗联合的三文治方案。GDP 两周期诱导化疗后的 CR 率和 ORR 分别为 30.6% 和 91.7%；全部治疗结束后 CR 率和 ORR 分别为 81.9% 和 91.7%。中位随访 57.8 个月，5 年 PFS 率为 70.9%（95%CI= 60.1%~81.7%），5 年 OS 率为 72.0%（95%CI=61.6%~82.4%）。化疗有效病例的预后更佳。主要不良事件包括骨髓毒性、肝损伤、吉西他滨相关皮肤红疹和消化道毒性。严重 3~4 级毒性为中性粒细胞下降（18.0%）和血小板减少（15.3%）。无治疗相关死亡。该研究认为 GDP 联合放疗的三文治方案有效，耐受性良好。

局限期鼻腔 NK/T 细胞淋巴瘤在阿霉素化疗时代，早放疗和先放疗这一治疗顺序显著提高患者生存。然而在更有效的左旋门冬酰胺酶 / 吉西他滨化疗时代，放疗的最佳时机仍未确定。中国医学科学院肿瘤医院开展的一项回顾性研究[16]，分析了放疗联合 GDP 化疗的 75 例 NK/T 淋巴瘤患者，其中 45 例为放疗 + 化疗，30 例为化疗 +/- 放疗。比较顺序不同的两治疗组间疗效，发现先放疗组的 5 年 PFS（81.6% vs. 56.0%，P=0.017）和局部控制（90.8% vs. 66.9%；P=0.020）均优于先化疗组。而短期缓解率、总生存和不良事件发生率组间无显著区别。先放疗在新化疗时代仍然对局部控制和生存有重要意义。

中国医学科学院肿瘤医院李晔雄教授团队回顾性分析中国淋巴瘤合作组 1 356 例接受了非阿霉素化疗鼻腔 NK/T 淋巴瘤患者[17]。760 例（56.0%）患者伴随肿瘤周围侵犯征象（PTI）。PTI 对预后的影响在 I 期患者中最显著。无 PTI 患者 5 年 OS 为 83.0%，而有 PTI 患者为 69.5%。放疗为主的治疗对 PTI 阴性患者疗效很好，与放化疗联合治疗效果相当。但 PTI 阳性患者的单纯放疗或单纯化疗皆疗效不佳，差于综合治疗组。多因素分析得到相同结果。研究表明 PTI 对早期特别是 I 期患者具有稳定的预后区分作用，是 I 期患者是否需要加用化疗的指征。

重庆大学附属肿瘤医院的研究评价了不同放疗技术在 I~II 期鼻腔 NK/T 细胞淋巴瘤中的治疗参数优劣性[18]。24 例患者放疗计划分别使用固定野调强技术（FF-IMRT）、旋转调强技术（VMAT）、断层螺旋调强技术 TomoDirect（TD）和 TomoHelical（TH）设计并进行重要参数对比。与 IMRT 对比，TD 和 TH 显著提高了 PTV 的 D-98%，D-2%，冷点和均匀性指数，但是 D-mean 和适形性（CI）下降。TD 和 TH 技术的危及器官平均剂量和最大剂量较 IMRT 增高。VMAT 技术减少放疗治疗时长。TD 和 TH 治疗费用增加 150%。结果显示 TD 和 TH 能够更好适形，但是部分正常组织保护下降。IMRT 对正常组织剂量最低。VMAT 放疗时长最短。

（五）前体 T 淋巴母细胞淋巴瘤 / 白血病

前体 T 淋巴母细胞淋巴瘤患者在 CR1 状态接受造血干细胞移植（HSCT）需要新的预后因子。中山大学肿瘤防治中心的一项研究采用基因芯片比较了 T-LBL 组织标本（n=75）和胎儿胸腺组织（n=20），发现 5 种不同表达的 miRNA[19]。利用 107 例患者为训练组，该研究开发了一种基于 5 个 miRNA 的评分体系预测患者预后：低危组患者预后好[无病生存（DFS）：HR=4.548，95%CI=2.433~8.499，P< 0.001；OS：HR 5.030，95%CI=2.407~10.513，

_P_<0.001]。该评分体系在内部测试组(_n_=106)和独立外部测试组(_n_=304)均表现优异。高危组患者接受 HSCT 预后好(DFS:_HR_=1.675,95%_CI_=1.127~2.488,_P_=0.011;OS:_HR_=1.602,95%_CI_=1.055~2.433,_P_=0.027)。当与 ECOG-PS 和 / 或 NOTCH1/FBXW7 状态结合使用,该评分体系在接受 HSCT 的患者中有更好的预测价值(DFS:_HR_=2.088,95%_CI_=1.290~3.379,_P_=0.003;OS:_HR_=1.996,95%_CI_=1.203~3.311,_P_=0.007)。该研究认为以 5 个 miRNA 为基础的评分体系可能是预测是否可从 HSCT 获益的有效方法。

(六) 细胞免疫治疗

抗 CD19 CAR T 细胞代表一种全新的免疫治疗方式,并且治疗复发难治 B 细胞非霍奇金淋巴瘤效果好。肿瘤微环境如何影响 CART 细胞临床疗效仍未明确。上海交通大学医学院附属瑞金医院赵维莅教授开展的一项 I 期、剂量增加研究中,探讨了抗 CD19 CAR T JWCAR029 在难治 B-NHL 中的安全性和疗效[20],10 例患者接受 CAR T 细胞治疗,剂量分别为 2.5×10^7(n=3),5×10^7(n=4),和 1×10^8(n=3)细胞。ORR 为 100%,CR 率为 66.7%(6/9)。最常见 3~4 级不良事件为中性粒细胞减少(10/10,100%),贫血(3/10,30%),血小板减少(3/10,30%),纤维蛋白原降低(1/10,20%)。所有患者发生 1 级细胞因子释放综合征(CRS),1 例患者发生 3 级神经毒性(NT)。3 组患者的外周血平均 CAR T 细胞峰值和细胞因子水平相似,但第 29 天获得 CR 患者的 CAR T 细胞水平明显增加。RNA 测序发现 CR 和 PR 患者基因表达特征明显不同。肿瘤相关巨噬细胞浸润增加与缓解状态呈负相关。研究认为 JWCAR 029 治疗难治 B-NHL 有效且安全,肿瘤微环境的组成可能会影响 CAR T 细胞疗效。

抗 CD19 CAR T 细胞治疗可能会导致严重细胞因子释放综合征或神经毒性,阻碍了临床的广泛应用。北京大学肿瘤医院朱军教授团队联合南加州大学陈思毅教授团队开展一项研究,适当改变了 CAR 的铰链区和跨膜区结构,设计了一款新的 CD19 CAR[CD19-BBz (86)][21]。动物试验证明新型抗 CD19 CAR T 的抗肿瘤活性不变,但在试验动物未出现 CRS。入组 25 例复发难治 B 细胞淋巴瘤患者,所有患者无 NT,无 2 级及 2 级以上 CRS。高剂量组的 11 例患者中,6 例取得 CR(54.5%),2 例取得 PR,总有效率为 72.7%。而且截止至发稿时,6 例取得 CR 的患者中 5 例仍然维持 CR(随访时间 173 至 290 天)。细胞因子水平并未在细胞回输后发生急剧增高。该治疗与国外其他研究在淋巴瘤的疗效相当,但展示了非常优秀的安全性。该项研究为后续 CAR T 细胞的理论研究及临床试验提供了一定理论基础,为 CAR T 细胞更加广泛应用于临床提供了可能。

抗 CD19 CAR T 治疗后仍有患者会复发进展,针对 CD19 和 CD22 两个靶点的 CAR T 细胞可能会降低复发几率。华中科技大学同济医学院附属同济医院周剑锋教授团队开展的一项临床研究中,序贯输注抗 CD19 CAR T 和抗 CD22 CAR T 细胞,治疗复发难治 B 细胞肿瘤[22]。2016 年 3 月至 2018 年 1 月期间,38 例非霍奇金淋巴瘤患者接受治疗,总有效率为 72.2%,CR 率为 50.0%。中位随访 14.4 个月,中位 PFS 为 9.9 个月,中位 OS 为 18.0 个月,随访期间 1 例患者发生抗原阴性复发。严重 CRS 和 NT 的发生率分别为 22.4% 和 1.12%。该研究认为续贯输注抗 CD19 和抗 CD22 CAR T 治疗非霍奇金淋巴瘤安全有效。

采用 CD28 或者 4-1BB 作为共刺激区的抗 CD19 CAR T 在复发难治 B-NHL 患者中显示良好应用前景。但这两种 CAR T 细胞之间的并没有直接进行临床对比。北京大学肿瘤医院朱军教授团队开展的一项研究探讨了两种 CAR T 细胞之间的疗效和毒副反应[23]。6 例

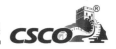

复发难治 B-NHL 患者入组,接受 $(0.75~5) \times 10^5/kg$ 28z 或 BBz CAR-T 细胞治疗。两组显示相似的抗肿瘤活性,3 个月 CR 率为 67%。BBz CAR T 耐受性更佳,28z CAR T 组患者更多发生严重 CRS 和 NT,导致该组入组停止。BBz CAR-T 再增加 3 例入组,并增加剂量至 $1 \times 10^6/kg$,所有患者 3 个月内取得 CR,只有 1~2 级不良事件发生。该研究提示可能 4-1BB 较 CD28 安全性更佳。

(七) 皮肤淋巴瘤

2003 年英国皮肤科医师协会和英国皮肤淋巴瘤组首次制定了原发性皮肤 T 细胞淋巴瘤(CTCL)的指南。最近这些指南通过详细评估相关文献而进行了更新,其中重点介绍了在临床实际使用中的推荐和流程。北京大学第一医院汪旸教授联合法国巴黎第七大学圣路易斯医院皮肤科专家发表了 2018 年皮肤淋巴瘤循证治疗指南[24]。CTCL 的治疗方案包括对蕈样肉芽肿(MF)和 Sézary 综合征(SS)的单独建议,这些建议是根据疾病阶段制定的,因为预后和适当治疗的选择是根据疾病阶段而定。在更新的指南中,多学科小组(MDT)讨论被认为是所有皮肤淋巴瘤患者治疗决策的关键,有助于确定治疗方案,因为原发性皮肤淋巴瘤是罕见的异质性恶性肿瘤,诊断和治疗过程中存在相当多的困难。这一指南提供了详细而有用的最新的、基于证据的建议,涵盖所有皮肤淋巴瘤,为世界各地的医生提供循证指导,有助于治疗方案的确定。如,皮肤导向治疗,包括局部类固醇、局部氮芥、光疗和皮肤放射治疗,被推荐为 MF 早期的一线选择;相反,全身化疗是早期 MF 的禁忌证,仅保留作为晚期难治性进展性疾病患者的第三线治疗,等等。然而,对于皮肤淋巴瘤,我们还有很多需要研究的地方。目前只有少数公布的随机对照试验,缺乏高质量的证据,需要涉及国际多中心合作的大规模临床研究。

(八) EBV 相关 T 或 NK 细胞增生性疾病

关于 EBV 相关 T 或 NK 细胞增生性疾病(EBV+T/NK-LPD)分子发病机制的研究有限。四川大学华西医院病理科刘卫平教授团队采用 NGS 中的靶向测序技术对 169 例 EBV+T/NK-LPD 进行 64 个基因突变检测,其中结外 NK/T 细胞淋巴瘤(ENKTL)123 例(87 例鼻 ENKTL 和 36 例鼻外 ENKTL)、侵袭性 NK 细胞白血病(ANKL)12 例、系统性 EBV+T 细胞淋巴瘤(EBV+TL)34 例[25]。突变谱结果显示:在总体 EBV+T/NK-LPD 中基因 *STAT3*、*KMT2D*、*DDX3X*、*NOTCH1* 和 *TET2* 突变频率较高;ENKTL、ANKL 和 EBV+TL 三亚型在分子水平上有明显的差异;鼻 ENKTL 和鼻外 ENKTL 基因突变亦不同。生存分析显示 ENKTL 患者中 KMT2D 或 TET2 基因突变或蛋白失表达与不良预后显著相关。EBV+TL 组和 ANKL 组虽然病例数少,但 KMT2D 和 TET2 的不良预后趋势在这两组中均有体现。该研究结果提示 EBV+T/NK 淋巴增生性疾病具有非常明显的分子特征。KMT2D 和 *TET2* 基因突变率高且与预后不良有关,可能参与了 ENKTL 及 EBV+T/NK-LPDs 的发生与演进。

总　　结

回顾 2019 年,我国学者在淋巴瘤领域获得了可喜成果。但我们也应该清楚的看到,高质量的原创性研究与随机对照多中心临床研究仍较少。但我们有理由相信,随着我国政府倡导科技创新、医药领域投资持续增加、更多国产新药新方法进入临床,我国在淋巴瘤领域的科技成果产出会不断增加,造福更多患者,并为国际淋巴瘤患者的诊疗提供更多循证医学证据。

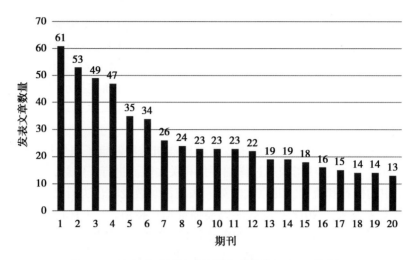

图 1　2019 年中国淋巴瘤领域文章发表量前 20 的期刊

1. MOLECULAR MEDICINE REPORTS（IF：1.851）；2. MEDICINE（IF：1.87）；3. ONCOLOGY LETTERS（IF：1.871）；4. EUROPEAN REVIEW FOR MEDICAL AND PHARMACOLOGICAL SCIENCES（IF：2.721）；5. EXPERIMENTAL AND THERAPEUTIC MEDICINE（IF：1.448）；6. JOURNAL OF CELLULAR BIOCHEMISTRY（IF：3.448）；7. JOURNAL OF CELLULAR PHYSIOLOGY（IF：4.522）；8. ONCOLOGY REPORTS（IF：3.041）；9. CANCER MANAGEMENT AND RESEARCH（IF：2.243）；10. INTERNATIONAL JOURNAL OF CLINICAL AND EXPERIMENTAL MEDICINE（IF：0.181）；11. ONCOTARGETS AND THERAPY（IF：3.046）；12. INTERNATIONAL JOURNAL OF MOLECULAR MEDICINE（IF：2.928）；13. CANCER MEDICINE（IF：3.357）；14. MEDICAL SCIENCE MONITOR（IF：1.98）；15. FRONTIERS IN ONCOLOGY（IF：4.137）；16. BIOSCIENCE REPORTS（IF：2.535）；17. JOURNAL OF CANCER（IF：3.182）；18. ANNALS OF HEMATOLOGY（IF：2.85）；19. BMC CANCER（IF：2.933）；20. INTERNATIONAL JOURNAL OF CLINICAL AND EXPERIMENTAL PATHOLOGY（IF：0.205）

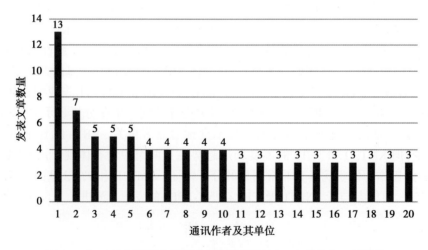

图 2　2019 年中国淋巴瘤领域文章发表量前 20 名的作者及其单位

1. 张明智，郑州大学；2. Ma X L，四川大学；3. 石远凯，中国医学科学院；4. 王欣，山东大学；5. 朱军，北京大学；6. Chen B B，复旦大学；7. 姜文奇，中山大学；8. 李建勇，南京医科大学；9. Zhai Z M，安徽医科大学；10. Zhao S，四川大学；11. 蔡清清，中山大学；12. Hu J D，复旦大学；13. Li J L，中国医学科学院；14. Li T，北京大学；15. Wang Y，中国医学科学院；16. 徐卫，南京医科大学；17. Yang W，中国医科大学；18. Zhang L，郑州大学；19. Zhang W，北京大学；20. Zhao G S，山东大学

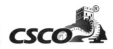

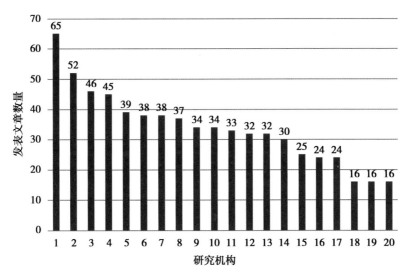

图 3 2019 年中国淋巴瘤领域文章发表数量前 20 名的研究机构

1.中国医学科学院;2.复旦大学;3.北京大学;4.暨南大学;5.郑州大学;6.中山大学;7.浙江大学;8.四川大学; 9.中南大学;10.华中科技大学;11.上海交通大学;12.南京医科大学;13.山东大学;14.中国医科大学;15.青岛大 学;16.首都医科大学;17.福建医科大学;18.安徽医科大学;19.天津医科大学;20.武汉大学

表 1 2019 年中国淋巴瘤领域重点推荐的研究

通讯作者	第一作者	研究机构	研究概要	发表期刊	影响因子	临床实践意义	证据级别
朱军,冯继锋[4]	宋玉琴	北京大学肿瘤医院,江苏省肿瘤医院	75 例自体造血干细胞移植后复发进展或至少两线治疗后复发进展的 cHL 患者接受卡瑞利珠单抗治疗。中位随访 12.9 个月,ORR 为 76.0%,CR 和 PR 率分别为 28% 和 48%,中位疗效持续时间未达到。最常见的不良反应为皮肤反应性毛细血管内皮增生,发热	Clinical Cancer Research	8.911	卡瑞利珠单抗在中国复发难治 cHL 患者中显示良好的疗效和安全性,为这部分患者提供了一个新的治疗选择	I
韩为东[7]	聂晶,王春萌,刘洋	中国人民解放军总医院	86 例复发难治霍奇金淋巴瘤患者随机接受卡瑞利珠单抗单药治疗,或卡瑞利珠单抗联合地西他滨治疗。既往未接受过 PD1 单抗治疗的患者,卡瑞利珠单抗单药治疗和联合治疗的 CR 率为 32% 和 71%。既往接受过 PD1 单抗治疗的患者,联合用药的 CR 和 PR 分别为 28% 和 24%,最常见的不良事件是皮肤毛细血管增生和白细胞下降	Journal Of Clinical Oncology	23.349	卡瑞利珠单抗联合地西他滨对于既往未接受过 PD1 单抗治疗的患者有效率高于卡瑞利珠单抗单药,地西他滨可能能够逆转 PD1 单抗耐药	II
朱军,陈思毅[21]	应志涛,Xue F Huang	北京大学肿瘤医院,南加利福尼亚大学	该研究适当改变了 CAR 的铰链区和跨膜区结构,设计了一款新的 CD19 CAR。入组 25 例复发难治 B 细胞淋巴瘤患者,所有患者无神经毒性,无 2 级及 2 级以上 CRS。高剂量组的 11 例患者中,6 例取得 CR,2 例取得 PR,总有效率为 72.7%。而且 6 例取得 CR 的患者中 5 例仍然维持 CR(随访时间 173 至 290 天)	Nature Medicine	30.641	该研究为后续 CAR T 细胞的理论研究及临床试验提供了一定理论基础,为 CAR T 细胞更加广泛应用于临床提供了可能	II

表 2　2019 年中国淋巴瘤领域值得关注的研究

通讯作者	第一作者	研究机构	研究概要	发表期刊	影响因子	临床实践意义	证据级别
周剑锋，黄亮[22]	王娜，胡雪莲	华中科技大学同济医学院附属同济医院	2016 年 3 月至 2018 年 1 月，38 例非霍奇金淋巴瘤患者接受序贯输注抗 CD19 CAR T 和抗 CD22 CAR T 细胞，治疗，总有效率为 72.2%，CR 率为 50.0%。中位随访 14.4 个月，中位 PFS 为 9.9 个月，中位 OS 为 18.0 个月。严重 CRS 和 NT 的发生率分别为 22.4% 和 1.12%	*Blood*	16.562	序贯输注抗 CD19 和抗 CD22 CAR T 治疗非霍奇金淋巴瘤安全有效，有可能进一步提高 CAR T 细胞的疗效	II
朱军[5]	宋玉琴	北京大学肿瘤医院	70 例复发难治 cHL 患者入组研究替雷利珠单抗治疗，中位随访 9.8 个月，61 例(87.1%) 患者有效，44 例(62.9%) 达到完全缓解，预计 9 个月 PFS 为 74.5%。最常见的≥3 级不良事件为上呼吸道感染和肺炎，没有患者因不良事件导致死亡	*Leukemia*	9.944	替雷利珠单抗在复发难治 cHL 患者中耐受性良好，有效率高，可能会转化为患者的长期生存	I
石远凯[6]	石远凯	中国医学科学院肿瘤医院	96 例既往接受至少两线方案治疗后复发或难治的 cHL 患者接受静脉信迪利单抗用药治疗。中位随访 10.5 个月，全组患者有效率为 80.4%。93% 的患者发生治疗相关不良事件，17 例患者发生 3~4 级治疗相关不良事件，最常见为发热。14 例患者发生严重不良事件	*The Lancet Haematology*	11.99	信迪利单抗可能是中国复发难治 cHL 患者的一种新的治疗选择	I
赵维莅[11]	许彭鹏，付迪，李建勇，胡建达，王欣，周剑锋	上海交通大学医学院附属瑞金医院，福建医科大学附属协和医院，江苏省人民医院，山东省立医院，华中科技大学同济医学院附属同济医院	648 例初治 DLBCL 或 FL 3B 级患者入组。R-CHOP50 组和 R-CEOP70 组的 2 年 PFS 分别为 72.5% 和 72.4%。R-CEOP70 组较 R-CHOP50 组有更少患者发生超过 10% 的 LVEF 下降。在年轻患者组，R-CEOP90 组的 2 年 PFS 较 R-CHOP50 组和 R-CEOP70 组均明显提高。R-CEOP90 组患者较 R-CHOP50 和 R-CEOP70 组更容易发生 3~4 级中性粒细胞减少。R-CEOP70 和 R-CEOP90 组患者超过 10%LVEF 下降的发生率低于 R-CHOP50 组	*The Lancet Haematology*	11.99	R-CEOP70 可能是 R-CHOP 50 的替代方案，年轻 DLBCL 患者可能会从大剂量表柔比星中获益，表柔比星较多柔比星有更少的长期心脏毒性	I
张明智，李文才[14]	李兆明，张旭东	郑州大学第一附属医院	通过全外显子 / 靶向深度测序发现 8.7% 的 NKTCL 患者存在 GNAQ 体突变。研究利用条件性基因敲除小鼠，证实 Gαq 缺乏促进 NK 细胞生存。研究还发现 Gαq 通过抑制 AKT 和 MAPK 信号通路抑制 NKTCL 肿瘤增殖。另外，Gαq T96S 突变可能促进 NKTCL 肿瘤增殖。临床发现 GNAQ T96S 突变患者生存期短	*Nature Communications*	11.878	该研究进一步更新了 NKTCL 的发病机制，有助于未来治疗方案的选择	II

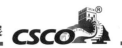
续表

通讯作者	第一作者	研究机构	研究概要	发表期刊	影响因子	临床实践意义	证据级别
蔡清清，谢丹[19]	田小朋，黄维娟，黄慧强	中山大学肿瘤防治中心	研究采用基因芯片比较 T-LBL 组织标本和胎儿胸腺组织，发现 35 种不同表达的 miRNA。开发了一种基于 5 个 miRNA 的评分体系预测患者预后：低危组患者预后好。高危组患者接受 HSCT 预后好。当与 ECOG-PS 和 / 或 NOTCH1/FBXW7 状态结合使用，该评分体系在接受 HSCT 的患者中有更好的预测价值	Leukemia	9.944	以 5 个 miRNA 为基础的评分体系可能是预测是否可从 HSCT 获益的有效方法	II
贝锦新，曾益新，Choon Kiat Ong[13]	彭柔君，韩博炜，蔡清清	中山大学肿瘤防治中心，新加坡国立癌症研究所	高通量测序获得 NKTCL 肿瘤活检来源的 EBV 的全基因组和转录组数据。研究发现频发局部 EBV 基因组缺失和 EBV 片段整合至宿主基因组。遗传进化分析发现 NKTCL 来源 EBV 呈现紧密聚集。转录组分析提示，与其他 EBV 相关肿瘤相比，潜伏和增殖期基因更少激活，以及更多数量 T 细胞表位改变。另外，研究还发现更多缺失导致的 BARTs miRNA 转录缺陷，EBV 整合片段破坏宿主 NHEJ1，提示存在 EBV 新型致病机制	Leukemia	9.944	研究报告了 NKTCL 临床标本来源的 EBV 突变和转录特征，揭示 EBV 重要的体事件，对更深入理解 EBV 导致肿瘤发生提供了理论依据	II
赵维莅[20]	闫子勋，李例，汪文，欧阳斌燊	上海交通大学医学院附属瑞金医院	10 例患者接受 JWCAR 029 细胞治疗。总有效率为 100%，CR 率为 66.7%。最常见 3~4 级不良事件为中性粒细胞减少，贫血，血小板减少，纤维蛋白原降低。所有患者发生 1 级细胞因子释放综合症，1 例患者发生 3 级神经毒性。RNA 测序发现 CR 和 PR 患者基因表达特征明显不同。肿瘤相关巨噬细胞浸润增加与缓解状态呈负相关	Clinical Cancer Research	8.911	JWCAR 029 治疗难治 B-NHL 有效且安全，肿瘤微环境的组成可能会影响 CAR T 细胞疗效	II

参 考 文 献

［1］LIU W，LIU J，SONG Y，et al. Burden of lymphoma in China，2006-2016：an analysis of the Global Burden of Disease Study 2016［J］. J Hematol Oncol，2019，12（1）：115.

［2］LIU W，LIU J，SONG Y，et al. Mortality of lymphoma and myeloma in China，2004-2017：an observational study［J］. J Hematol Oncol，2019，12（1）：22.

［3］SUN P，CHEN C，XIA Y，et al. Mutation profiling of malignant lymphoma by next-generation sequencing of circulating cell-free DNA［J］. J Cancer，2019，10（2）：323-331.

［4］SONG Y，WU J，CHEN X，et al. A single-arm，multicenter，phase II study of Camrelizumab in relapsed or refractory classical Hodgkin lymphoma［J］. Clin Cancer Res，2019，25（24）：7363-7369.

［5］SONG Y，GAO Q，ZHANG H，et al. Treatment of relapsed or refractory classical Hodgkin lymphoma with the anti-PD-1，Tislelizumab：results of a phase 2，single-arm，multicenter study［J］. Leukemia，2020，34（2）：533-542.

［6］SHI Y，SU H，SONG Y，et al. Safety and activity of sintilimab in patients with relapsed or refractory classical Hodgkin lymphoma（ORIENT-1）：a multicentre，single-arm，phase 2 trial［J］. Lancet Haematol，2019，6（1）：e12-e19.

［7］NIE J，WANG C，LIU Y，et al. Addition of low-dose decitabine to anti-PD-1 antibody Camrelizumab in relapsed/refractory classical Hodgkin Lymphoma [J]. J Clin Oncol, 2019, 37(17): 1479-1489.

[8] JIANG X N, YU B H, YAN W H, et al. Epstein-Barr virus-positive diffuse large B-cell lymphoma features disrupted antigen capture/presentation and hijacked T-cell suppression [J]. Oncoimmunology, 2019, 9(1): 1683346.

[9] WANG W G, JIANG X N, SHENG D, et al. PD-L1 over-expression is driven by B-cell receptor signaling in diffuse large B-cell lymphoma [J]. Lab Invest, 2019, 99(10): 1418-1427.

[10] ZHANG Y, WANG H, REN C, et al. Correlation between C-MYC, BCL-2, and BCL-6 protein expression and gene translocation as biomarkers in diagnosis and prognosis of diffuse large B-cell lymphoma [J]. Front Pharmacol, 2019, 9: 1497.

[11] XU P, FU D, LI J, et al. Anthracycline dose optimisation in patients with diffuse large B-cell lymphoma: a multicentre, phase 3, randomised, controlled trial [J]. Lancet Haematol, 2019, 6(6): e328-e337.

[12] LIN N, KU W, SONG Y, et al. Genome-wide analysis of Epstein-Barr virus isolated from extranodal NK/T-cell lymphoma, nasal type [J]. Oncologist, 2019, 24(9): e905-e913.

[13] PENG R, HAN B, CAI Q, et al. Genomic and transcriptomic landscapes of Epstein-Barr virus in extranodal natural killer T-cell lymphoma [J]. Leukemia, 2019, 33(6): 1451-1462.

[14] LI Z, ZHANG X, XUE W, et al. Recurrent GNAQ mutation encoding T96S in natural killer/T cell lymphoma [J]. Nat Commun, 2019, 10(1): 4209.

[15] TIAN S, LI R, WANG T, WANG S, et al. Gemcitabine, dexamethasone, and cisplatin (GDP) chemotherapy with sandwiched radiotherapy in the treatment of newly diagnosed stage ⅠE/ⅡE extranodal natural killer/T-cell lymphoma, nasal type [J]. Cancer Mede, 2019, 8(7): 3349-3358.

[16] QI F, CHEN B, WANG J, et al. Upfront radiation is essential for high-risk early-stage extranodal NK/T-cell lymphoma, nasal type: comparison of two sequential treatment modalities combining radiotherapy and GDP (gemcitabine, dexamethasone, and cisplatin) in the modern era [J]. Leuk Lymphoma, 2019, 60(11): 2679-2688.

[17] QI S N, XU L M, YUAN Z Y, et al. Effect of primary tumor invasion on treatment and survival in extranodal nasal-type NK/T-cell lymphoma in the modern chemotherapy era: a multicenter study from the China Lymphoma Collaborative Group (CLCG) [J]. Leuk Lymphoma, 2019, 60(11): 2669-2678.

[18] LIU X, WU F, GUO Q, et al. Estimation of radiotherapy modalities for patients with stage Ⅰ-Ⅱ nasal natural killer T-Cell lymphoma [J]. Cancer Manag Res, 2019, 11: 7219-7229.

[19] TIAN X, HUANG W, HUANG H, et al. Prognostic and predictive value of a microRNA signature in adults with T-cell lymphoblastic lymphoma [J]. Leukemia, 2019, 33(10): 2454-2465.

[20] YAN Z, LI L, WANG W, et al. Clinical efficacy and tumor microenvironment influence in a dose-escalation study of anti-CD19 chimeric antigen receptor T cells in refractory B-cell non-Hodgkin's lymphoma [J]. Clin Cancer Res, 2019, 25(23): 6995-7003.

[21] YING Z, HUANG X F, XIANG X, et al. A safe and potent anti-CD19 CAR T cell therapy [J]. Nat Med, 2019, 25(6): 947-953.

[22] WANG N, HU X, CAO W, et al. Efficacy and safety of CAR19/22 T-cell cocktail therapy in patients with refractory/relapsed B-cell malignancies [J]. Blood, 2020, 135(1): 17-27.

[23] YING Z, HE T, WANG X, et al. Parallel comparison of 4-1BB or CD28 co-stimulated CD19-targeted CAR-T cells for B cell non-Hodgkin's lymphoma [J]. Mol Ther Oncolytics, 2019, 15: 60-68.

[24] WANG Y, BAGOT M. Updates in cutaneous lymphoma: evidence-based guidelines for the management of cutaneous lymphoma 2018 [J]. Br J Dermatol, 2019, 180(3): 443-444.

[25] GAO L M, ZHAO S, ZHANG W Y, et al. Somatic mutations in KMT2D and TET2 associated with worse prognosis in Epstein-Barr virus-associated T or natural killer-cell lymphoproliferative disorders [J]. Cancer Biol Ther, 2019, 20(10): 1319-1327.

中国临床肿瘤学黑色素瘤年度研究进展

2019 年 1 月—2019 年 12 月

中国临床肿瘤学会（CSCO）青年专家委员会

编　者：王　锋[1]　斯　璐[2]　许春伟[3]　陈　誉[3]　王文娴[4]　李永恒[2]　徐　宇[5]
顾　问：郭　军[2]
编者单位：[1]中国人民解放军东部战区总医院　[2]北京大学肿瘤医院　[3]福建省肿瘤医院
　　　　　[4]浙江省肿瘤医院　[5]复旦大学附属肿瘤医院

前　言

中国黑色素瘤的特点是发病率低、增长快、死亡率高。近年来，靶向治疗和免疫治疗在黑色素瘤方面取得了突破性进展，患者的生存期明显延长，生活质量得到极大改善。但是中国黑色素瘤的基础研究和临床工作均起步较晚，专门从事黑色素瘤工作的人员较少，尤其是中国幅员辽阔，地区经济发展不平衡，患者的集中度低，难以进行长期系统性观察和研究。因此，需要持续推进我国黑色素瘤诊治的专业化、标准化和规范化，最终实现个体化精准治疗的目标。

在中国医学论坛报、北大医学图书馆和 Clarivate Analytics SCI 的协助下，中国临床肿瘤学会（Chinese Society of Clinical Oncology，CSCO）青委会黑色素瘤组梳理了我国临床肿瘤学黑色素瘤年度进展。本项工作一方面有助于了解我国临床研究与国际同行们的差距，找到中国黑色素瘤人群的共性和个性特点，另一方面也有助于促进国内不同研究机构之间取长补短，为多学科领域融合和交叉借鉴提供重要依据。与欧美国家相比，中国黑色素瘤的组织亚型不同，基因表型不同，临床预后不同和对相同治疗策略的敏感性不同，细述如下：第一，组织亚型不同是指中国人以肢端和黏膜为主，而白种人主要以躯干皮肤为主。第二，基因表型不同是指常见的热点突变不同。欧美是以 BRAF、NRAS、NF1、三基因阴性为主，即分四个亚型；而中国热点突变患者相对更少见，比较常见是 BRAF、KIT、NRAS。其他如 mTOR/CDK 扩增，但是热点突变的频率比较低，主要表现为拷贝数增加。第三，对治疗的敏感性不同即与前文基因亚型决定对免疫治疗、靶向治疗、化疗以及预后不甚相同。所以我们要不断深入学习参考国外常见类型黑色素瘤的诊治和研究经验，更要关注中国特殊类型黑色素瘤亚型的特点。基于上述考虑，我们在规范化诊治的基础上，系统学习已经发表的重要文献、重要会议的公开发布资料和正在开展的临床研究和拟开展的工作计划，遴选出真正能改变当前和未来临床实践的文章，相信这项工作对我国黑色素瘤的学科发展起到总结提示和方向引领的作用。

研究成果概要

汇总 2019 年 1 月 1 日至 2019 年 12 月 31 日所有中国学者发表的、临床研究相关的黑色素瘤文献,共 1 373 篇,最终纳入数据分析 791 篇。

(一) 文章发表数量与期刊影响因子分析

统计国内发表黑色素瘤文献量前 20 名的期刊及其影响因子,如节末图 1 所示,中国研究者文章主要集中发表于影响因子小于 5 分的期刊,其中 *ONCOLOGY LETTERS*,*JOURNAL OF CELLULAR BIOCHEMISTRY*,*JOURNAL OF CELLULAR PHYSIOLOGY* 发文量最高。可喜的是,我国在特殊瘤种如肢端和黏膜黑色素瘤的基础研究、转化研究和早期临床研究方面取得一定进展,且在高影响因子期刊有所斩获。未来仍需要扩大黑色素瘤的研究深度和广度,着力提高转化研究和临床研究的质量,进一步提升我国的黑色素瘤诊治水平,并扩大我国在黑色素瘤领域的国际影响力。

(二) 作者及研究机构的文章发表数量排名

统计 2019 年中国黑色素瘤领域文章发表量的前 20 名作者。前 20 名作者的文章发表量相差较小,在 2~5 篇之间,2019 年北京肿瘤医院郭军教授文章发表量明显高于其他作者,达到 11 篇(见节末图 2)。数据的检索由北大图书馆提供,采用盲法进行筛查。

进一步汇总发表文章量最多的 20 个研究机构,其中位居前 3 位的分别是中国医学科学院、北京大学、复旦大学(见节末图 3)。这一排名结果与我们平时的认知及上述的作者排名是相吻合的。

主要研究进展

对所有入选文章进行系统性梳理,可将中国黑色素瘤的临床研究类型大致分为 6 类,分别为中国黑色素瘤的最新流行病学调查研究结果、黑色素瘤转化医学 - 分子靶点与耐药机制探索、传统病理与影像诊断、特殊类型黑色素瘤研究、早期黑色素瘤治疗及晚期黑色素瘤的系统性治疗(包含化疗 ± 抗血管靶向治疗、针对特殊基因突变的特异性靶向治疗和免疫治疗等)的相关进展。经过筛选以及专家们的集体讨论,我们推选出了 3 篇重点推荐的研究(见节末表 1)和 1 篇值得关注的进展(见节末表 2),并罗列了相关研究者信息、研究概要以及证据级别。

(一) 黑色素瘤流行病学调查研究

2016 年赫捷院士团队在 *CA Cancer J Clin* 公布了 2015 年中国黑色素瘤的流行病学调查情况,结果显示中国黑色素瘤总发病率为 0.8/10 万,死亡率 0.32/10 万,其中男性发病率为 0.43/10 万,死亡率为 0.18/10 万;女性发病率为 0.37/10 万,死亡率为 0.15/10 万[1]。2019 年黑色素瘤流行病学数据未更新。目前澳大利亚、美国等发达国家黑色素瘤发病率增加但死亡率稳定,但我国的发病率和死亡率均明显升高,其原因有待进一步观察研究。

(二) 传统病理与影像诊断

由 CSCO 黑色素瘤专家委员会编写的《中国临床肿瘤学会(CSCO)黑色素瘤诊疗指南 2019》对我国黑色素瘤影像诊断和病理诊断基本原则予以明确,以促进我国黑色素瘤影像病理诊断的规范化和标准化,为临床治疗和预后评估提供可靠依据[2]。

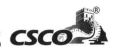

（三）黑色素瘤转化医学 - 靶点与耐药机制探索

近年来，靶向和免疫治疗药物极大地改善了晚期黑色素瘤患者的预后，探索新的治疗靶点和免疫治疗相关的疗效预测因子仍是黑色素瘤研究领域的热点和重点。

北京大学的孔燕教授和郭军教授等在探索黑色素瘤新的分子靶点方面进行了大量的工作，其中 MAPK 通路已被充分研究，涉及 KIT/RAS/BRAF/MEK 靶点。新的靶点包括 mTOR 通路（肢端和黏膜黑色素瘤）、Rb-CDK4 通路（肢端黑色素瘤）和 GNAQ/11（黏膜黑色素瘤）正在逐步深入研究。

（1）KIT/RAS/BRAF/MEK 靶点：北京大学肿瘤医院郭军教授团队对 117 例黏膜黑色素瘤中 miR-23a-3p 表达检测发现其水平明显偏低，miR-23a-3p 的低表达与预后不良显著相关。miR-23a-3p 的异位表达抑制了黏膜黑色素瘤细胞的增殖、迁移、侵袭和致瘤性，表明 miR-23a-3p 在黏膜黑色素瘤中具有肿瘤抑制作用。腺苷酸环化酶 1 抗体（ADCY1）作为黏膜黑色素瘤直接作用靶点，敲除 ADCY1 基因导致 miR-23a-3p 过表达，因此认为 miR-23a-3p 靶向 ADCY1 导致环磷酸腺苷（cAMP）和丝裂原活化蛋白激酶（MAPK）信号通路的抑制[3]。

（2）CDK 靶点：北京大学肿瘤医院郭军教授团队通过全外显子和 RNA 测序在 85 名晚期黑色素瘤患者中证实了 CDK4 拷贝数增加与抗 PD-1 治疗的先天耐药性之间的关系（$P<0.05$），这为 CDK4/6 抑制剂和抗 PD-1 抗体联用治疗晚期黑色素瘤提供了强有力的理论基础[4]。基于北京大学肿瘤医院郭军教授团队前期的研究发现 CDK 通路变异是肢端黑色素瘤发生、发展的重要驱动因素，由此开展了 CDK4/6 抑制剂（Palbociclib）治疗肢端黑色素瘤的临床研究。在 15 例 CDK 通路异常（CDK4 和 / 或 CCND1 拷贝数增加和 / 或 CDKN2A 拷贝数减少）肢端黑色素瘤患者接受 Palbociclib 125 mg 治疗，结果发现 3 例（20.0%）患者在 8 周时肿瘤缩小，包括 1 例部分缓解，中位无进展生存期（PFS）为 2.5 个月（1.5~8.8 个月），中位总生存期（OS）为 8.1 个月（6.7~9.4 个月）。该项研究显示了 Palbociclib 单药治疗 CDK 途径基因异常的晚期黑色素瘤患者的初步活性，且 Palbociclib 具有可接受的安全性。因此正在考虑将 CDK4/6 抑制剂与其他药剂联合使用[5]。

本研究在国际上首次报道了关于 CDK4/6 抑制剂治疗肢端黑色素瘤的疗效。肢端黑色素瘤在欧美非常少见，但在亚洲多见，特别是在中国约占黑色素瘤患者的一半。这项研究在 2019ASCO 会议上备受国际同行的关注，不仅因为其是该领域的国际上首项临床试验，而且也因为近期研究发现 CDK 通路跟 PD-1 抑制剂耐药有关，未来可能有助于揭示 CDK4/6 抑制剂联合 PD-1 抑制剂的治疗潜力，从而为肢端黑色素瘤找到一条更佳的治疗路径。

（3）其他靶点：E3 泛素蛋白连接酶同源物（DTL）与皮肤黑色素瘤较差的 PFS 和 OS 相关，但是在肢端黑色素瘤中仍未清楚。北京大学肿瘤医院郭军教授团队通过对 DTL 蛋白检测发现肢端黑色素瘤中 DTL 过表达，其中 rs11275300:C>G 也高频出现，体外实验分析表明，DTL 是 hsa-miR-4672 的直接靶标，rs11275300:G 等位基因干扰了 hsa-miR-4672 与 DTL 3′UTR 的结合亲和力，从而增加了 DTL 表达。rs11275300:G 等位基因可能导致预后不良，并通过等位基因特异性转录后调节导致 DTL 表达的增加[6]。与此同时，郭军教授团队通过分析晚期黑色素瘤组织中磷酸化成视网膜细胞瘤蛋白（phosphorylated retinoblastoma，p-Rb）的表达情况发现晚期黑色素瘤组织中 p-Rb 的阳性表达率为 57.6%（38/66）。非肢端的皮肤型、肢端型及黏膜型的 p-Rb 阳性率分别为 73.7%（14/19）、63.0%（17/27）和 35.0%（7/20），差异有统计学意义（$P=0.039$）。p-Rb 在不同基因突变亚组中的阳性率亦不同，BRAF 突变组为 83.3%（5/6），

C-KIT 突变组为 100.0%(2/2),NRAS 突变组为 100.0%(9/9),PDGFRA 突变组为 50.0%(1/2),2 个基因突变组为 50.0%(1/2),基因野生型为 44.4%(20/45),差异有统计学意义(P=0.004)。p-Rb 表达水平与年龄、性别、分期、溃疡、血清 LDH 水平无相关性。p-Rb 阳性患者的中位总生存期(OS)较阴性患者略短(30.0 个月 vs. 39.2 个月),但差异无统计学意义(P=0.555)。超过半数的晚期黑色素瘤组织中有 p-Rb 的阳性表达,非肢端的皮肤型中 p-Rb 阳性率高于肢端型、黏膜型,且携带 C-KIT 和 NRAS 突变的患者黑色素瘤组织中 p-Rb 阳性率较高[7]。

上述靶点情况的阐明,不仅具有一定的预后价值,同时也为新药的研发提供了崭新的作用靶点。

(四) 特殊类型和特殊部位黑色素瘤

中国人群的黑色素瘤发病类型与西方国家也存在差异,我国黑色素瘤的特殊类型恶性程度更高。西方人群黑色素瘤多分布在皮肤浅表,而我国约 50% 的黑色素瘤分布在四肢末端的皮肤,更容易发生移行转移;另外 20% 为黏膜型(白种人这种类型不到 1%),恶性程度较皮肤型更高,预后更差。因此,亟需有效的治疗方式来改善黑色素瘤患者的生存。

郭军教授作为黏膜黑色素瘤章节主编之一,参与了新版 *Cutaneous Melanoma* 教科书的编写工作。第 6 版 *Cutaneous Melanoma* 由来自美国、亚洲和欧洲的著名黑色素瘤专家共同撰写,它结合了在全世界主要黑色素瘤中心接受治疗的 70 000 多例患者的临床研究结果,是全世界黑色素瘤方面最权威的教科书。本书涵盖了从黑色素瘤的前体到转移性疾病晚期阶段的所有内容,提供了黑色素瘤的临床管理及科学研究所需的最新、最全面的信息。

由 CSCO 黑色素瘤专家委员会编写的《CSCO 黑色素瘤诊疗指南 2019.V1》新增黏膜型与肢端型黑色素瘤篇章,针对肢端型黑色素瘤患者,新增推荐 PD-1 抑制剂等免疫治疗手段作为辅助治疗。黏膜型黑色素瘤辅助治疗,化疗联合放疗取代干扰素治疗,并有望成为美国 NCCN 黑色素瘤指南中肢端和黏膜型黑色素瘤的蓝本[2]。

与皮肤黑色素瘤相比,肢端黑色素瘤对传统和新型治疗方法相对不敏感,北京大学肿瘤医院郭军教授团队通过观察黑色素瘤细胞是否具有与其他肿瘤微环境内的生物力学变化的能力,对细胞外硬度梯度作出反应,并以定向的方式迁移研究发现,肢端黑色素瘤细胞存在不同迁移模式。这可能说明肢端黑色素瘤的入侵机制。这也预示着细胞外基质可能是肢端黑色素瘤的潜在治疗靶点[8]。目前对于黏膜黑色素瘤 MicroRNA 研究甚少,郭军教授团队通过对 106 个黏膜黑色素瘤术后患者 miR-let-7b 和 miR-let-7c 分析发现,术后观察到 miR-let-7b、miR-let-7c 的表达与无病生存期(DFS)之间存在相关性。结果发现 miR-let-7b 和 miR-let-7c 通过靶向 MTDH 和 CALU 抑制细胞生长、迁移、侵袭和转移、诱导细胞凋亡和细胞周期阻滞来抑制黏膜黑色素瘤的复发。此外,miR-let-7b 和 miR-let-7c 通过靶向 MTDH 增加了对化疗药物的敏感性[9]。黏膜黑色素瘤比皮肤黑色素瘤有明显更差的生存预后。目前皮肤黑色素瘤的分期规则不适用于黏膜黑色素瘤。郭军教授团队以前的研究已经证明,不同解剖部位引起的黏膜黑色素瘤可以作为单一疾病进行分期和治疗,因此推荐一种新的基于证据的黏膜黑色素瘤分期系统。通过对 543 例Ⅰ期、Ⅱ期和Ⅲ期黑色素瘤患者和 547 例ⅠB 期黑色素瘤患者进行多变量分析,明确 TNM 分类和分期标准,并在此基础上提出黏膜黑色素瘤分期建议。新的分期定义包括:①在局限性黑色素瘤患者中,原发性黑色素瘤的肿瘤浸润深度是最主要的预后因素:T1 为肿瘤浸润黏膜或黏膜下层;T2 为肿瘤侵犯固有肌层;T3 为肿瘤

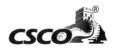

侵犯外膜;T4 为肿瘤侵犯邻近结构。②区域淋巴结转移的主要预后因素是转移淋巴结的数量:N1 为 1 个区域转移淋巴结;N2 为 2 个或 2 个以上的区域性转移淋巴结。③根据对远处转移患者的多变量分析,确定 M 类的主要因素是远处转移的部位(M1:仅对肺,M2:仅对肝,M3:仅对脑,M4:所有其他内脏转移部位)。

黏膜黑色素瘤的分期可定义如下:①Ⅰ期:T1N0M0;②Ⅱ期:T2~4N0M0;③ⅢA 期:T1~4N1M0;ⅢB 期:T1~4N1M0;④Ⅳ期:TxN1~4M1~4。这是基于证据的方法提出的第一个黏膜黑色素瘤分期系统[10]。北京大学肿瘤医院郭军教授团队参与的一项黏膜黑色素瘤全外显子测序,揭示了黏膜黑色素瘤的多样化驱动:TERT、CDK4 和 MDM2 结构性重排,有意义的突变包括 NRAS、BRAF、NF1、KIT、SF3B1、TP53、SPRED1、ATRX、HLA-A 和 CHD8。SF3B1在更倾向于在女性生殖器和肛门直肠黑色素瘤中出现,某些黏膜黑色素瘤中 WNT 信号通路异常导致 CTNNB1 突变频发,TERT 基因异常和 ATRX 突变与端粒长度缩短有关。通过基因谱预测发现大多数黏膜黑色素瘤可能对 CDK4/6 抑制剂和 / 或 MEK 抑制剂敏感[11]。

少见部位黑色素瘤方面,食管黑色素瘤为本年度研究的热点。北京大学肿瘤医院郭军教授团队回顾性分析世界上最大样本量食管黑色素瘤——76 例食管黑色素瘤,其中化疗组46 例,靶向治疗组 2 例,PD-1 抑制剂治疗组 12 例,化疗组 PFS 为 3.0 个月和 ORR 为 10.9%,PD-1 抑制剂治疗组 7 名患者(75%)获得了部分缓解 PR,3 例稳定 SD 的患者 PFS 超过 4.0 个月,PD-1 抑制剂治疗组中位 PFS 尚未达到,目前为 15.6 个月,远超于化疗组。本研究为全球首次报道食管黑色素瘤接受 PD-1 抑制剂疗效分析的研究,PD-1 抑制剂对食管黑色素瘤同样有效[12]。由于食管黑色素瘤特殊性,随后,郭军教授团队对 8 例黏膜黑色素瘤进行了全外显子测序,研究发现食管黑色素瘤的 TMB 更高,CFH 和 MUC16 基因的突变频率最高。从基因谱分析表明,食管黑色素瘤起源可能与其他黏膜黑色素瘤不同,CFH 和 MUC16 基因高频出现与 PD-1 抑制剂疗效好可能有关[13]。

其他少见部位黑色素瘤方面本年度还有眼部黑色素瘤,北京大学肿瘤医院郭军教授团队通过对 107 例眼部黑色素瘤二代测序研究发现 GNAQ 和 GNA11 基因高频出现,FOXO1、PIK3R1 和 HIF1A 基因突变在超过 20% 的患者中出现,这在之前眼部黑色素瘤尚未发现。FOXO1 和 HIF1A 基因突变患者 OS 更差,其中多因素分析表明 FOXO1 为眼部黑色素瘤预后差的独立预后因子,另外还发现 HIF1A 和 FOXO1 基因突变与肿瘤转移有关[14]。

(五)早期黑色素瘤的手术与术后辅助治疗

DeCOG-SLT 和 MSLT-Ⅱ临床试验表明,在前哨淋巴结(SLN)阳性黑色素瘤患者中,完全淋巴结清扫(CLND)并没有增加黑色素瘤特异性生存率。然而,这一结论可能是因为大多数登记的患者是非前哨淋巴结(NSLN)阴性,其生存期不能被 CLND 延长。对于 NSLN 阳性黑色素瘤患者,尚不清楚他们是否能从 CLND 获益。复旦大学肿瘤医院陈勇教授团队的多中心回顾性临床研究旨在确定 NSLN 状态在 SLN 阳性黑色素瘤中的预后作用,以及肢端和皮肤黑色素瘤患者 NSLN 转移的预测因素。450 例 SLN 阳性黑色素瘤患者,288 名(64%)为肢端黑色素瘤,162 名(36%)为皮肤黑色素瘤,所有患者的 5 年无病生存率为 30%,5 年总生存率为 60.5%。165 例(36.67%)患者中发现 1 个以上阳性 SLN。105 例(23.33%)患者 NSLN 阳性。NSLN 阳性的患者表现出明显更差的 DFS 和 OS(P=0.007)。多变量 Cox 分析显示 NSLN 状态(P<0.001)、Breslow 指数(P=0.005)、Clark 浸润水平(P=0.036)、SLN 阳性数(P=0.001)和分期(P=0.003)是 DFS 的独立预后因素;NSLN 状态(P=0.002)以及 Breslow 指数(P=0.009)、溃

疡(P=0.002)、SLN 阳性数(P=0.001)和分期(P=0.016)都是 OS 的独立预后因素。SLN 阳性率超过 1 个的患者表现出明显较差的 DFS(HR=4.213)和 OS(HR=7.712)。对于 NSLN 阳性的患者,HR 为 7.026,DFS 为 5.240。多变量 logistic 回归分析显示,SLN 阳性数(P<0.001)和 N 分期(P<0.001)与 NSLN 状态独立相关。SLN 阳性超过 1 个的患者比 SLN 阳性 1 个的患者 HR 更高(24.942)。SLN 阳性的黑色素瘤患者比 NSLN 阴性的黑色素瘤患者有更差的 DFS 和 OS,甚至在 CLND 之后。因此,包括 CLND 在内的更积极的治疗对 NSLN 阳性黑色素瘤可能仍然是不可或缺的。SLN 阳性指数是 NSLN 状态的独立预测因素。起源于女性生殖道的原发性黑色素瘤罕见且具有侵袭性,目前仍没有确定的初次手术指南,因此一项Ⅲ期随机试验(NCT03435302)分析了手术方法对其无复发生存率(RFS)和总生存率(OS)的影响。将女性生殖道原发性黏膜黑色素瘤患者纳入多中心、随机、对照、Ⅲ期试验,比较辅助化疗(TMZ 加顺铂 6 个周期)和高剂量干扰素组(高剂量,1 年)的疗效。比较了局部切除组和广泛切除组的射频消融和手术切除情况。2014 年 2 月至 2016 年 6 月共纳入 78 例女性生殖道原发性黑色素瘤患者,手术方式由外科医生选择,39.2%(29/74)采用局部切除,60.8%(45/74)采用广泛切除。在所有这些患者中,46.2% 为外阴原发性,53.8% 为阴道原发性,85.3% 为Ⅰ/Ⅱ期,14.7% 为Ⅲ期。原发性溃疡占 68.1%,7 例伴有 BRAF 突变。57.7% 的患者随机接受辅助化疗,42.3% 的患者为高密度脂蛋白组。中位随访时间为 31.2 个月,64.4% 出现转移,23.1% 出现局部复发。局部切除组和广泛切除组的射频消融(8.0 个月 vs. 11.4 个月,P=0.523)和局部复发率(13.8% vs. 31.1%,P=0.105)无显著差异。该队列中的手术方式和手术操作之间也没有显著差异。基于这项试验,对于可切除的女性生殖道原发性黏膜黑色素瘤,局部切除组与广泛切除组的局部控制率、射频消融率和手术切除率无差异。局部切除可能对原发病灶是足够的。这种黑色素瘤亚型还需要更多的前瞻性数据[15]。

在皮肤黑色素瘤的术后辅助治疗方面其标准治疗为高剂量 IFNα;免疫治疗(PD-1 抑制剂、CTLA-4 抑制剂);基因突变患者(BRAFi 或 BRAFi+MEKi);黏膜黑色素瘤方面倾向于辅助化疗 4~6 周期(替莫唑胺 + 顺铂);头颈部黏膜黑色素瘤还需要局部辅助放疗。

鼻窦黏膜黑色素瘤约占整个黏膜黑色素瘤的 26%,早期鼻窦黏膜黑色素瘤是否需要术后辅助放疗存有争议。北京大学肿瘤医院郭军教授团队开展了对Ⅰ~Ⅲ期鼻窦黏膜黑色素瘤一项多中心研究,73 例患者分为两组,术后辅助放疗 41 例,单独手术组 32 例,其中单独手术组 T3~4 或者 N1 患者有统计学意义,中位随访 31.2 个月,无复发生存时间 RFS 在术后辅助放疗组尚未达到,单独手术组为 17.1 个月,中位 DMFS 为 27.2 个月(术后辅助放疗组)和 24.8 个月(单独手术组),评估总生存时间为 46.8 个月(术后辅助放疗组)和 37.3 个月(单独手术组),本研究表明术后放疗提高了局部区域控制率,可能对 DMFS 没有影响。术后辅助放疗组的 OS 较好,但仍主要依赖于 T 和 N 分期[16]。

(六)晚期黑色素瘤的治疗

晚期黑色素瘤的治疗可以分为传统化疗 ± 抗血管靶向治疗(DTIC:一线金标准,PTX/DDP/nab-PTX)、针对特定基因突变的特异性靶向治疗(BRAFi ± MEKi;C-KITi)和免疫治疗(CTLA-4 抑制剂、PD-1 抑制剂)等几个方面。2019 年靶向治疗和免疫治疗在国内了开展多项临床研究。下面将按类型详述:

1. 化疗 ± 抗血管靶向治疗

晚期黏膜黑色素瘤没有标准方案,BEAM 研究已经证实对于晚期黑色素瘤卡铂 + 紫杉

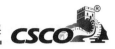

醇联合贝伐珠单抗的安全性和有效性,但是在晚期黏膜黑色素瘤安全性和有效性仍未知。北京大学肿瘤医院郭军教授团队开展了一项开放性、多中心、随机的Ⅱ期试验。114 名患者被随机分到 CPB(卡铂 + 紫杉醇 + 贝伐珠单抗)组和 CP(卡铂 + 紫杉醇)组,其中 CPB 组的中位 PFS 为 4.7 个月,CP 组的 PFS 为 3.2 个月($HR=0.50, P=0.001$);中位 OS 在 CPB 组和 CP 组分别为 12.9 个月 vs. 9.0 个月($HR=0.61, P=0.02$);中性粒细胞与淋巴细胞比率(NLR)大于 4 的患者(1.2 个月 vs. 3.0 个月,$HR=0.38$)和 LDH 异常患者(2.0 个月 vs. 4.7 个月,$HR=0.39$)的亚组中,CPB 组的 PFS 均较长。多因素分析显示联合贝伐珠单抗预示更好的 PFS 和 OS(PFS:$HR=0.400, 95\%CI=0.251\sim0.636, P<0.001$;OS:$HR=0.505, 95\%CI=0.313\sim0.814, P=0.005$)。本研究为大样本量探索黏膜黑色素瘤一线 CPB 对比 CP 方案的头对头Ⅱ期临床研究,卡铂 + 紫杉醇联合贝伐珠单抗的安全性和有效性在黏膜黑色素瘤中得到证实[17]。重组人血管内皮抑制素(endostatin, endostar)是一种有效的内源性血管生成抑制剂。先前的研究表明,恩度与达卡巴嗪(DTIC)联合在转移性黑色素瘤的治疗中有效,为了进一步提高疗效,北京大学肿瘤医院郭军教授团队旨在观察恩度持续输注(CIV)与 DTIC+ 顺铂联合作为晚期黑色素瘤患者的一线治疗的疗效和安全性,共入组 64 例患者,26 例为女性,10/64(15.6%)为黏膜黑色素瘤,21/64(32.8%)为肢端黑色素瘤,40 例患者为Ⅳ期,32% 为 BRAF 突变,其中 50 例患者可评估疗效,5 例患者获得部分缓解 PR,27 例患者病情稳定 SD。客观反应率为 10%,DCR 为 64%,中位 PFS 为 6 个月(1.7~10.3 个月),中位 OS 未达到,最常见的不良事件是恶心(56.25%)、呕吐(31.25%)和白细胞减少症(29.7%)。3~4 级毒性很少,1 例出现间歇性心悸,1 例出现心房颤动,导致停药,停药后恢复正常。持续输注恩度联合 DTIC+ 顺铂改善了中位 PFS,可作为晚期黑色素瘤的一线治疗。这种联合疗法耐受性良好,可以推荐作为晚期黑色素瘤的一线疗法[18]。

2. 针对特定基因突变的特异性靶向治疗

BRAF 抑制剂维莫非尼(Vemurafenib)在我国上市,与国外相比相同点在于有效率一致,PFS 时间略长,不同点为不出现继发皮肤鳞癌,安全性好。BRAFi 是近 30 年来在我国获批的第一个黑色素瘤药物,这将改写黑色素瘤的诊疗指南,使更多患者获益。

BRAF 抑制剂在 BRAF V600 突变型黑色素瘤患者中有较高的初始反应率,中位无进展生存期为 8 个月。用 PD-1 抑制剂进行免疫治疗产生较低的应答率,但应答持续时间较长。临床前模型表明,将 BRAF 抑制剂与 PD-1 阻断疗法相结合可提高抗肿瘤活性,这可能为对两种单独治疗模式不产生长期反应的患者提供额外的治疗选择。中山大学肿瘤防治中心张晓实教授团队在 2019 年中国临床肿瘤学会(CSCO)学术年会分享了其开展的 BRAF 抑制剂维莫非尼联合抗 PD-1 抗体治疗中国 BRAF V600 突变型转移性黑色素瘤的安全性和有效性研究,该研究纳入 30 名患者,其中 8 人以前接受过治疗。在 28 名(93.3)患者中观察到任何级别的治疗相关不良事件。最常见的毒副作用是皮肤不良事件(70%,21/30),其次是关节痛(47.7%,14/30)和肝功能异常(30%,9/30)。11 名患者(36.7%)经历了 3/4 级治疗相关的不良事件,最常见的是皮疹,大多数患者通过中断药物治疗或停止抗 PD-1 抗体或靶向治疗得以解决。治疗相关的不良事件导致 12 例(40%)患者的剂量改变。5 例(16.7%)患者接受了任何形式的伴随糖皮质激素治疗不良事件,7 例(23.3%)患者完全缓解。9 例(30%)获得部分缓解。此外,有 11 例患者(36.7%)病情稳定。客观缓解率为 53.3%,疾病控制率为 90.0%。随访结束时,6 例患者出现疾病进展,其中 3 例出现新诊断的转移性肿瘤,2 例出现新的颅外转移,另1例出现旧病灶扩大并伴有新的颅内和颅外转移。缓解持续时间超过17个月,这项研究表明,维莫非尼与抗PD-1抗体联合使用,通过增加完全反应和持久抗肿瘤反应的频率,可能有益于BRAF V600突变转移性黑色素瘤患者的一个亚群。主要的剂量限制毒性是皮肤不良事件,但大多数可以通过减少维莫非尼剂量或延迟PD-1抑制剂治疗得以缓解。

15%~25%的黑色素瘤中会出现NRAS基因突变,激活RAS/RAF/MEK/ERK通路导致不可控的细胞生长和转移,MEK抑制剂针对这个这条信号通路,抑制细胞增殖和诱导凋亡。NRAS基因突变状态被确定为Ⅳ期黑色素瘤的独立不良预后因素。也有报道说高拷贝数(>4)患者的存活率显著比2~4个拷贝数的患者预后要差(P=0.002)。FCN-159作为一种口服的MEK抑制剂被批准用于治疗NRAS突变或扩增的黑色素瘤患者。北京大学肿瘤医院郭军教授团队开展了一项Ⅰa/Ⅰb阶段、开放标签、剂量递增研究,37名患者入组,其中包含NRAS变异患者。变异类型包括NRAS扩增和突变(Ⅰa)和仅NRAS突变(Ⅰb),首先进行剂量爬坡,截至2019年4月22日,已有一名患者入组服药[19]。

3. 免疫治疗

近年来,免疫治疗异军突起,特别是PD-1/L1抑制剂的成功,使得黑色素瘤成为最早从中获益的瘤种,2018年以来中国先后批准纳武利尤单抗(nivolumab)、帕博利珠单抗(pembrolizumab)、信迪利单抗(sintilimab)、特瑞普利单抗(toripalimab)等8个PD-1/PD-L1抑制剂上市,给患者带来新的生机。目前PD-1抑制剂单药以及联合治疗的临床研究正如火如荼地开展,内容涉及黑色素瘤的姑息治疗、辅助治疗,并逐渐向新辅助治疗推进,未来将会为患者提供更多的药物选择以及更合理高效的联合方式。

与化疗和靶向治疗相比,免疫疗法需要更长的时间显现临床疗效,因此适宜选择低肿瘤生长率(TGR)的患者,以获得足够的时间让免疫疗法发挥作用。北京大学肿瘤医院郭军教授团队对晚期难治性黑色素瘤患者进行抗PD-1抗体特瑞普利单抗(toripalimab)的两项前瞻性临床试验进行分析,TGR值在预处理期被评估,TGR与第一次评价时的客观反应之间的联系,计算无进展生存期(PFS)、总生存期(OS)。两项研究共142名患者,其中90名患者可用于探讨TGR与抗PD-1抗体的疗效之间的关系。TGR按如下分配:中位63.7(范围51~720),15例(16.7%)、41例(45.6%)、34例(37.8%)和0例患者分别获得PR、SD、PD和CR。观察到低TGR(TGR≤55)和客观反应之间的关联(P≤0.001)。在第8周的可评估患者中,83.9%[(13+34)/56]和26.5%[(2+7)/34]分别显示TGR≤55和TGR>55组的基线肿瘤测量值的PR/SD。其中TGR≤55组中位PFS为5.5个月±0.9个月,GR>55组为1.8个月±0.4个月(P≤0.001),2例患者在随访中证实为假性进展,这2例患者的TGR值低于55。5例患者出现了超进展,TGR值分别是9、12、54、56和78。TGR≤55并且以前接受过抗PD-1抗体治疗的黑色素瘤患者,更有可能受益于该方案,但它不能预测哪些病人可能会出现超进展[20]。

亚洲人群肢端和黏膜黑色素瘤普遍存在PD-1抑制剂疗效较低的特点,因此寻找免疫治疗预测因子至关重要。北京大学肿瘤医院郭军教授团队探索建立对晚期黑色素瘤患者免疫治疗PFS和OS预测风险因素的评分系统模型。该免疫治疗临床试验包含133名不可切除的黑色素瘤患者,其中38.3%为肢端黑色素瘤、21.8%为黏膜黑色素瘤,26.3%有肝转移,31.6%LDH升高,20.3%携带BRAF基因突变。中位数PFS为4.8个月,基于Cox模型,

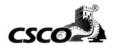

为列线图选择了四个因素,并指定了具体的得分:肿瘤转移数≥3,1分;肿瘤大小≥80mm,1分;LDH水平(高于正常范围上限),1分;肝转移,1分。c-index为0.804,在单变量分析中,BRAF突变与较短的PFS相关,但在多变量分析中不相关。在该队列中,亚型也与PFS无关。中位数操作系为22.8个月。单因素分析发现,在21个因素中,8个因素与OS相关(包括BRAF和亚型,未发现为危险因素)。立基于在Cox模型中,选择了5个因素,并指定了具体得分:ECOG>1,0.6分;血红蛋白<120g/ml,0.6分;肿瘤大小≥80mm,1.4分;LDH水平,0.5分;肝转移,1分。c-index为0.85,具有极强的可预测性,得分较高的患者的总生存率明显低于得分较低的患者(小于0.6分患者组、1~2分患者组以及2~4.1分患者组,OS分别为:未达到、未达到、8.3个月,$P<0.001$),因此列线图有助于对亚洲晚期黑色素瘤患者进行个体化预后评估[21]。在北京大学肿瘤医院郭军教授团队开展的另一项特瑞普利单抗治疗晚期黑色素瘤或泌尿系统肿瘤的安全性和临床活性研究中,36例患者中22例为晚期黑色素瘤,其中肢端14例,黏膜4例,100%的受试者发生治疗相关不良事件(TRAE),大多数不良事件为1级或2级,在所有36名受试者中,1名患者确认完全缓解CR(肢端黑色素瘤),7名确认部分缓解(其中2名肢端黑色素瘤、1名黏膜黑色素瘤),研究表明特瑞普利单抗在晚期黑色素瘤或泌尿系统肿瘤中具有良好的耐受性[22]。2019年8月12日,*J Clin Oncol*在线发表了北京大学肿瘤医院郭军教授团队的一项研究成果,证实了特瑞普利单抗联合抗血管生成药物(阿西替尼),在晚期黏膜黑色素瘤一线治疗中,客观缓解率达到48.3%,PFS为7.5个月[23],而以往黏膜黑色素瘤一线治疗的客观缓解率从未有超过20%的报道。该方案是迄今为止国内外已报道的晚期黏膜黑色素瘤中有效率最高的一线治疗方案,2020年3月27日获得FDA孤儿药资格认定,该研究被2020 ASCO大会收录为口头报告(oral presentation)。除特瑞普利单抗外,北京大学肿瘤医院郭军教授团队又开展了一项帕博利珠单抗单药二线治疗晚期黑色素瘤的Ib期临床试验(KEYNOTE-151),结果显示103例患者,中位年龄52岁,其中肢端黑色素瘤占37.9%,黏膜黑色素瘤占14.6%,总ORR为16.7%(1例CR,16例PR),疾病控制率DCR为38.2%,其中肢端黑色素瘤ORR为15.8%,黏膜黑色素瘤ORR为13.3%,中位DOR为8.4个月,65.6%的患者反应持续时间≥6个月。中位PFS为2.8个月(95%CI=2.7~3.5个月),PFS超过6个月占20.4%,中位OS为12.1个月(95%CI=9.6个月至未达到),OS超过6个月占75.7%,超过12个月占50.6%,87例(84.5%)患者发生了治疗相关不良事件。9例(8.7%)经历过3/4级治疗相关不良事件,2例(1.9%)因为治疗相关不良事件而停药;帕博利珠单抗具有良好的耐受性,在二线治疗中具有抗肿瘤活性[24]。

比较国内和国际接受PD-1单抗治疗的转移性黑色素瘤试验数据可以看出,中国患者的ORR略低于国外,但相较于传统的化疗,免疫治疗仍然表现出了明显的优势。同时,考虑到肢端和黏膜黑色素瘤作为中国黑色素瘤的主要发病亚型,与欧美的CSD在疾病发生和进展过程中表现出很大不同。国外临床试验中肢端和黏膜黑色素瘤亚型的比例往往较低,而国外的回顾性研究也发现肢端和黏膜黑色素瘤对免疫治疗的应答要低于CSD黑色素瘤,因此,探索PD-1抑制剂在不同亚型及种族中的疗效差异,对于指导临床治疗方面具有重要意义。

(七)脑转移

脑转移是恶性黑色素瘤的常见转移部位,且出现脑转移者预后差,北京大学肿瘤医院郭军教授团队在2019年中国临床肿瘤协会(CSCO)学术年会上分享了相关研究,该研究对301

例确诊黑色素瘤脑转移患者进行回顾性分析发现,在 301 例确诊的黑色素瘤脑转移患者中,肢端型、黏膜型、慢性日光损伤型、非慢性日光损伤型、眼部和原发不明黑色素瘤所占的比例分别为 41.2%,14.6%,9.6%,12%,2.7% 和 19.9%。在 185 例完善基因检测的患者中,BRAF 突变占 36.8%(68/185),KIT 突变占 13%(24/185),NRAS 突变占 4.3%(8/185)。在 68 例存在 BRAF 突变的脑转移患者中,有 23 例在脑转移后使用 BRAF 抑制剂,40 例未使用 BRAF 抑制剂,使用 BRAF 抑制剂组的中位生存期为 20 个月 (95%CI= 9.46~30.55),未使用 BRAF 抑制剂组的中位生存时间为 9 个月 (95%CI= 7.06~10.94),P=0.045。对于存在 BRAF 突变的脑转移患者,在脑转移后使用 BRAF 抑制剂可延长生存期。

(八) 肝转移

黑色素瘤肝转移患者预后极差,北京大学肿瘤医院郭军教授团队在 2019 年中国临床肿瘤协会(CSCO)学术年会上分享了与此相关的研究,通过对 461 例黑色素瘤肝转移患者进行回顾性分析发现:461 例患者中位年龄 52 岁,其中男性患者 255 例(55.3%),接受全身治疗联合介入治疗者(TACE+ST)249 例(54.0%),仅接受全身治疗者(ST)174 例(37.7%),其余 38 例患者(8.3%)接受最佳支持治疗(BST)。三组患者间明确诊断至初次全身治疗时间(DTS)小于 12 个月、LDH 升高、NLR 升高、贫血及 ALP 升高比例无明显统计学差异,TACE+ST 组及 ST 组在肝转移段数和数目上无明显差异。BST 组多为弥漫性肝转移患者,受累肝段 6~8 段者比例更高(66.7% vs. 42.5% vs. 44.2%,P=0.036)。受累肝段 1~5,6~8 段者 PFS 分别为 4.0 和 1.3 个月(P<0.001),OS 分别为 9.6 和 4.1 个月(P<0.001)。转移灶 > 30 个,11~30,小于 10 个者 PF 分别为 1.4,2.0 和 4.0 个月(P<0.001),OS 分别为 4.3,5.6 和 9.7 个月(P<0.001)。TACE+ST 组及 ST 组 PFS 分别为 3.5、2.0 和 0.6 个月(P<0.001),OS 分别为 8.3、5.8 和 2.5 个月(P<0.001)。多因素分析显示未联合介入治疗(HR=1.822,95%CI= 1.529~2.174,P<0.001),转移灶大于 30(HR=1.369,95%CI=1.120~1.674,P=0.006)、肝受累段数大于 6(HR=1.512,95%CI=1.124~2.033,P=0.002),NLR 大于 4(HR=1.147,95%CI=1.178~1.878,P=0.001),贫血(HR=1.415,95%CI= 1.110~1.803,P=0.005)和 LDH 升高(HR=1.458,95%CI=1.143~1.859,P=0.002)是不良预后指标。因此患者初诊时即出现贫血、LDH 升高、NLR 大于 4、肝受累段数大于 6、肝转移灶大于 30 是不良预后指标,全身治疗联合肝介入治疗可能会使患者获益。

总　结

综上所述,特殊类型黑色素瘤、针对特殊基因突变的靶向治疗以及免疫治疗是过去 1 年中我国黑色素瘤研究的热点。我国的专家学者在上述方面进行了大量的基础和临床研究工作,为推进我国黑色素瘤科研事业做出了巨大的贡献。2019 年中国黑色素瘤领域的重要研究和值得关注的研究见附表。

然而我们仍需要积极反思缺点和不足,目前国内高水平黑色素瘤中心仍然较少,诊治的规范化、标准化仍需大力推进,高质量的转化研究较少,多中心协作研究的数量和质量亟待提高。期待未来我国各黑色素瘤研究中心能够加强学习交流、紧密合作,取得更多的高质量成果;同时也期望我国的黑色素瘤研究能够紧跟世界步伐,抓住国内外生物医药大发展的好时机,参与和领导更多的国内外临床研究,为中国和世界黑色素瘤事业作出更大的贡献。

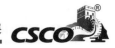

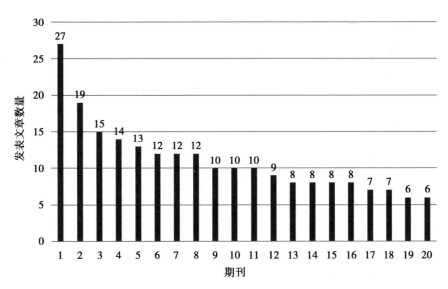

图 1　2019 年中国黑色素瘤领域文章发表量前 20 名的期刊

1. ONCOLOGY LETTERS（IF：1.871）；2. JOURNAL OF CELLULAR BIOCHEMISTRY（IF：3.448）；3. JOURNAL OF CELLULAR PHYSIOLOGY（IF：4.522）；4. ONCOTARGETS AND THERAPY（IF：3.046）；5. EUROPEAN REVIEW FOR MEDICAL AND PHARMACOLOGICAL SCIENCES（IF：2.721）；6. FRONTIERS IN ONCOLOGY（IF：4.137）；7. JOURNAL OF CANCER（IF：3.182）；8. MELANOMA RESEARCH（IF：2.381）；9. CELL DEATH & DISEASE（IF：5.959）；10. MEDICINE（IF：1.363）；11. THERANOSTICS（IF：8.063）；12. MEDICAL SCIENCE MONITOR（IF：1.98）；13. CANCER MANAGEMENT AND RESEARCH（IF：2.243）；14. FRONTIERS IN IMMUNOLOGY（IF：4.716）；15. INTERNATIONAL JOURNAL OF NANOMEDICINE（IF：4.471）；16. ONCOLOGY REPORTS（IF：3,041）；17. JOURNAL OF EXPERIMENTAL & CLINICAL CANCER RESEARCH（IF：5.646）；18. MOLECULAR MEDICINE REPORTS（IF：1.851）；19. CANCER MEDICINE（IF：3.357）；20. EXPERIMENTAL AND THERAPEUTIC MEDICINE（IF：1.448）

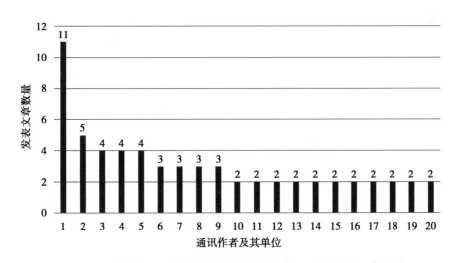

图 2　2019 年中国黑色素瘤领域文章发表量前 20 名的作者及其单位

1. 郭军，北京大学；2. 顾建英，复旦大学；3. 何勤，四川大学；4. 李长颖，天津医科大学；5. 李德芳，滨州医科大学；6. 柴纬明，江西师范大学；7. 刘萍，上海交通大学；8. 章晓波，浙江大学；9. 张志平，华中科技大学；10. 阿吉艾克拜尔·艾萨，中国医学科学院；11. 陈敬华，江南大学；12. 陈静，中南大学；13. 陈翔，中南大学；14. 孙重江，华南师范大学；15. 杜军，中山大学；16. 范瑞文，山西农业大学；17. 范先群，上海交通大学；18. 高全立，郑州大学；19. 胡容，中国药科大学；20. 黎冻，广西医科大学

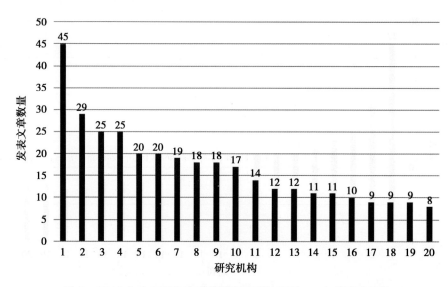

图 3　2019 年中国黑色素瘤领域文章发表量前 20 名的研究机构

1. 中国医学科学院；2. 北京大学；3. 复旦大学；4. 上海交通大学；5. 山东大学；6. 四川大学；7. 中南大学；8. 暨南大学；9. 中山大学；10. 华中科技大学；11. 西安交通大学；12. 中国药科大学；13. 苏州大学；14. 中国医科大学；15. 浙江大学；16. 天津医科大学；17. 广西医科大学；18. 南京医科大学；19. 南京大学；20. 上海同济医院

表 1　2019 年中国黑色素瘤领域重点推荐的研究

通讯作者	第一作者	研究机构	研究概要	出版期刊	影响因子	对临床实践的意义	证据级别
郭军[23]	盛锡楠	北京大学肿瘤医院	阿昔替尼联合特瑞普利单抗治疗黏膜黑色素瘤Ⅰb 期研究	*Journal of Clinical Oncology*	28.245	有望成为晚期黏膜黑色素瘤的国际一线治疗标准方案	Ⅱ级
郭军[24]	斯璐	北京大学肿瘤医院	帕博利珠单抗单药二线治疗晚期黑色素瘤的Ⅰb 期多中心临床试验	*Translation Oncology*	2.884	帕博利珠单抗治疗黑色素瘤中国注册研究	Ⅱ级
郭军[11]	孔燕	北京大学肿瘤医院	黏膜黑色素瘤全外显子测序，揭示了黏膜黑色素瘤的多样化驱动	*Nature Communictions*	11.886	提示大多数黏膜黑色素瘤可能对 CDK4/6 抑制剂和 / 或 MEK 抑制剂敏感	Ⅱ级

表 2　2019 年中国黑色素瘤领域值得关注的研究

通讯作者	第一作者	研究机构	研究概要	出版刊物	影响因子	对临床实践的意义	证据级别
郭军、孔燕[4]	于佳怡	北京大学肿瘤医院	晚期黑色素瘤患者 CDK4 通路的遗传异常与抗 PD-1 治疗的先天耐药有关	*Clinical Cancer Research*	8.193	为 CDK4/6 抑制剂和抗 PD-1 抗体联用治疗晚期黑色素瘤提供了强有力的理论基础	Ⅱ级

参 考 文 献

［1］CHEN W，ZHENG R，BAADE P D，et al. Cancer statistics in China，2015［J］. CA Cancer J Clin. 2016，66（2）：115-132.

［2］中国临床肿瘤学会指南工作委员会 . 中国临床肿瘤学会（CSCO）黑色素瘤诊疗指南 2019［M］. 北京：

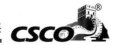

人民卫生出版社,2019.

[3] MA M,DAI J,TANG H,et al. MicroRNA-23a-3p inhibits mucosal melanoma growth and progression through targeting adenylate cyclase 1 and attenuating cAMP and MAPK pathways [J]. Theranostics,2019,9(4):945-960.

[4] YU J,YAN J,GUO Q,et al. Genetic aberrations in the CDK4 pathway are associated with innate resistance to PD-1 blockade in chinese patients with non-cutaneous melanoma [J]. Cin Cancer Res,2019,25(21):6511-6523.

[5] MAO L,CAO Y,SHENG X,et al. Palbociclib(P) in advanced acral lentiginous melanoma(ALM) with CDK4 pathway gene aberrations [J]. J Clin Oncol,2019,37(Suppl):9528.

[6] YANG LU,DAI J,MA M,et al. Identification of a functional polymorphism within the 3' untranslated region of denticleless E3 ubiquitin protein ligase homolog associated with survival in acral melanoma [J]. Eur J Cancer,2019,118:70-81.

[7] 邓园欣,孔燕,毛丽丽,等. 66例晚期黑色素瘤患者组织中磷酸化成视网膜细胞瘤蛋白表达水平分析及其临床意义评价[J]. 中国肿瘤生物治疗杂志,2019,26(8):882-887.

[8] YI X,LIU J,DAI J,et al. Characterization of mechano-microenvironment of acral melanoma and its potential impact on tumor cell invasion [J]. J Clin Oncol,2019,37(Suppl):e21062.

[9] TANG H,MA M,DAI J,et al. miR-let-7b and miR-let-7c suppress tumourigenesis of human mucosal melanoma and enhance the sensitivity to chemotherapy [J]. J Exp Clin Cancer Res,2019,38(1):212.

[10] LIAN B,CUI C,SONG X,et al. Mucosal melanoma staging and classification:Firstly established [J]. J Clin Oncol,2019,37(Suppl):e21008.

[11] NEWELL F,KONG Y,WILMOTT J,et al. Whole-genome landscape of mucosal melanoma reveals diverse drivers and therapeutic targets [J]. Nat Commun,2019,10(1):3163.

[12] WANG X,KONG Y,CHI Z,et al. Primary malignant melanoma of the esophagus:A retrospective analysis of clinical features,management,and survival of 76 patients [J]. Thorac Cancer,2019,10(4):950-956.

[13] DAI J,SI L,CUI C,et al. Genomic landscape of primary malignant melanoma of esophagus [J]. Ann Oncol,2019,30(Supp5):v559.

[14] YU J,WU X,YAN J,et al. Potential mutations in uveal melanoma identified using targeted next-generation sequencing [J]. J Cancer,2019,10(2):488-493.

[15] WANG X,CUI C,LIAN B,et al. Mucosal melanoma of the female genital tract:Operation modalities [J]. J Clin Oncol,2019,37(Suppl):abstr:e21060.

[16] ZHOU L,CUI C,LIAN B,et al. Postoperative radiotherapy in resected sinonasal mucosal melanoma [J]. J Clin Oncol,2019,37(Suppl):abstr:e21059.

[17] YAN X,SHENG X,SI L,et al. A randomized phase II study evaluating the activity of bevacizumab in combination with carboplatin plus paclitaxel in patients with previously untreated advanced mucosal melanoma (NCT02023710)[J]. J Clin Oncol,2019,37(Suppl):abstr:9521.

[18] CUI C,LIAN B,WANG X,et al. Continuous intravenous infusion Rh-endostatin in combination with dacarbazine and cisplatin as the first-line therapy for metastatic melanoma[J]. J Clin Oncol,2019,37(Suppl):abstr:e21007.

[19] SI L,MAO L,ZHOU L,et al. A phase Ia/Ib clinical study to evaluate the safety,pharmacokinetics(PK) and preliminary anti-tumour activity of FCN-159 in patients with advanced melanoma harboring NRAS-aberrant(Ia) and NRAS mutation(Ib) [J]. Ann Oncol,30(Supp5):v562.

[20] TANG B,CHI Z,SHENG X,et al. Tumor growth rate as an early indicator of the efficacy of anti-PD-1 immunotherapy in advanced melanoma [J]. J Clin Oncol,2019,37(Suppl):abstr:e21050.

［21］WANG X,YAN X,CHI Z,et al. A clinical prognosis model for Asian advanced melanoma patients receiving immunotherapy［J］. J Clin Oncol,2019,37（Suppl）:abstr:e14081.

［22］TANG B,YAN X,SHENG X,et al. Safety and clinical activity with an anti-PD-1 antibody JS001 in advanced melanoma or urologic cancer patients［J］. J Hematol Oncol,2019,12:7.

［23］SHENG X,YAN X,CHI Z,et al. Axitinib in combination with toripalimab,a humanized immunoglobulin G4 monoclonal antibody against programmed cell death-1,in patients with metastatic mucosal melanoma:An open-label phase IB trial［J］. J Clin Oncol,2019,37（32）:2987-2999.

［24］SI L,ZHANG X,SHU Y,et al. A phase Ⅰb study of pembrolizumab as second-line therapy for chinese patients with advanced or metastatic melanoma（KEYNOTE-151）［J］. Transl Oncol,2019,12（6）:828-835.

55检